## La Dama de los Jugos
### PRESENTA

# Guía para el
# AYUNO

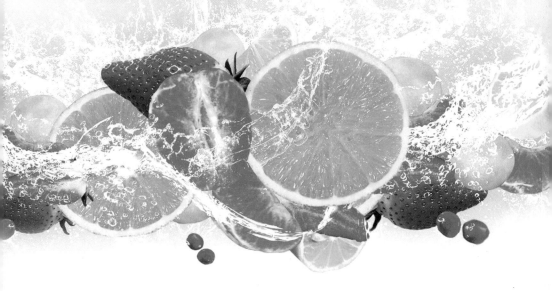

La **Dama** de los **Jugos**
P R E S E N T A

# Guía para el
# AYUNO

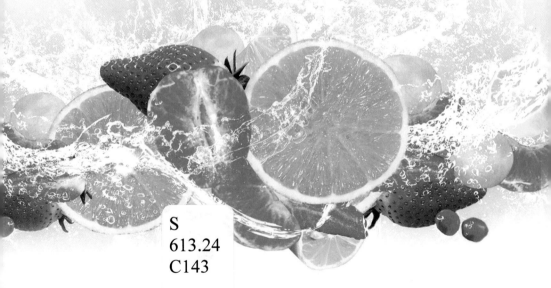

## Cherie Calbom, MC

CASA
CREACIÓN

La mayoría de los productos de Casa Creación están disponibles a un precio con descuento en cantidades de mayoreo para promociones de ventas, ofertas especiales, levantar fondos y atender necesidades educativas. Para más información, escriba a Casa Creación, 600 Rinehart Road, Lake Mary, Florida, 32746; o llame al teléfono (407) 333-7117 en Estados Unidos.

*Guía para el ayuno* por Cherie Calbom
Publicado por Casa Creación
Una compañía de Charisma Media
600 Rinehart Road
Lake Mary, Florida 32746
www.casacreacion.com

A menos que se indique lo contrario, el texto bíblico ha sido tomado de la versión Reina-Valera © 1960 Sociedades Bíblicas en América Latina; © renovado 1988 Sociedades Bíblicas Unidas. Utilizado con permiso. Reina-Valera 1960® es una marca registrada de la American Bible Society, y puede ser usada solamente bajo licencia.

El texto bíblico marcado (NVI) ha sido tomado de la Santa Biblia, Nueva Versión Internacional® NVI® copyright © 1999 por Bíblica, Inc.® Usada con permiso. Todos los derechos reservados mundialmente.

Traducido por: www.pica6.com (con la colaboración de Salvador Eguiarte D. G.)
Diseño de la portada por: Lisa Rae McClure
Director de diseño: Justin Evans

Originally published in the U.S.A. under the title:
*The Juice Lady's Guide to Fasting*
Published by Siloam, a Charisma Media Company,
Lake Mary, FL 32746 USA
Copyright © 2017 Cherie Calbom

Library of Congress Control Number: 2016954895
ISBN: 978-1-62999-039-2
E-book: 978-1-62999-051-4

# CONTENIDO

# LISTA DE RECETAS

# INTRODUCCIÓN

Si quiere llenar su alma de oro, primero debe
dejar ir las piedras que está guardando.
—Proverbio

OMO NO ME es extraña la idea de ayunar, he realizado casi cada dieta de ayuno en este libro. Todas tienen beneficios, pero nada me ha ofrecido mejores resultados que ayunar con jugos. Mi travesía de hacer jugos y ayunos comenzó años antes de que me convirtiera en La Dama de los Jugos. Pero fue una solicitud fortuita de los propietarios de la empresa Juiceman lo que llevó a que yo llegara a ser mejor conocida como "La Dama de los Jugos" en la TV y en las librerías. Yo estaba viviendo en Seattle, Washington, terminando mis estudios de posgrado en Bastyr University (una escuela de naturopatía), cuando a otra estudiante de posgrado y a mí nos pidieron que escribiéramos un folleto que tuviera recetas de jugos e información nutrimental para acompañar al extractor de jugos Juiceman Juicer. Una cosa llevó a la otra, y en poco tiempo ya estaba viajando por todo el país, casi semanalmente, como La Dama de los Jugos, para enseñarle a la gente cómo crear jugos nutritivos garantizados para renovar la salud y la vitalidad.

Incluso antes de decidir ir en pos de mi maestría en ciencias de la nutrición con alimentos no procesados, tenía un interés personal apasionado en los beneficios de una nutrición de alta calidad porque hacer jugos, desintoxicarme, ayunar y comer alimentos orgánicos sin procesar fue lo que me hizo recuperar mi salud por completo no solo una vez, sino dos veces. Actualmente, no quiero nada más que traer a otras personas a mi lado en la travesía hacia una vida de salud y plenitud.

En este libro le quiero presentar los beneficios ilimitados de ayunar para ayudarlo a evitar la enfermedad, sanar su cuerpo, adelgazar y mejorar su salud en todos los niveles: cuerpo, alma y espíritu. Mientras estoy escribiendo esta introducción hoy, estoy en ayuno. Me acabo de tomar mi "Gazpacho en un vaso". Es delicioso y me sacia. Pero nuevamente he caído en cuenta que con mucha frecuencia quiero comer algo como un hábito o para distraerme del trabajo. Es el único momento en el que me permito tomar un descanso cuando estoy escribiendo. Bueno, hoy no tuve esa excusa. No estaba demasiado hambrienta, pero me sentía con cierta necesidad emocional. Recordé de primera mano las luchas y tentaciones que vienen con el ayuno. No obstante, he proseguido, y sé que usted también lo puede hacer.

## Hacer jugos y ayunar cambió mi vida

Hace años descubrí el poder sanador de los jugos recién hechos así como de los alimentos crudos, los alimentos sin procesar y, sí, de ayunar con jugos. Me gustaría compartir mi historia con usted.

### Enferma y cansada de estar enferma y cansada

Había estado enferma varios años ya y solamente seguía empeorando. Estaba tan enferma y cansada que apenas podía caminar en la casa. Me preguntaba: "¿Alguna vez me recuperaré?". Tuve que renunciar a mi empleo cuando cumplí treinta a causa de que tenía síndrome de fatiga crónica y fibromialgia, lo cual hacía que me sintiera tan enferma que no podía trabajar. Me sentía como si todo el tiempo tuviera influenza: constantemente afiebrada con las glándulas inflamadas y un letargo perenne, además de un dolor constante; me dolía todo el cuerpo.

Me había mudado de vuelta a casa de mi padre en Colorado para tratar de recuperarme. Pero ningún médico tenía una recomendación de que debería hacer para facilitar la sanidad. Así que visité algunas tiendas de alimentos saludables y miré lo que tenían, hablé con los empleados y leí algunos libros. Decidí que todo lo que había estado haciendo—como comer comida rápida, cenar granola y no comer verduras—estaba destruyendo mi salud en lugar de sanar mi cuerpo. Leí acerca de hacer jugos y de los alimentos no procesados, y se me hizo lógico. Así que me compré un extractor de jugos y diseñé un programa que pudiera seguir.

Inicié mi nuevo programa con un ayuno de cinco días con jugos. El quinto día mi cuerpo expulsó un tumor del tamaño de una pelota de golf con vasos sanguíneos adheridos. Quedé sorprendida y de hecho me hizo animarme, ya que pensé que estaría bien en poco tiempo.

Pero ese no fue el caso.

Continué tomando jugos y comiendo una dieta casi perfecta de alimentos no procesados durante tres meses. A lo largo de ese tiempo hubo subidas y bajadas. Había días en los que me sentía animada de estar avanzando un poco, pero había otros días en los que me sentía peor. Esos días eran desalentadores y me hacían preguntarme si la salud era un sueño elusivo. Nadie me advirtió acerca de las reacciones de la desintoxicación, que era justo lo que estaba experimentando. Obviamente yo me encontraba en un estado muy tóxico y mi cuerpo se estaba limpiando de todas esas cosas que me enfermaban. Esto era lo que causaba que tuviera días no tan buenos en medio de los días prometedores.

Pero una mañana desperté temprano—temprano para mí, que era como a las 8:00 a. m.—sin que sonara ninguna alarma. Sentí como si alguien me hubiera dado un cuerpo nuevo durante la noche. ¡Tenía tanta energía que de hecho quería salir a correr! ¿Qué había sucedido? Esta nueva sensación de salud al parecer había llegado con el sol por la mañana. Pero de hecho mi cuerpo había estado sanando desde tiempo atrás; simplemente no se había manifestado la sanidad hasta ese día.

¡Qué maravilloso sentimiento de estar viva! Me veía y me sentía completamente renovada. Con mi extractor de jugos entre mi equipaje y un nuevo estilo de vida plenamente adoptado, regresé al Sur de California algunas semanas más tarde para terminar de escribir mi primer libro. Durante casi un año disfruté una salud excelente y más energía y empuje de los que pudiera recordar.

Pero un poco más adelante sucedió un evento devastador.

## La muerte llamó a mi puerta

El Cuatro de Julio era un hermoso día como muchos otros en el Sur de California. Celebré las fiestas con unos amigos esa noche con una barbacoa en su jardín trasero. Cuando la tarde refrescó, nos pusimos chaquetas y miramos los fuegos artificiales iluminar el cielo. En ese tiempo yo estaba cuidando la casa de unos amigos que habían salido de vacaciones. La casa se encontraba en un hermoso vecindario cercano, y regresé poco antes de la media noche. Pronto, yo estaba bien abrigada y en cama.

Me desperté temblando un poco después. *¿Por qué hace tanto frío?*, me pregunté en el momento en que rodé para ver el reloj. Eran las 3:00 a. m.

Fue cuando noté que la puerta al jardín trasero estaba abierta. *Me pregunto cómo sucedió eso*, pensé mientras comenzaba a levantarme para cerrarla y ponerle seguro. De pronto noté a un joven en cuclillas en las sombras de la esquina de la habitación; un hombre sin camisa en pantalones cortos. Parpadeé dos veces, tratando de negar lo que estaba viendo.

En lugar de huir, saltó del piso y corrió hacia mí. Sacó un tubo de sus pantalones cortos y comenzó a atacarme, golpeándome repetidamente sobre la cabeza y gritando: "¡Estás muerta!".

Peleamos; o más bien, debo decir que traté de defenderme y tomé el tubo con la mano. Finalmente, el tubo salió volando de sus manos. Y fue cuando me asfixió hasta quedar inconsciente.

Sentí que la vida dejaba mi cuerpo. *Se acabó; es el fin de mi vida*, pensé. Me sentí triste por las personas que me amaban y por cómo se sentirían acerca de este evento trágico. Entonces sentí que mi espíritu se iba con la sensación de salir de mi cuerpo y flotar hacia arriba. De pronto todo estaba en paz y calma.

Sentí que iba viajando a lo que parecía la velocidad de la luz a través del negro espacio y vi lo que parecían unas luces brillando en la distancia.

Pero de pronto estaba de vuelta en mi cuerpo, fuera de la casa, tomada de una cerca al final del lugar donde se paseaba a los perros. No sé cómo llegué allí. Grité pidiendo ayuda con todo el aliento que tenía. Mi tercer grito se llevó toda mi fuerza. Sentí que sería el último. Cada vez que gritaba, me desmayaba y caía al piso de concreto; luego tenía que volver a levantarme. Pero esta vez una vecina me escuchó y envió a su marido a que me ayudara. En poco tiempo iba camino al hospital.

Acostada en una fría camilla a las 4:30 a. m., congelándome hasta los huesos, perdiendo y recobrando la consciencia, traté de evaluar mis lesiones. Cuando finalmente vi mi mano derecha, casi me desmayo otra vez. Mi dedo anular colgaba de un pequeño pedazo de piel. Mi mano estaba abierta por la mitad y podía ver profundamente dentro de ella.

Lo siguiente que supe fue que estaba siendo llevada a cirugía. Más tarde me enteré de que había sufrido lesiones graves en la cabeza, el cuello, la espalda y la mano derecha con múltiples heridas en la cabeza y parte de mi cuero cabelludo había sido arrancado de mi cabeza. También se me rompieron varios dientes y requerí varias endodoncias y coronas meses después.

Mi mano derecha fue la que soportó las lesiones más severas, con dos nudillos triturados en meros fragmentos de hueso y polvo que tenía que estar unida por tres sujetadores de metal. Seis meses después del ataque todavía no podía usar la mano. El yeso que llevaba—con bandas que sostenían el dedo anular, además de varias partes moldeadas en formas extrañas—parecía algo sacado de una película de ciencia ficción. Me sentía peor que sin esperanza, con la coronilla rasurada, con los ojos totalmente rojos e hinchados, una cicatriz en la cara, una mano derecha inútil, un temor continuo aterrador y apenas suficiente energía para vestirme por la mañana. Era un desastre emocional.

No podía dormir por la noche; ni siquiera un minuto. Era una tortura. Aunque me estaba hospedando con un primo y su familia, y no había necesidad de preocuparme por mi seguridad desde un punto de vista práctico, eso no hacía ninguna diferencia emocionalmente. Me quedaba acostada en la cama toda la noche viendo el techo o la puerta de la alcoba. Tenía cinco luces que mantenía prendidas toda la noche. Trataba de leer, pero me ardían los ojos. Y solo podía dormir un rato durante el día.

Pero lo peor era el dolor en mi alma que casi me dejaba sin aliento. Todo el dolor emocional del ataque combinado con el dolor y el trauma de mi pasado se sentía como un tsunami emocional. Mi pasado había estado plagado de pérdidas, traumas y ansiedad. Mi hermano había muerto cuando yo tenía dos años. Mi madre murió de cáncer cuando yo tenía seis años. No podía recordar mucho acerca de su muerte; los recuerdos parecían estar bloqueados. Pero mi primo me dijo que me desmayé en su funeral, y que el impacto fue inmenso. Viví los siguientes tres años con mi padre y mis abuelos maternos. Pero Abuelo John murió cuando yo tenía nueve años. La pérdida fue inconmensurable. Cuatro años más tarde mi padre quedó involucrado en una situación sumamente trágica que tomaría demasiado tiempo comentar aquí, y ya no estaba presente en mi vida diaria. Me sentía aterrada por mi futuro. Mi abuela tenía ochenta y seis años; y yo no tenía idea cuántos años más viviría. Al año siguiente me mudé a Oregón para vivir con una tía y un tío hasta graduarme de la escuela media-superior.

Enterrado en mi alma había un paquete de angustia y dolor con todo tipo de detonantes. Sanar física, mental y emocionalmente después del ataque requirió cada gramo de mi voluntad, fe y confianza en Dios. Realicé un trabajo espiritual profundo, busqué ayuda médica alternativa, tomé vitaminas y minerales adicionales, retomé hacer jugos y experimenté la liberación emocional de la oración de sanidad y varios programas de desintoxicación.

Conocí a un médico con una orientación nutrimental quien había sanado sus propios huesos rotos y de lenta recuperación con muchas IV de vitaminas y minerales. Me dio IV similares. Hacer jugos, desintoxicarme, ayunar, los suplementos nutrimentales, una dieta casi perfecta, la oración y la terapia física ayudaron a que mis huesos y mis otras lesiones sanaran.

Después de seguir este régimen por alrededor de nueve meses, lo que mi cirujano de mano dijo que era imposible se volvió una realidad: mi mano quedó completamente restaurada y funcional. Me había dicho que no era posible colocarme nudillos de plástico debido a la mala condición de mi mano y que nunca iba a volver a usar la mano de nuevo. Pero mis nudillos de hecho sí se volvieron a formar—principalmente gracias a la oración—y regresó el funcionamiento de mi mano. Llegó el día en que me dijo que estaba completamente sana, y aunque él confiesa no creer en milagros, me dijo: "Eres lo más cercano que he visto de uno".

¡La sanidad de mi mano fue de hecho un milagro! Tenía una mano útil de nuevo, y mi carrera como escritora no había terminado, como pensaba que podría suceder.

No obstante, mis heridas internas eran más severas que la devastación física y fueron las que sanaron con más dificultad. Sin embargo, también sanaron. Experimenté sanidad de los recuerdos dolorosos y del trauma del ataque y de las heridas del pasado por medio de la oración, de dejar ir, del perdón, de la imposición de manos y del trabajo de sanidad profundo. A las señoras que oraron por mí alrededor de la mesa de la cocina semana tras semana hasta que mi alma fue sanada las llamé "mis ángeles de la cocina". Lloré cubos interminables de lágrimas que se habían acumulado en mi alma. Yo necesitaba desesperadamente ese alivio. El perdón y dejar ir vinieron en etapas y probaron ser una parte integral de mi sanidad total. Tenía que ser honesta con respecto a lo que realmente sentía y estar dispuesta a enfrentar el dolor y las emociones tóxicas confinadas dentro de mí, y luego dejarlas ir.

Finalmente, después de una larga travesía, me sentí libre. Con el tiempo incluso pude celebrar el Cuatro de Julio sin temor. Hoy tengo más paz y salud de las que alguna vez pensé que podrían ser posibles. He experimentado lo que es sentirse plena y completa; y no dañada, quebrantada, lastimada o con problemas. Me siento segura en el mundo, verdaderamente sana y restaurada en cuerpo, alma y espíritu.

He aprendido que mi propósito es amar a las personas con el fin de que obtengan vida por medio de mis escritos de información nutrimental y ayudarlas a encontrar el camino a la restauración plena. Si yo me pude recuperar de todo lo que me sucedió, usted también lo puede hacer. Incluso si tiene una enfermedad o enfrenta la frustración de no poder adelgazar lo que desea, quiero alentarlo a que puede lograrlo. Usted puede ayunar y experimentar beneficios sorprendentes. No importa lo que esté viviendo, hay esperanza. Quiero que usted sepa que yo creo que usted es una persona maravillosa por el hecho de haber comprado un libro acerca del ayuno. Lo animo a que siga adelante mientras ayuna de los muchos alimentos que le gustan y de los pensamientos y emociones que obstruyen su alma.

Cuento mi historia aquí porque me referiré a ella en otras partes del libro, especialmente en el capítulo del ayuno emocional y mental. Ha sido una travesía increíble para mí dejar ir (ayunar) emociones y pensamientos negativos para facilitar la sanidad de mi alma. Eso fue difícil. Pero ayunar alimentos es algo que pensé que jamás podría hacer debido a que padecía hipoglucemia (baja azúcar en la sangre). Sin embargo, ayunar con jugos trajo mucha sanidad a mi cuerpo, y estuve contenta de poder hacer algo que no pensaba que fuera posible para mí.

He visto como el ayuno ha cambiado la vida y la salud de muchas personas con las que he trabajado. Le compartí mi historia del ataque a manos de ese ladrón como un ejemplo de lo que el ayuno emocional y mental puede hacer para traer esperanza y sanidad a su alma, lo cual también afecta grandemente su cuerpo. Al final encontré que era más difícil ayunar de emociones y pensamientos tóxicos que de alimentos. Dejar ir el temor fue la lucha de mi vida. Pero si no hubiera podido dejar ir el temor, el enojo, la ira, el resentimiento y la amargura, no podría estar aquí hoy, guiando el camino para otros—incluyéndolo—para también encontrar sanidad.

## Una visión reveladora

Hace años tuve la visión de unos soldados que yacían en el campo de batalla con la armadura toda fuera de lugar. Estaban en dolor y tenían letreros sobre sus cuerpos con nombres de enfermedades como cáncer, cardiopatía, diabetes, fatiga crónica, lupus, esclerosis múltiple, artritis…y muchas más. Vi a algunas personas con compresas frías sobre la cabeza y abrazándose las diferentes partes del cuerpo que les dolían. Escuché a una voz decir: "Estas personas están enfermas porque no saben cuidar de su cuerpo. Enséñales cómo comer y cómo vivir".

Poco después de esa visión regresé a los estudios de posgrado y terminé mis estudios en nutrición con alimentos no procesados en la Bastyr University. Desde entonces le he estado enseñando a la gente lo que puede hacer para sanar. Ayunar es una parte importante del proceso de sanidad. Usted verá en el capítulo siguiente toda la evidencia científica de lo que puede hacer el ayuno para sanar el cuerpo.

Aunque yo ayuno regularmente en ciertos momentos del año, también tengo un estilo de vida de ayuno. Ayuno dos días a la semana. Nunca tomo dulces; el azúcar no es parte de mi vida en ninguna manera, forma o presentación, ni siquiera en ocasiones especiales. No como alimentos con gluten, lácteos o comida chatarra y pocas veces como otra cosa que no sean alimentos orgánicos. No bebo café, excepto por el "latte" ocasional de leche de almendras sin edulcorar. La comida rápida no es algo que yo pida cuando salgo. No bebo alcohol: nunca. Esta es mi vida, mi camino a la libertad y a la salud. Y me ha dado frutos inmensos.

También he escogido ayunar de emociones y pensamientos negativos. Cuando las personas hacen cosas ofensivas, busco maneras de cambiar la situación y desactivar la carga emocional. Me ha tomado años aprender esta lección y escoger vivir con una actitud positiva. Sé que usted también puede tomar este camino. No significa que necesitamos ser blandengues. Lejos de eso. Pero podemos permanecer fuertes y positivos.

Espero y oro que usted pueda cosechar muchos beneficios de ayunar. Lo animo a que pruebe varios ayunos de este libro. También lo animo a que lea el capítulo de la espiritualidad del ayuno. Estamos viviendo un momento de la historia en la que el ayuno y la oración son vitalmente importantes para nosotros y nuestra nación. No podemos darnos el lujo de *no* ayunar.

También es necesario el ayuno emocional y mental. Este tipo de ayuno es tan importante como cualquier ayuno de alimentos. Hemos visto su poder en nuestros retiros de ayunos con jugos y alimentos crudos. A medida que la gente ayuna, salen a la superficie muchas emociones que regularmente son tapadas con comida. A medida que se dejan ir las emociones tóxicas se experimenta sanidad.

Hay un propósito para su vida, así como hay uno para la mía. Usted necesita estar fuerte y bien para cumplir con su propósito. Se puede beneficiar grandemente de una mente positiva y de una actitud optimista con un cuerpo fuerte y saludable. Puede orar por avances físicos, espirituales, emocionales y económicos. Con la ayuda de Dios y la información más reciente sobre el ayuno que se brinda en este libro, usted puede facilitar una salud abundante, aprender la manera correcta de vivir su vida al máximo y terminar bien.

## Capítulo 1

# LOS BENEFICIOS DEL AYUNO

*Yo ayuno para una mayor eficiencia física y mental.*
—PLATÓN

ESTOY MUY CONTENTA de que esté interesado en la práctica del ayuno. Los beneficios son interminables e incluyen la sanidad de padecimientos, la regeneración de células madre, adelgazar, curar las adicciones a los alimentos, la renovación espiritual y el avivamiento de su alma. ¿Qué espera lograr con su ayuno? Le recomiendo que haga una lista de las razones por las que quiere ayunar antes de comenzar. Y sea lo que usted anote, prepárese; ¡podría obtener mucho más de su ayuno de lo que esperaba!

Según muchos reportes noticiosos, el ayuno está creciendo en popularidad. Probablemente su popularidad emergente es nuestra manera cultural de responderle a una nación que se ha alocado con un atracón de comida: "La cantidad de estadounidenses obesos es ahora mayor que la cantidad de los que solo tienen sobrepeso, según las cifras publicadas por el gobierno en enero [2009]".[1]

Aunque de popularidad reciente en nuestros tiempos, el ayuno mismo no es nuevo. Platón, Sócrates, Aristóteles, Galeno y otros de los primeros filósofos, pensadores y médicos alabaron los beneficios de ayunar y lo usaban para la salud y como una terapia de sanidad. Paracelso, uno de los padres de la medicina occidental, dijo: "Ayunar es el remedio más excelente; es el médico interno".[2] Platón decía que solía ayunar para incrementar su eficiencia física y mental.

Incluso los estudiantes de las ciencias curativas primitivas que datan de la época de Hipócrates (460–370 d. C.) conocían el poder revitalizador y rejuvenecedor que se encuentra en el ayuno regular. Siendo el padre de la medicina moderna, Hipócrates prescribía ayunar y tomar vinagre de sidra de manzana como parte de sus tratamientos y protocolos de salud. Ha sido citado diciendo: "Comer cuando uno está enfermo es alimentar su enfermedad".[3] El historiador y escritor griego, Plutarco, compartía estas opiniones y escribió: "En lugar de usar medicina, mejor ayune hoy".[4] Benjamín Franklin, uno de los Padres Fundadores de los Estados Unidos, dijo: "La mejor de todas las medicinas es descansar y ayunar".[5]

Casi cada religión importante del mundo incluye el ayuno como parte de su práctica espiritual o de salud. Desde el cristianismo, el judaísmo y el islamismo al budismo, el hinduismo y las tradiciones de los indígenas estadounidenses, las religiones del mundo aprovechan los beneficios del ayuno para "purificación, visión espiritual, penitencia, luto, sacrificio", e incluso "para prevenir o romper el hábito de la gula".[6] Los cristianos ortodoxos, los católicos romanos, los anglicanos, los luteranos y los judíos son los más conocidos por continuar con la práctica del ayuno en los Estados Unidos hoy.[7]

Usted ha escuchado los beneficios de seguir la dieta mediterránea. Estudios de personas en lugares como la isla griega de Creta apoyaron tales afirmaciones. Pero lo que el Dr. Ancel Keys, el científico estadounidense que introdujo la dieta mediterránea, quizá haya ignorado es que la salud asombrosa que observó en las personas de Creta, probablemente se deba en parte a su adherencia a la tradición ortodoxa griega del ayuno.[8] Un amigo nuestro nos contó a mi esposo y a mí acerca de la ocasión en que comió en un restaurante griego y que una de las dueñas lo atendió. Descubrió que ella era de hecho la abuela de la familia y que tenía setenta y tantos años. Dijo que se veía como una mujer llena de vida que no pasaba de los cincuenta; no mucho más grande que su hija. Cuando le preguntó su secreto, ella dijo: "Soy ortodoxa griega, y se lo atribuyo a todos los ayunos que hacemos".

A principios de la década de 1900, Linda Hazzard escribió *Fasting for the Cure of Disease* [Ayunar para curar la enfermedad]. Con base en su entrenamiento como enfermera, el contenido del libro apoya su afirmación de que comer solamente una pequeña cantidad de alimento puede curar enfermedades como el cáncer. Aunque uno de sus pacientes murió de inanición—y Hazzard fue a prisión a causa de ello—los expertos en salud están resucitando algunas de sus conclusiones con respecto a cómo la restricción en los alimentos podría ayudar a la gente con cáncer y otras enfermedades.[9]

En un estudio sobre el ayuno, Valter Longo, director del Instituto de Longevidad de la Universidad del Sur de California, determinó que al ayunar dos o cinco días al mes, los ratones mostraban "una reducción en los biomarcadores de diabetes, cáncer y cardiopatías. Desde entonces la investigación ha sido extendida a las personas y los científicos vieron una reducción similar en los factores de riesgo de enfermedades".[10] El estudio reveló otro beneficio de ayunar: ayuda a reducir los niveles de "otra hormona llamada insulina al igual que el factor de crecimiento, o IGF-1, que está vinculado con el cáncer y la diabetes".[11] Longo dice que cuando usted ayuna, sus células entran en "modo de protección".[12]

Al expandir su investigación a los seres humanos, el equipo del Dr. Longo dirigió un grupo de diecinueve adultos saludables a lo largo de tres ciclos de tres meses durante los que comieron una dieta de vegetales que consistía en "34% y 54% de la ingesta calórica normal con por lo menos

9 a 10% de proteína, 34 a 47% de carbohidratos y 44 a 56% de grasas" durante cinco días de cada uno de los tres meses.[13] Durante el resto de cada mes ellos comieron su dieta usual. Otro grupo de diecinueve adultos mantuvieron sus hábitos alimenticios regulares todos los días de los ciclos de tres meses. Los diecinueve que siguieron la dieta prescrita por los investigadores observaron "mejoras en la glucosa en sangre y reducción del peso corporal" en comparación con el grupo de diecinueve adultos que mantuvieron sus dietas de siempre.[14] Los individuos que comenzaron el estudio con niveles más altos de la proteína C-reactiva (una proteína que indica los niveles de riesgo de cardiopatías) terminaron el programa con niveles más bajos. Los que tenían niveles normales no experimentaron ningún cambio. Aunque los efectos secundarios fueron mínimos, algunos participantes se sintieron cansados y débiles. Algunos experimentaron dolores de cabeza.

Longo comentó sobre el razonamiento detrás de la dieta que usó durante su estudio: "Es difícil para las personas continuar con un ayuno estricto, y también puede ser peligroso, así que desarrollamos una dieta compleja que dispara los mismos efectos en el cuerpo. No es una dieta típica porque no es algo que uno necesite continuar".[15]

A la luz de la historia milenaria del ayuno y las investigaciones actuales que apoyan lo que la gente ha sabido durante siglos, es seguro decir que tiene beneficios probados. Esta tradición probada por el tiempo es de hecho un tesoro antiguo que está obteniendo nuevo respeto en el mundo moderno.

## LA VERDAD SOBRE EL AYUNO

El ayuno es una tradición antigua de abstenerse de alimentos o bebidas. Según el diccionario, *ayunar* significa: "Comer con moderación o abstenerse de algunos alimentos" durante un periodo.[16] Un ayuno también podría ser intermitente en tiempo.

Hay muchas maneras de ayunar, pero con frecuencia las personas piensan en ayunos de solo agua cuando consideran ayunar. No caen en cuenta que uno se puede abstener de cualquier cosa que uno podría comer o beber normalmente durante un periodo, y que eso es considerado ayunar. Un ayuno estricto con agua es tan severo que muchas personas sienten que no hay manera de que podrían alguna vez lograr tal hazaña. Jennifer Vivaz, en su artículo para *Charisma News*, dice:

> ¡Me encanta la idea de hacer un ayuno extenso, pero estoy bastante segura de que me moriría si lo hiciera! Ayunar es algo con lo que batallo. Simplemente sucede que soy de ese tipo

de personas que se convierte en un monstruo si no como regularmente. Espero que le pueda comunicar mi humor con esta afirmación, pero hasta cierto punto es cierta. La gente con una fisiología sensible y problemas de azúcar baja en la sangre pueden entrar en una especie de locura cuando no han comido a tiempo.[17]

¡Estoy aquí para decirle que puede ayunar y comer! Si usted quiere embarcarse en un ayuno por razones físicas o espirituales, hay una larga historia de ayuno durante la Cuaresma y muchos otros periodos a lo largo del año cuando las personas comen ciertos alimentos, alimentos veganos. Algunas personas le llaman a esto el ayuno de Daniel. Hay otros ayunos como los ayunos de jugos o una dieta líquida que incluye licuados. Usted cuenta con muchas opciones además del ayuno estricto de agua que no van a enviar su azúcar en la sangre al sótano junto con su presión sanguínea. Con estos ayunos usted todavía puede facilitar una transformación espiritual y física.

## EL PODER CURATIVO DEL AYUNO

Cuando no estamos comiendo a lo largo del día, liberamos nuestro sistema digestivo de mucho de su trabajo, de modo que el cuerpo puede enfocar su energía en limpiar, sanar, reparar, restaurar y regenerar. Nuestro cuerpo está hecho para sanarse a sí mismo, pero le debemos brindar el ambiente correcto para que suceda. Ayunar brinda ese ambiente. Durante un ayuno, las células muertas, los quistes, los tumores, las acumulaciones de toxinas y otros irritantes que producen enfermedad pueden ser digeridos y sacados del cuerpo. Tales cosas como disolver los depósitos de calcio de las articulaciones; liberar las toxinas almacenadas en el hígado, los riñones, los músculos y las células grasas; reparar el tejido cicatrizado; y restaurar o remover células viejas, lesionadas o infectadas puede suceder cuando el cuerpo no tiene la carga de los muchos procesos involucrados en nuestra digestión de alimentos. Además, los jugos crudos que se consumen durante el ayuno de jugos le brindan a nuestro cuerpo muchas de las enzimas tan necesarias para que el cuerpo no tenga que elaborarlas él mismo como parte del proceso digestivo normal, permitiéndole que enfoque más atención en otras áreas de necesidad.

El ritmo al que nuestro cuerpo sana durante un ayuno es simplemente asombroso. No creería cuántos problemas de salud simplemente desaparecen. ¡Durante uno de mis ayunos con jugos un lunar que tenía en el brazo simplemente se me cayó! Mis senos paranasales quedaron completamente libres durante una desintoxicación del hígado. Si usted tiene irritaciones en la piel o articulaciones doloridas, se podría sorprender de lo rápido que encuentra alivio durante un ayuno. Incluso podría notar que los problemas de la piel se van; un acrocordón podría desaparecer, o una mancha oscura en la piel simplemente aclararse.[18]

Mi experiencia con el ayuno es que puede sanar incluso problemas de salud más serios como el síndrome de fatiga crónica y la fibromialgia. Como mencioné en la introducción, hace muchos años cuando estaba muy enferma, comencé mi travesía a la sanidad con un ayuno de jugos de cinco días, y el quinto día mi cuerpo expulsó un tumor del tamaño de una bola de golf con vasos sanguíneos adheridos. ¡Estaba totalmente sorprendida de que un ayuno con jugos pudiera producir ese tipo de resultados! Años después cuando estaba trabajando en mi tesis de maestría titulada *Nutrición y cáncer*, encontré investigaciones que indicaban que el glutatión, un tripéptido, y ciertos flavonoides—todos encontrados en las frutas y las verduras— pueden cortarle el suministro de sangre a los tumores. Al parecer esto fue lo que sucedió en mi cuerpo y lo que causó que expulsara el tumor.

Las investigaciones le brindan apoyo a esta teoría:

> Cuando las células de los vasos sanguíneos son estimuladas comienzan a formar estructuras tubulares. Estas estructuras se desarrollan en nuevos capilares, brindándole un suministro de sangre al nuevo tumor. No obstante, cuando se añadieron flavones vegetales como "apigen" o "luteolina", se bloqueó la formación de vasos. Estos flavones se encuentran en alimentos como los cítricos, el apio, los pimientos y a lo largo del reino vegetal. En una manera similar el "fisitin" que se encuentra en las fresas y en muchas otras frutas y verduras, también encogió significativamente la formación de nuevos vasos sanguíneos.[19]

Peter Seewald en *Wisdom From the Monastery* [Sabiduría del monasterio] dice: "En muchos casos [ayunar] funciona como una 'cirugía sin escalpelo'. No existe bisturí o médico que pueda remover lo que es dañino para el cuerpo con tanto cuidado, habilidad y sin dolor, al mismo tiempo de preservar lo que es útil, como el cuerpo mismo cuando ayuna".[20]

Debido al incremento en el interés en el ayuno, los investigadores han realizado una serie de estudios nuevos y han descubierto que el ayuno puede beneficiar a las personas con cáncer, Alzheimer, Parkinson y demencia. También ha demostrado ayudar a "proteger en contra de la diabetes y la cardiopatía, [y] ayuda a controlar el asma".[21]

La mayoría de las investigaciones sobre cómo los hábitos alimenticios afectan la salud y la longevidad tratan principalmente con la restricción calórica y se glorían de algunos resultados bastante impresionantes. Sin embargo, ayunar completamente de alimentos durante ciertos días de la semana, mes o año "provoca cambios bioquímicos y fisiológicos que el hacer dieta diariamente no logra".[22]

Algunos expertos que estudian los hábitos alimenticios de los primeros seres humanos creen que estamos hechos para no ingerir alimentos periodicamente. Mark Mattson, un investigador de regímenes alimenticios del Instituto Nacional de Envejecimiento dice que "la evidencia es bastante fuerte con respecto a que nuestros ancestros no hacían tres comidas diarias más refrigerios. Nuestros genes están diseñados para ser capaces de soportar periodos sin alimentos".[23]

Una preocupación con la restricción calórica es que algunas personas podrían volverse más susceptibles a las infecciones y al estrés biológico. Pero con el ayuno, estos síntomas son virtualmente inexistentes. El ya fallecido Dr. Herbert Shelton, un higienista naturópata que tenía un retiro de ayuno y una escuela de salud en Texas, dijo:

> Solo por medio del descanso el cuerpo enervado puede acumular suficiente energía nerviosa con la cual incrementar su tarea de eliminación. Con el reposo fisiológico lo que se quiere decir es ayunar […] Una vez que el ayuno y el descanso han facultado al cuerpo para eliminar sus toxinas acumuladas y recuperar su energía nerviosa, un modo fisiológico de vida facultará al paciente para tener una salud cada vez mayor hasta que se alcance la salud completa, y mantener la salud de allí en adelante.[24]

### ¡Mi dolor se acabó!

"¡Estoy tan emocionada! Después de años de estar en un dolor constante, hacer el ayuno con jugos y la limpieza de colon ha aliviado una buena porción del dolor. Gracias por ser una líder tan excelente y una defensora de la salud. ¡Brindo por usted!". —Karen

El Dr. Alan Goldhamer dice:

> Durante los últimos siete años he trabajado con miles de pacientes de todo el mundo que tienen una amplia variedad de trastornos y problemas de salud. Una gran cantidad de esos pacientes requerían un periodo de ayuno supervisado para lograr sus metas de salud. Virtualmente todos ellos necesitaban hacer cambios en su estilo de vida para lograr una salud mejorada. ¡El ayuno hacía que la transición fuera más fácil! […]

Ayunar por tan pocos días como cinco hasta cuarenta, con frecuencia abreviará dramáticamente el tiempo que requiere un individuo para hacer la transición de una dieta y estilo de vida convencional (con todas las adicciones, dolores, fatiga y enfermedades asociados) al estado independiente y lleno de energía relacionado con la vida saludable.

La personas que se someten a un ayuno en un ambiente supervisado tienden a lograr la salud más rápidamente que los que intentan hacer los cambios sin ayunar.[25]

El ayuno con jugos ha demostrado ser la manera más rápida de revertir los síntomas y los efectos de la artritis reumatoide (AR). Cuando es seguido por una dieta vegetariana, el ayuno con jugos produjo resultados sustanciales de largo plazo en un estudio de veintisiete pacientes con AR. Durante cuatro semanas los investigadores monitorearon a los pacientes durante su estancia en una clínica de salud. Incluso un año después los que mantuvieron una dieta vegetariana todavía mostraban cambios marcados en su salud.[26]

## El ayuno sana

| | | |
|---|---|---|
| • Arteriosclerosis | • Trastornos cardiacos | • Artritis reumatoide |
| • Asma | • Hipertensión | • Problemas de la piel |
| • Cáncer | • Infecciones | • Problemas estoma- |
| • Inflamación crónica | • Migraña | cales y digestivos |
| • Constipación | • Mala circulación | • Diabetes tipo 2 |
| • Glaucoma | • Encías retraídas o in- | • Venas varicosas |
| • Gota | flamadas | |

(Nota: Esta lista no es exhaustiva. El ayuno ha ayudado a mejorar casi cada dolencia conocida por la humanidad).[27]

Mejor que cualquier hierba, vitamina o suplemento natural, el ayuno con jugos también brinda beneficios de sanidad para condiciones agudas como la influenza, los resfriados, las infecciones bronquiales, las piedras en el riñón y más. Al combinarlo con infusiones herbales y tinturas, los ayunos con jugo fresco crudo son la ruta más rápida a la sanidad.

## USTED VERDADERAMENTE PUEDE ADELGAZAR CINCO LIBRAS [2,27 KG] EN UNA SEMANA

En nuestros retiros con jugo y alimentos crudos solemos ver a las personas adelgazar entre cinco y diez libras [2,27 y 4,54 kg] en una semana. Al hacer salir las toxinas y regresar el cuerpo a su equilibrio adecuado, el ayuno ofrece beneficios únicos de pérdida de peso que no ofrecen las dietas típicas. ¿Siente curiosidad? Bueno, así es como funciona:

Dije anteriormente que el ayuno libera la energía de su cuerpo que normalmente utilizaría en la digestión para enfocarse en otras tareas como remover las toxinas de las células grasas. Mientras esto sucede, su cuerpo puede entonces dejar ir las células grasas porque está siendo inundado con antioxidantes que ayudan a atrapar las toxinas y llevárselas. Además, la abundancia de enzimas que usted consume en el jugo crudo descomponen la proteína, la grasa y los carbohidratos con más eficiencia, dándole un descanso a los órganos que producen enzimas. El moco y las bolsas de toxinas como las que se encuentran en la celulitis son descompuestas, y su cuerpo ahora puede limpiar el sistema linfático, los pulmones, la piel, la sangre, los riñones y la vejiga.

¡Es como una remodelación completa de su metabolismo! Dependiendo del tiempo que ayune, usted puede ver una pérdida de peso y sanidad significativas.

## Asombroso: ¡Adelgacé seis libras [2,72 kg] en una semana!

"Nuevamente gracias por un retiro maravilloso. Adelgacé seis libras [2,72 kg] y no las he recuperado todavía, así que ¡HURRA! Estoy tomando jugos por lo menos una vez al día". —Julie

## Dele impulso a su HGH

La hormona de crecimiento humano (HGH, por sus siglas en inglés) tiene un papel significativo al adelgazar por la manera en que acelera el metabolismo por medio de incrementar la quema de grasa y utilizar la proteína (liberando al cuerpo del proceso de obtener energía de otras fuentes como el tejido adiposo, las grasas dietéticas y los carbohidratos en lugar de las proteínas). Usted puede ver cómo esto podría ayudarlo a adelgazar. La HGH también mejora la función cerebral y el procesamiento neuronal; fortalece los músculos, los tendones, ligamentos y huesos; y mejora la apariencia y el funcionamiento de la piel.[28]

Después de ayunar veinticuatro horas, se analizaron los niveles de HGH de un grupo de hombres y mujeres en el Intermountain Medical Center Heart Institute. Los niveles de HGH de los hombres incrementaron 2000% y hubo un incremento de 1300% en las mujeres. La reducción de triglicéridos, el incremento del buen colesterol (HDL, por sus siglas en inglés) y la estabilización del azúcar en sangre estaban entre las otras mejoras de salud experimentadas por los participantes del estudio.[29] No obstante, es importante encontrar el equilibrio correcto entre insulina y HGH. La HGH repara los tejidos, le da combustible al organismo en una manera eficiente y maneja la actividad inmune antiinflamatoria, mientras que la insulina maneja el almacenamiento de energía, divide células y activa la inmunidad proinflamatoria. Los investigadores han descubierto que estas sustancias se encuentran en lados opuestos de los procesos metabólicos del cuerpo.[30] La insulina entra en juego cuando usted ingiere carbohidratos, pero la HGH es inhibida en esta etapa. También es inhibida si consume demasiada proteína o grasa.

Ayunar disminuye los niveles de insulina en el cuerpo. Pueden haber problemas metabólicos con niveles altos de insulina. Pero los tiempos de ayuno traen equilibrio al cuerpo. También son buenos para el cerebro; de hecho, son "esenciales para que el cerebro se limpie a sí mismo e impulse nuevas neuronas y líneas de comunicación para un funcionamiento óptimo".[31]

## El ayuno y la grasa

El ayuno también es una herramienta excelente para ayudar a detener los antojos y la alimentación emocional que con frecuencia acompaña la obesidad o tener sobrepeso. Adicionalmente ayuda a desintoxicar y limpiar el hígado y la vesícula y equilibra las hormonas.

Tan loca como la posibilidad pueda parecer, es de hecho importante evitar consumir demasiadas calorías al estar ayunando con jugos. Cuando incluya en sus jugos frutas bajas en azúcar como las manzanas verdes y las moras, que sea solo para endulzar las combinaciones de jugos de verduras. Y a medida que comience a incorporar alimentos sólidos después de su ayuno, no vuelva a alimentos refinados, procesados, altos en calorías. Le recomiendo que siga los lineamientos dietéticos de mi libro *La dieta contra la inflamación de la Dama de los Jugos* para mantener su salud restaurada y su nuevo peso.

Con respecto a la pérdida de peso, diré primero que usted está hecho de muchos patrones, creencias, recuerdos y experiencias de la vida, y a causa de esto, su travesía a un peso saludable es personal y único. Su cuerpo también es inconfundiblemente especial, como un ramo de flores. No existe por allí otro cuerpo como el suyo. Lo que hace que el ayuno sea una disciplina tan buena para que cualquiera la añada a sus hábitos de estilo de vida es esto: trae sanidad a las diferentes facetas de su ser único en muchos niveles y en una variedad de maneras. Si está ayunando para adelgazar, está a punto de recibir una maravillosa sorpresa, porque hay muchos beneficios más que recibirá al ayunar. Por ejemplo, consulte los capítulos 9 y 10 sobre la espiritualidad del ayuno y sobre ayunar emocional y mentalmente.

Con frecuencia limitamos nuestra travesía para adelgazar a los alimentos que comemos, empleando una dieta estricta—y en algunos casos una dieta de moda—que no aborda los problemas más profundos que contribuyen con su obesidad o sobrepeso. No siempre se trata solo de comida. Lo que usted escucha acerca de las personas que han bajado de peso y que se han mantenido delgados es la revelación que obtuvieron de las actitudes, creencias y emociones que contribuyeron con que engordaran. También dan testimonio de los obstáculos que tuvieron que vencer con el fin de dejar ir esas creencias dañinas, intercambiándolas por las que apoyan sus metas de estilo de vida saludable. La salud no se trata solamente del número en la báscula. También se trata de volverse una persona saludable completamente viva y equilibrada en mente, cuerpo y espíritu. Los que han tenido éxito en adelgazar hablan de haber desarrollado una mentalidad que los faculta a mantener un peso saludable permanentemente.

Si se ha tomado el tiempo de evaluar su propio proceso con respecto a adelgazar, probablemente se ha dado cuenta de que su lucha tiene muy poco que ver con los alimentos que come. Quizá haya tenido que resolver experiencias pasadas o problemas que estaban relacionados con el amor, la dignidad, la autoestima, un deseo de paz y armonía y cualquier otra cantidad de preocupaciones. Todos los tenemos. Lo que usted descubrirá a medida que me acompañe en este viaje es que el ayuno tiene una manera de llegar profundamente a esos lugares, en especial si combina el ayuno espiritual y emocional del que hablaremos más tarde en el libro con los protocolos dietéticos del ayuno a los que lo guiaré que pruebe a lo largo del libro.

Su travesía es acerca de más que solo la báscula. Se trata de que todo su hermoso ser encuentre la salud en cada nivel.

## ¿QUÉ ES LO QUE REALMENTE SE LE ANTOJA TANTO?

Algunas veces cuando pensamos que tenemos hambre de comida, de hecho podríamos estar deshidratados (consulte el capítulo 3 para más sobre esta verdad). Pero a un nivel más profundo podríamos estar anhelando plenitud y satisfacción en un área de nuestras vidas que parece fuera de nuestro alcance. Con frecuencia estamos buscando amor, comprensión y aceptación por quienes somos. Estamos esperando conectarnos con una fuente de plenitud, poder y propósito mayor que nosotros mismos. En lugar de descubrir nuestra necesidad genuina y llenarla, recurrimos a la comida. Hay momentos en los que comemos y comemos y nos sentimos vacíos porque estamos anhelando algo emocional o espiritual en lugar de comida, pero no nos damos cuenta.

El ayuno expone estas áreas porque durante un ayuno la comida no se puede usar para llenar las necesidades emocionales o espirituales a medida que surjan. No puede ahogar el dolor o la angustia que se levanta de las experiencias pasadas. Terminamos teniendo que enfrentarlos y abordarlos con valentía en lugar de cubrirlos con comida. En su libro *Wisdom From the Monastery* [Sabiduría del monasterio] Peter Seewald dice: "Por medio del ayuno dejamos ir todos los deseos y necesidades que podrían estar obstruyendo nuestra visión".[32]

Cuando usted ayuna, tiene la oportunidad de ver más claramente lo que podría estar reteniéndolo de vivir la vida saludable que usted desea. "Suceden cambios profundos—dice el Dr. Allan Cott, autor de *Ayuno: la dieta máxima*—. Estos cambios revisan las actitudes acerca de los alimentos y alinean el apetito con las necesidades de energía reales del cuerpo".[33] Y a causa de lo que puede revelar acerca de nosotros, el ayuno nos brinda mejores probabilidades de manejar nuestro peso permanentemente que cualquier dieta, incluso después de que el periodo de ayuno ha terminado.

El ayuno tiene una manera de abrir una puerta al mundo que tiene los dones que estamos buscando y al Dios que puso esos anhelos allí en primer lugar. No es maravilla que muchos de nosotros nos sintamos perdidos y sin paz y carentes de propósito. Pero en el silencioso espacio de un ayuno podemos enfocarnos y escuchar a todo nuestro ser y escuchar los planes de vida—espirituales, emocionales y físicos—que tiene el Creador para nosotros.

Vivimos en un mundo ajetreado y ruidoso en el que la gente espera que todo se vuelva continuamente más grande, más rápido y mejor. Entre más tengamos que hacer, parecemos más importantes y valiosos. Incluso nuestra comida es altamente estimulante para mantenernos avanzando en el carril de alta velocidad—sal, azúcar y sabroseadores—de modo que nos hacemos adictos a ella, haciéndonos querer más y más. Estamos constantemente sobreestimados, abrumados y más que consumidos. Aquí es donde el ayuno hace su entrada heroica.

En medio de todo el trajín, tanto dentro como fuera de nuestro cuerpo, ayunar corta toda la exigencia de energía de los alimentos y nos mueve a un lugar de tranquilidad, dándonos tiempo adicional para escuchar dentro de nosotros mismos. Durante un ayuno uno no puede continuar al mismo paso. Como no está comiendo alimentos sólidos—o como en un ayuno de Daniel, no está comiendo alimentos de origen animal—y ha reducido su ingesta calórica, tiene que desacelerar su cuerpo. Es en este lugar de tranquilidad y reposo en el que muchas distracciones son puestas en pausa y usted puede escuchar con mayor facilidad para recibir la revelación de lo que necesita dejar ir, a qué necesita aferrarse y qué es necesario llevar con usted a la siguiente temporada más saludable de su vida. Sin el estímulo de la comida su cuerpo se vuelve más callado y está más en paz. Puede enfocarse en las cosas de valor real, identificar patrones destructivos de su vida y comenzar a experimentar más plenamente las bendiciones y la guía de Dios.

A medida que avance a través de los capítulos de este libro descubrirá maneras en las que puede recibir plenamente los beneficios de ayunar y verá que los alimentos solo son una parte de la experiencia. Reducir la influencia del mundo externo e incrementar su conexión con su mundo interno son prácticas esenciales durante un ayuno que le permiten sintonizarse con los susurros sutiles de su corazón, alma (mente, voluntad y emociones) y cuerpo, respondiéndoles con lo que necesitan exactamente. No está permitido tratar de taparlo con comidas emocionales, trabajo incesante, azúcar, adicción a la cafeína o incluso a las drogas.

Como las distracciones disminuyen, el ayuno intensifica la conexión entre usted y Dios y entre usted y usted mismo, llevando a la sanidad máxima de su metabolismo, su cuerpo y su alma. Al alentar el cambio en los patrones de pensamiento y las creencias básicas, el ayuno simultáneamente lo transforma en el interior y lo cambia en el exterior. Usted eliminará las toxinas y los residuos, dándole a su cuerpo la oportunidad de sanar. Usted no solamente se verá más delgado; sino que se verá más lleno de vida. ¿Qué dieta de moda puede darle todo esto?

## Adelgacé quince libras [6,8 kg] en treinta días

"Solo quería agradecerle por treinta días excelentes [en el Desafío de desintoxicación de treinta días]. Los jugos [y el ayuno de tres días con jugos] son asombrosos. Adelgacé quince libras [6,8 kg]. Gracias". —Lana

## NO LO SUFICIENTEMENTE RÁPIDO: EL ANTIENVEJECIMIENTO Y UN USTED MÁS JOVEN

Todavía queda por ser explicado por qué el ayuno—y especialmente el ayuno con jugos—obra un milagro tal en nuestro cuerpo, pero *milagro* es la palabra correcta. Los beneficios visibles que brinda son asombrosos, incluyendo una reducción en la cantidad y profundidad de las líneas faciales; una mejora en la textura, firmeza y contorno de la piel; y un brillo saludable y lleno de vida en la piel, los ojos y el cabello. La gente informa que incluso la celulitis se va. La razón es que los jugos frescos, que yo incorporo en la mayoría de los protocolos de ayuno, son capaces de transformar la apariencia de uno, hacen eco de teorías similares que se ofrecen con respecto a cómo desacelerar el proceso de envejecimiento.

A nivel celular, el envejecimiento sucede por el daño de los radicales libres a las células y una acumulación de residuos y toxinas. Los residuos se acumulan a causa de las toxinas del ambiente, el estrés y hábitos alimenticios pobres, lo cual incapacita el metabolismo celular y gradualmente envenena y envejece el cuerpo. Los ayunos con jugos (o incorporar jugos con otros tipos de ayunos) que consisten en beber principalmente jugos frescos de verduras con un poco de jugos de frutas para darles sabor durante varios días, se cree que contrarrestan la acumulación de residuos por medio de llevarse el sedimento interno. Cuando uno se embarca en un ayuno, le da a su tracto digestivo un descanso y habilita a los glóbulos blancos a destruir células muertas, enfermas y dañadas. Al mismo tiempo, la rica concentración de nutrientes de los jugos ayuda a renovar sus células.

Los investigadores han descubierto que la alimentación escasa, que forma parte del ayuno intermitente (ayunar dos días a la semana con una dieta baja en calorías), combinada con periodos más largos de ayuno reducen el ritmo de formación de arrugas y pérdida de elasticidad de la piel. Asimismo ayunar azúcar es crucial, y lo vamos a discutir esto más tarde en otro capítulo. Pero por ahora comprenda que el consumo de azúcar desempeña un papel significativo en hacer avanzar el proceso de envejecimiento y en el desarrollo o empeoramiento de muchas enfermedades degenerativas como diabetes, arteriosclerosis, falla renal crónica y la enfermedad de Alzheimer[34] (también consulte mi libro *The Juice Lady's Sugar Knockout* [La Dama de los Jugos le da un nocaut al azúcar] para ayuda para romper el hábito de consumir azúcar).

Las frutas y verduras de colores brillantes contienen antioxidantes que combaten los productos de la glicación avanzada (o PGA) ("proteínas o lípidos que sufren glicación como resultado de exposición a los azúcares"[35]) y los radicales libres dañinos del cuerpo. También, las frutas como los arándanos azules, la noni, los arándanos y las aceitunas contienen fitonutrientes llamados iridoides, que han demostrado reducir la cantidad de PGA en el cuerpo.

Los jugos frescos brindan una abundancia de fitonutrientes que sanan y restauran las células. También contienen biofotones, que provienen de la energía que se obtiene del sol durante la fotosíntesis. Cuando se cocinan los alimentos vivos como las verduras crudas y la fruta fresca, los biofotones son destruidos. Los biofotones ayudan a las células a comunicarse más eficientemente. Y según investigaciones de la Universidad del Sur de California, los ciclos de una dieta de cuatro días baja en calorías que imitaba el ayuno, redujo la grasa visceral abdominal, impulsó la regeneración neuronal y mejoró el aprendizaje y la memoria.[36] En resumen, ayunar revierte el envejecimiento cerebral y otros aspectos del proceso de envejecimiento. En otro estudio los sujetos fueron puestos en ayunos de calorías reducidas de cuatro días dos veces al mes. Los resultados mostraron la extensión potencial de la expectativa de vida, una reducción en la incidencia de cáncer, un sistema inmune más fuerte, enfermedades inflamatorias menos frecuentes, reducción en la pérdida de densidad de minerales óseos y habilidades cognitivas mejoradas.[37] La dieta pedía una reducción en la ingesta calórica del individuo, entre 34 y 54% de su consumo usual, con una combinación personalizada de proteínas, carbohidratos, grasas y micronutrientes. La hormona IGF-I, promotora del envejecimiento y que también se ha asociado con la susceptibilidad al cáncer, igualmente disminuyó debido a las especificaciones de la dieta.[38]

## ¿Necesita una intervención antienvejecimiento?

Las investigaciones recientes sobre el envejecimiento han buscado intervenciones que puedan ayudar a la gente a evitar o desacelerar los efectos del paso del tiempo. La búsqueda de un envejecimiento saludable y una apariencia más juvenil, un estado en el que la longevidad mejorada se apareje con la buena salud, es el resultado más deseable. Ayunar, una dieta saludable y los regímenes de ejercicio han demostrado prolongar la vida o sostener la salud en la etapa tardía de la vida.

> La autofagia [un proceso fisiológico que tiene que ver con la destrucción de células], la regulación positiva [un incremento en la cantidad de receptores en las células], la mejora en la resistencia al estrés y la eficiencia mitocondrial se encuentran entre las funciones celulares necesarias para detener características asociadas con el envejecimiento acelerado, como la generación de radicales libres, ingesta calórica excesiva, hiperglucemia crónica y acumulación de grasa.[39]

Ann Wigmore, la fundadora del Hippocrates Health Institute, puso un ejemplo excelente de alguien que experimentó los efectos antienvejecimiento de ayunar utilizando alimentos crudos que incluían brotes y jugo de pasto de trigo. Ella reportó que "su energía mejoró, su cabello gris se volvió negro de nuevo, y su piel floja se tensó como si le hubieran hecho una cirugía estética".[40] También se le curó una pierna lesionada con gangrena y evitó que se la amputaran.[41]

Ayunar es uno de los métodos más naturales, menos invasivos y más naturales para revertir los años y mejorar su salud al mismo tiempo. El ayuno se encuentra en el centro de los métodos naturales en contra del envejecimiento. Es muy seguro, a diferencia de las cirugías o las inyecciones de botox, y a diferencia de la manipulación del cuerpo, afecta nuestras células. Hace años se me habló acerca de un estudio no publicado de células indicadoras que una profesora había mantenido vivas en su laboratorio con un tipo de ayuno controlado rico en nutrientes, durante el cual alimentó a las células de nutrientes superiores y las limpiaba frecuentemente. Al estar de vacaciones, sus estudiantes no cuidaron de las células apropiadamente. Regresó y el experimento estaba seco. Justo cuando estaba a punto de desecharlas, tuvo la idea de darles más nutrientes y limpiarlas con todavía mayor frecuencia. Volvieron a su estado otrora suave y flexible. Eso es lo que el ayuno, especialmente el ayuno con jugos, puede hacer por nosotros.

## Un cerebro más joven

Un ayuno son vacaciones para su sistema digestivo y un impulso de energía para su cerebro. Es la oportunidad para que su cuerpo se limpie de los residuos que se han acumulado, incluyendo el fango marrón llamado lipofuscina que se puede acumular en el cerebro, causar demencia y Alzheimer. Los jugos crudos, como mencioné anteriormente, brindan cantidad de auxiliares nutricionales en la forma de antioxidantes y fitonutrientes que buscan y atrapan a los radicales libres, con lo cual evitan todavía más el daño a las células cerebrales, además de que ayudan al cerebro a desintoxicarse. También brindan otros nutrientes que reparan y restauran las células, fibras solubles que actúan como "escobas internas" y agua rica en nutrientes que se lleva los residuos acumulados.

Ayunar para mejorar las funciones cerebrales no es una práctica nueva. Como se mencionó anteriormente, los filósofos griegos de la antigüedad utilizaban el ayuno para mejorar sus habilidades cognitivas. ¿Cree que tenían razón? Piense en la última comida que hizo. ¿Cómo se sintió después? ¿Lleno de energía? ¿Mentalmente alerta? Probablemente no. Lo más probable es que se sintió agotado y listo para tomar una siesta. Y se sintió en esta manera fue porque su cuerpo tuvo que reunir sangre de todo el cuerpo y asignarla al sistema digestivo con el fin de manejar la enorme cantidad de comida que usted acababa de depositar en él. Esto deja menos sangre fluyendo al cerebro, lo cual deja al cerebro letárgico, agotado, pesado y en un estado conocido como "coma alimenticio".[42]

Muchas personas que se han unido a mis clases de ayunos de jugos en línea han reportado que desde el inicio se fue el agotamiento mental. "Las investigaciones han indicado que ayunar puede reducir significativamente los efectos del envejecimiento en el cerebro [...] Los periodos de ayuno intermitente [...] [son] una de las estrategias clave para maximizar el funcionamiento cerebral".[43] De hecho, las personas de mis grupos no solo han reportado que se deshicieron del agotamiento mental, sino que también experimentaron una mente más aguda, mejor cognición y memoria.

Los científicos también han descubierto que la reducción de la frecuencia de comidas en animales como los ratones al parecer tiene "un efecto de protección en el cerebro y podría también ayudar con el funcionamiento cardiaco y la regulación del contenido de azúcar en la sangre".[44]

En un simposio celebrado en la reunión anual de la Sociedad de Neurociencia, los investigadores señalaron estas ventajas específicas para el cerebro de los ayunos intermitentes:[45]

+ Incremento en la plasticidad sinóptica (un indicador biológico del aprendizaje y la memoria).
+ Mejor desempeño en las pruebas de memoria de los ancianos.
+ Estimulación del crecimiento de neuronas nuevas.
+ Promoción de la recuperación después de una embolia o lesión cerebral traumática.
+ Disminución en el riesgo de enfermedades neurodegenerativas como Alzheimer y Parkinson, y una mejora potencial en la calidad de vida y la función cognitiva de los que ya han sido diagnosticados con estas enfermedades.
+ Desempeño de un papel preventivo y terapéutico en trastornos del estado de ánimo como la ansiedad y la depresión.

La conclusión de esta discusión en el simposio fue esta: a medida que prive su cuerpo de alimentos periódicamente en una manera bien administrada, verá que su cerebro, y de hecho todo su cuerpo, vuelve más fuerte y con mayor eficiencia. Su cerebro y su cuerpo necesitan ser desafiados. Si lo considera como un entrenamiento con peso, entonces entenderá que a veces tiene que descomponer algunas partes de su sistema para ver que se regeneren.

## Comience a regenerarse

Finalmente, cuando su cerebro es desafiado por el ayuno, adapta sus canales de respuesta al estrés, así como si estuviera respondiendo al ejercicio regular. Tanto el ayuno como el ejercicio "incrementan la producción de proteína en el cerebro (factores neurotróficos), que a su vez promueve el crecimiento de las neuronas, la conexión entre neuronas y la fuerza de las sinapsis".[46] El ayuno también estimula la producción de nuevas células nerviosas y cetona. Esta actividad también podría incrementar la cantidad de mitocondrias en las neuronas como resultado de que el cerebro se adapta al estrés (al buen estrés) que el ayuno trae sobre el cuerpo. Con una cantidad a la alza de mitocondrias en las neuronas, la habilidad de aprender y recordar es mejorada.[47]

Un estudio de pacientes en quimioterapia que pasaron largos periodos sin comer mostraron que la cuenta de sus leucocitos descendió significativamente.[48] Esto podría querer decir que ayunar ayuda al cuerpo a terminar y desechar células inmunes dañadas. A medida que el cuerpo se restaura a sí mismo, elabora nuevas células a partir de células madre. El ayuno promueve la regeneración con base en las células madre.

El investigador Valter Longo dijo:

> Cuando uno pasa hambre [o ayuna por unos días], el sistema trata de ahorrar energía, y una de las cosas que hace para ahorrar energía es reciclar muchas de las células inmunes que no son necesarias, especialmente las que podrían estar dañadas. Lo que comenzamos a notar en los trabajos con seres humanos y con animales fue que las cuenta de leucocitos baja con un ayuno prolongado. Al volver a alimentar, las células sanguíneas regresan.[49]

También se ha reportado que ayunar reduce eficazmente el riesgo de enfermedades cardiovasculares, cáncer, diabetes e inflamación, la cual se encuentra en la raíz de casi todas las enfermedades y padecimientos.[50]

## ¡Escoja su ayuno y comencemos!

La antigua disciplina del ayuno brinda beneficios milagrosos a cada parte de su ser, y gracias a esto está obteniendo popularidad entre los investigadores, defensores de la salud y personas como usted que quieren vivir la vida al máximo. ¡Así que profundicemos!

En el capítulo siguiente le explicaré los diferentes tipos de ayuno. Usted puede escoger uno que se ajuste mejor a usted. O, con el tiempo, puede probar cada uno. ¿Por qué no? Los ayunos de un día son una manera excelente de tener una idea de los diferentes tipos de ayuno disponibles. Y entonces sabrá cual le brinda los mayores beneficios.

¡Prepárese para ayunar y convertirse en un nuevo usted!

## Capítulo 2

# LAS DIFERENTES DIETAS DE AYUNO

*Una manera de comenzar a ver los muchos gustos que usualmente nos damos es ayunar. En un largo día que no es interrumpido por las tres comidas usuales uno descubre la sorprendente cantidad de tiempo invertida en planificar, comprar los alimentos, prepararlos, comerlos y limpiar.*
—ELISABETH ELLIOT

¿ESTÁ EMOCIONADO POR encontrar el ayuno indicado para usted? Hay una variedad de ayunos maravillosos de los cuales escoger. Este capítulo es el capítulo al que debe acudir para descubrir los diferentes tipos de ayunos disponibles. Vamos a cubrir: el ayuno con jugos; una combinación de jugos y batidos; el ayuno con caldo de hueso; el ayuno intermitente; el ayuno de azúcar; y el ayuno de Daniel, que también es conocido como el ayuno cuaresmal o el ayuno vegano. Quizá quiera probarlos todos por diferentes razones y en diferentes semanas de ayuno a lo largo del año. Podría apartar un mes de ayuno y escoger un tipo de ayuno distinto cada semana. O podría dedicar algunos días a ayunar con jugos y luego algunos días o incluso semanas a los otros ayunos. Escoja lo que le funcione. Pero sin importar la decisión, se beneficiará grandemente de intentar estos ayunos.

## EL AYUNO CON JUGOS

Un ayuno con jugos (o dieta líquida, como algunos lo llaman) es aquel en el que puede beber solamente jugos y líquidos como infusiones herbales, caldos y agua. Más que una tendencia, hacer jugos y ayunar con jugos parece estar creciendo en popularidad. Desde las celebridades hasta la población regular, personas de costa a costa están descubriendo que ayunar con jugos ayuda a restablecer su metabolismo, revivir (o sea: "recuperar su fulgor"), bajar de peso y restaurar su salud.

Ayunar con jugos es muy seguro. Con todos los retiros y grupos de ayunos con jugos que he dirigido, nunca he tenido a nadie que experimente un resultado negativo. De hecho es justo lo opuesto. Suelo ver cambios bastante positivos en solo unos días. ¡Es verdaderamente emocionante para muchas personas! Ofrecemos retiros de jugos y alimentos crudos varias veces al año. Todos ayunamos con jugos durante tres días. Para el final de la semana es asombroso escuchar las muchas mejoras de salud que las personas han experimentado. He visto una gran cantidad de personas sanadas en cinco días. Y, como lo mencioné anteriormente, muchas personas adelgazan entre cinco y diez libras [2,27 y 4,54 kg] durante ese tiempo. En los ayunos con jugos también he tenido personas demasiado delgadas y que necesitaban subir de peso. Algunas de ellas, de hecho, engordaron un par de libras [alrededor de un kilogramo]. El cuerpo hará lo necesario cuando uno le da la oportunidad de sanar.

Ayunar con jugos es gratificante porque brinda nutrición abundante al mismo tiempo de apoyar al sistema digestivo, al brindarle la oportunidad de descansar y sanar. Muchos profesionales de la salud con orientación holística han usado los ayunos con jugos para ayudar a sus pacientes a sanar su cuerpo con mayor velocidad. Cuando uno no está consumiendo alimento sólido todo el día, su sistema digestivo, y de hecho todo su cuerpo, puede trabajar en otras funciones como reparación, restauración y remoción de células muertas. Es como traer a alguien a limpiar su casa. Piense cuánto tiempo le dejaría para hacer otras cosas que se necesitan hacer.

Los alimentos requieren entre seis y ocho horas para pasar por su estómago y su intestino delgado. Según la Clínica Mayo, unos investigadores midieron la digestión en veintiún personas saludables, desde el inicio hasta el fin—del consumo a la eliminación—, y descubrieron que es una travesía de cincuenta y tres horas aproximadamente.[1] Pero cuando uno bebe jugos ricos en nutrientes, los cuales se descomponen en una forma altamente digerible que es fácilmente absorbida, se alimenta bien sin tanto esfuerzo. Se estima que los nutrientes de los jugos comienzan a trabajar en su sistema unos treinta minutos después de haber sido bebidos. "Voilà!" En poco tiempo, usted es nutrido, y le queda energía de sobra para su reinicio personal.

No hay restricciones para la cantidad de jugos que puede tomar en un ayuno con jugos. No obstante, yo recomiendo, que la mayor parte de los jugos sean de verduras y que restrinja los jugos de frutas. Si toma demasiado jugo de frutas, obtiene demasiada azúcar. Utilice la fruta solamente para sabrosear y endulzar sus bebidas un poco.

Más que sentirse hambriento durante un ayuno con jugos, debería sentirse satisfecho gracias a que su cuerpo está siendo bien alimentado. Si tiene hambre emocional, vea el capítulo 10 sobre el ayuno emocional. Quizá eche de menos masticar y el deseo de lo crujiente. Si siente un hambre feroz, es probable que tenga una sobrepoblación de levaduras u otros parásitos que están clamando por su comida favorita.

Debería sentirse más ligero y con más energía en el segundo o tercer día de un ayuno con jugos. Pero no se preocupe si ese no es el caso con usted. Probablemente se esté desintoxicando (consulte el capítulo 4 para más información sobre ayunar y desintoxicarse).

## Cómo es que ayunar con jugos puede beneficiarlo

Esta es la razón por la que ayunar con jugos es tan poderoso para cambiar la manera en que se siente y se ve:

### Brinda una desintoxicación suave

El jugo fresco y crudo es rico en antioxidantes que atrapan las toxinas que de otro modo dañarían sus células. Sin todos esos tipos malos rondando en su sistema, tendría menos daños en sus células. Eso significa menos arrugas, un cerebro más saludable y un sistema inmune más fuerte. También significa más reparaciones de dentro hacia afuera. Usted comenzará a verse más joven y más vivo. Mejorará la salud de su estómago y tracto digestivo. ¿No puede dejar de tomar antiácidos? ¿Tiene problemas de digestión? Ayunar con jugos y con caldo de hueso puede darle un descanso a su estómago, ya que no va a tener que trabajar tan fuerte para extraer los nutrientes. Eso es porque el trabajo inicial de descomponer los alimentos para que su cuerpo pueda utilizar los nutrientes es realizado por el extractor de jugos. Si usted tiene ácido en la parte baja del estómago (que puede causar reflujo) obtendrá alivio. No va a necesitar tanto ácido concentrado para descomponer los jugos. Después de la limpieza con jugos, podría probar añadirle 2 cucharaditas de vinagre de sidra de manzana crudo a 6 onzas (177,4 ml) de agua y beberlo quince minutos antes de comer. Eso podría resolver su problema de reflujo ácido.

### Repara su intestino

¡Así es! La reparación del intestino es posible. La dieta estadounidense estándar destroza el intestino, con toda seguridad, y no en el mejor sentido de esa frase. Esta es la manera en que el intestino es dañado. La dieta estadounidense está repleta de grasas dañinas, azúcares y otros carbohidratos refinados como los productos hechos con harina blanca que se convierten en una sustancia semejante al pegamento en el intestino, junto con el queso derretido y los alimentos saturados de aditivos y pesticidas. Si toma eso con refresco o una bebida azucarada, y echa sobre ese conglomerado algunos antiácidos y otros medicamentos de venta libre, termina con un desastre irritante y congestivo que daña su intestino. Si luego lo tuerce todo con una abundante dosis de estrés, entonces tiene más que suficiente para tener una indigestión constante y dañar las pequeñas microvellosidades de su tracto intestinal que son responsables de la absorción de los nutrientes. Esto puede llevar al síndrome de intestino con fugas, que permite que partículas más grandes de alimentos se escapen y floten en su sistema. El intestino con fugas es responsable de varios problemas de salud, incluyendo algunas alergias alimentarias.

### Rejuvenece su hígado

Su hígado es el rey de sus órganos de desintoxicación. Es el órgano más trabajador que tiene. Todo tiene que pasar por su hígado. Es la planta de preparación para el resto del cuerpo. Los problemas surgen cuando hay demasiadas toxinas con las cuales el hígado tiene que trabajar. Se puede congestionar e incluso puede desarrollar piedras al igual que la vesícula.

La enfermedad de hígado graso es la condición de moda para personas cada vez más jóvenes. Todo porque comemos demasiada azúcar: alrededor de 20 cucharaditas al día para la persona promedio. Ayunar lo lleva a una zona libre de azúcar en la que comienza a sanar el hígado y a deshacerse del hígado graso.

Este es el momento de limpiar este órgano clave. Es clave para su salud, su frescura juvenil y una pérdida de peso eficiente.

### Acelera la pérdida de peso

Como y mencioné anteriormente, usted puede bajar entre cinco y diez libras [2,27 y 4,54 kg] en una semana cuando ayuna con jugos. Digo esto porque lo puedo respaldar con historias de todas las personas que han acudido a nuestros retiros para ayunar con jugos a través de los años y personas que se han inscrito a mis programas de ayuno con jugos y desintoxicación en línea. Usted va a perder un poco de peso en agua, pero ¿qué hay de malo con eso? Usted también bajará grasa. La limpieza de tres a cinco días con jugos es una manera fantástica de iniciar su desintoxicación. Lo ayuda a controlar los antojos. Lo llamo la máxima limpieza del paladar. Como sus días al ayunar con jugos son más bajos en calorías (suelen estar entre 600 a 800 o menos cuando no utiliza mucha fruta), va a adelgazar. Pero no está matando de hambre su cuerpo, porque también está recibiendo una abundancia de nutrientes sanadores y energizantes.

### Aplana su vientre

Observe su estómago encogerse con un ayuno con jugos. Se va a deshacer de un vientre inflado y de grasa en poco tiempo. Esa grasa adicional alrededor de la cintura se va a derretir día con día.

### Incrementa su energía

El primer día o dos de un ayuno con jugos posiblemente no tenga más energía; probablemente se sienta más cansado a medida que las toxinas son liberadas. ¡Pero solo espere! La energía está en camino; y esta energía es mejor que lo que obtiene de la cafeína, de las bebidas energizantes o del azúcar. Esta es energía real que lo sostiene.

### Mejora la claridad mental

Ayunar y limpiarse con jugos es lo mejor para terminar con el agotamiento mental. Quizá se sienta un poco desorientado al inicio de un ayuno con jugos, pero entonces el embotamiento se va a ir y esas más de cien millardos de neuronas de su cerebro se van a encender. Una razón para una mejor claridad es que usted está restringiendo las calorías. Un estudio publicado en la revista *Neurobiology of Aging* [La neurobiología del envejecimiento] dice: "Hay suficiente evidencia que vincula la restricción calórica en ratones adultos con el crecimiento de nuevas células cerebrales [...] Básicamente restringir sus calorías y no comer de más produce una respuesta parecida al estrés en el cuerpo. Después de esta respuesta de estrés viene la producción de nuevas neuronas".[2]

### Sana su cuerpo a nivel celular

Cuando usted inunda su sistema con jugos crudos, le brinda una abundancia de biofotones, que son rayos de luz que las plantas absorben del sol, y que ayudan a sus células a comunicarse mejor. Cuando comienzan a limpiar los fluidos intersticiales que bañan a las células, sus pequeñas células comienzan a tomar nutrientes y a expulsar residuos con mayor eficiencia. Los biofotones también alimentan sus mitocondrias, las unidades de energía de sus células. Todo esto significa—sí lo adivinó—: sanidad celular.

### Brinda un máximo reabastecimiento de nutrientes

Al beber sus jugos crudos cargados de nutrientes, usted está consumiendo una cornucopia de antioxidantes, vitaminas, minerales, enzimas, fitonutrientes y biofotones. Su cuerpo utiliza todas esas materias primas para desintoxicarse, lo que significa que ahora su cuerpo puede soportar todas las fases de desintoxicación con mayor eficiencia. Además, usted no estará añadiendo nuevas toxinas. En un día normal muchas personas consumen sustancias congestivas o tóxicas durante todo el día. Si su cuerpo apenas y puede seguir el ritmo con todo lo que le llega por los canales de acceso, mucho menos podrá deshacerse del material tóxico almacenado. Es como una pesada nevada en la que uno palea todo el día solo para evitar que su terraza elevada colapse. Finalmente, uno termina agotado y cae en el sofá (¡eso nos sucedió un día de marzo en Colorado con una pesada nevada al principio de la primavera!).

Durante sus días de ayuno con jugos puede enfocarse en remover las toxinas acumuladas almacenadas en los espacios de sus órganos, células y tejidos; y la mayoría de nosotros tenemos una gran cantidad de material no deseado almacenado:

> En un estudio dirigido por el Environmental Working Group (EWG) en colaboración con Commonweal, los investigadores de dos laboratorios importantes encontraron un promedio de doscientas sustancias químicas y contaminantes industriales en el cordón umbilical de diez bebés nacidos en agosto y septiembre de 2004 en hospitales estadounidenses. Las pruebas revelaron 287 sustancias químicas presentes en todo el grupo. El cordón umbilical de estos diez niños, recolectados por la Cruz Roja una vez que el cordón había sido cortado, albergaba pesticidas, ingredientes de productos comunes, así como residuos de quema de carbón, gasolina y basura.[3]

Si los bebés recién nacidos ya tienen más de doscientas sustancias químicas al nacer, ¿qué hay del resto de nosotros? Es obvio que todos necesitamos una abundancia de jugos y alimentos que favorezcan la desintoxicación y que sean ricos en antioxidantes. Por eso es que ayunar con jugos, con todos sus nutrientes fácilmente absorbidos, es tan poderoso.

### Purga la mucosidad

¿Tiene demasiada mucosidad en sus entrañas? El ayuno con jugos, como ninguna otra forma de ayuno, ayuda a su cuerpo a deshacerse del exceso de mucosidad que se puede acumular a lo largo del tiempo. Varias membranas mucosas recubren cavidades y canales del cuerpo como los tractos respiratorio, digestivo y urogenital. Se encuentran en la boca, nariz, tráquea, párpados, pulmones, estómago, intestinos y vejiga. El moco brinda protección y lubricación, y ofrece una barrera contra los invasores externos.

Cuando se encuentra en un buen estado de salud, este moco tiene una consistencia delgada. Pero con el tiempo, y una acumulación de toxinas, puede cambiar. Podemos experimentar una acumulación de mucosidad más espesa que puede tapar nuestros sistemas, ensuciar nuestra garganta, albergar sustancias químicas y patógenos, así como atrapar células muertas que de otro modo serían removidas. Cuando ayunamos con jugos, eliminamos productos de harinas refinadas, alimentos fritos, azúcar, lácteos, refresco, cafeína, alcohol, comida rápida y comida chatarra; que son alimentos y sustancias que suelen formar moco. A medida que dejamos de lado estos alimentos y sustancias irritantes, el cuerpo deja de producir el exceso de mucosidad, y la que es producida tiene una consistencia normal. El cuerpo puede trabajar en limpiar el antiguo moco denso, las células muertas, los patógenos y demás material extraño.

### Alcaliza

Esta es otra jugosa ventaja. Los jugos frescos son muy alcalinos y ayudan a equilibrar el pH en su cuerpo. Usted debe mantener un equilibrio delicado y preciso de pH en la sangre, que es ligeramente alcalino. Un equilibrio saludable debe estar entre 7,35 y 7,45. Para mantener este rango delicado, el cuerpo tomará minerales de los huesos, los dientes y los músculos para usarlos como protección en contra de los ácidos si no hay suficientes minerales presentes en su dieta.

La acidez o alcalinidad de los alimentos se puede clasificar por cómo los procesamos. Nuestro cuerpo transforma casi todos los alimentos en bases ácidas o alcalinas. Aunque necesitamos un equilibrio de diferentes alimentos para una buena salud, la mayoría de la gente come muchos más alimentos que producen ácido que alimentos que producen sustancias alcalinas. Consumir en exceso sustancias que producen ácidos genera una condición llamada acidosis.

Añadir alimentos y jugos de verduras altos en alcalinidad a su dieta trae un mejor equilibrio a su pH. Observará que incrementará su energía cuando su cuerpo esté mejor equilibrado en alcalinidad. Los jugos frescos están repletos de minerales y otros nutrientes que lo ayudarán a lograr esta meta.

### Disfrutar una mente más clara

"Después de los primeros días de ayunar con jugos, siento una mente mucho más clara. El tiempo de oración fue mucho más claro también". —Jena

### ¿Cree que no tiene tiempo?

Como dice la Dra. Cynthia Foster: "Tampoco yo, pero de todos modos lo hago".[4] En una situación ideal beberíamos el jugo justo después de hacerlo. Sin embargo, para los que tienen un horario apretado, pueden hacerlo la noche anterior y almacenarlo en la nevera y luego llevárselo en una hielera al día siguiente. También puede hacer una gran cantidad en el fin de semana y congelar el jugo en envases de vidrio individuales; solamente asegúrese de dejar un poco de espacio en la parte superior del recipiente para que el jugo se expanda cuando se congele, si no el envase se va a romper.

Los sitios donde se vende jugo se están volviendo más comunes, así que puede obtener jugos saludables en el camino. Usted también puede, en un aprieto, tomar incluso un V8 bajo en sodio.

## Jugo fresco contra jugo comprado en la tienda

Hablando del V8 bajo en sodio, la gente con frecuencia me pregunta por qué debería pasar por las dificultades de hacer sus propios jugos. ¿Por qué no simplemente comprarlo? Después de todo, las tiendas ahora están abarrotadas de una creciente variedad de jugos embotellados hechos de ingredientes orgánicos. Incluso los puede encontrar con col rizada, remolacha y jengibre.

La razón principal por la que es preferible hacer su propio jugo es que no puede obtener los mismos beneficios nutricionales de jugo comprado en la tienda. Muchas de las marcas populares de jugo han sido pasteurizadas, los cual es requerido por ley, así que el jugo pierde la mayor parte de sus vitaminas, enzimas y biofotones originales, ya que mueren en cuanto el jugo se calienta.

Pero el procesamiento hiperbárico (HPP) es una opción, ya que el HPP tiene que ver con un "alto nivel de presión fría [que es] aplicada en una manera pareja para destruir los patógenos y asegurar que el jugo sea confiable para ser bebido".[5] El HPP preserva las vitaminas, los minerales, los fitonutrientes y las enzimas. Usted encontrará estos jugos en tiendas como Whole Foods de marcas como Suja Elements.

¿Y que hay acerca de la variedad? Esta es otra buena razón para hacer su propio jugo. Los jugos comprados en la tienda lo limitan a los que mejor se venden. Si usted elabora sus propios jugos y batidos, puede escoger una variedad de hojas oscuras que están cargadas de nutrientes y verduras locales, frescas y orgánicas. También puede hacer muchas bebidas inusuales con hierbas como albahaca o menta, usar flores como lavanda e hinojo, disfrutar especies como la cúrcuma y el jengibre frescos e incluso añadirle rábano picante (una raíz que se utiliza como especia). Una vez que sus papilas gustativas toquen su elixir fresco hecho en casa, nunca querrá volver a beber jugo comprado en la tienda.

Eche un vistazo breve al capítulo 7 para recetas de jugos para ayuno. Allí usted encontrará recetas que utilizan ingredientes más deliciosos, variados y numerosos de los que podrá encontrar en su tienda de la esquina. Y una vez que se acostumbre a hacer jugo fresco, puede extenderse y comenzar a crear sus propias combinaciones favoritas. Las vitaminas, minerales, enzimas, fitoquímicos y biofotones extraídos de lo mejor de la naturaleza van a energizar su cuerpo y darle un sentimiento de bienestar casi instantáneo. ¡Y si hablamos de deshacerse del aletargamiento! Eso se va a ir con las toxinas. Prepárese para levantar su hermosa copa con un brindis a su salud.

## Desintoxicarse a los sesenta y ocho

"Le estoy escribiendo para hacerle saber que acabo de terminar un ayuno con jugos de veintiún días usando zanahorias orgánicas, col rizada, hierbas finas, un poco de piñas e infusiones de essiac. El Señor me guio a comenzar este ayuno antes de descubrir que mi marido había comprado sus libros después de escucharla en un programa de Sid Roth. Después de catorce días ayunando pedí su libro sobre ayunos con jugos, el cual fue bastante útil.

Unas semanas antes de comenzar el ayuno fui sometida a algunos análisis por parte de una naturópata. Hice una cita con ella para que me volviera a hacer análisis el último día de mi ayuno de veintiún días. ¡Ella nunca había visto tanta mejoría en un cliente en solo un mes! ¡Me siento animada y determinada a llevar a cabo mi esfuerzo de desintoxicarme a los sesenta y ocho! Le agradezco a Dios por los conocimientos que le ha dado, la profundidad de investigación sobre el tema y su persistencia para ayudar a la gente a entender mejor y respetar el diseño de Dios en nuestro cuerpo, así como para mantener limpio el templo del Espíritu Santo física, emocional y espiritualmente". —Brenda

## En sus marcas, listos...¡fuera!

La preparación es la clave para tener éxito al ayunar. Prepárese con anticipación para su ayuno con jugos. Revise las recetas del capítulo 7 y escoja las que usted quiera probar. Haga su lista de compras y obtenga todas sus verduras antes de la fecha de inicio. Si es posible, compre suficientes provisiones para que duren todo su ayuno, a menos que sea un ayuno prolongado. Si le faltan artículos, su inicio podría ser pospuesto y usted podría desanimarse y perder el entusiasmo. Incluso podría dejar de lado todo el asunto. También arme su equipo. Asegúrese de que su extractor de jugos funcione bien.

Propóngase prepararse con anticipación. He descubierto que este es un paso muy importante. Si me digo a mí misma que puedo hacerlo, siempre puedo hacerlo mucho mejor que si soy ambigua al respecto. Además, sin todos los "apaciguadores emocionales alimenticios"—refrigerios y dulces— usted notará con cuanta frecuencia quiere comer por estrés o comer por estar aburrido, solo, frustrado, irritado o por una infinidad de otras emociones. Si usted frecuentemente desea comer sin tener hambre, quizá quiera hacer un ayuno emocional y purgar sus emociones tóxicas, lo cual puede aprender a hacerlo en el capítulo 10.

Si esta es la primera vez que está ayunando con jugos y se siente abrumado por el hambre al final del día, puede comer una ensalada cruda. Utilice jugo de limón y aceite de oliva como aderezo. Si se siente débil y tembloroso y tiene que trabajar, podría hacerse un batido verde con aguacate. Luego continúe con su ayuno con jugos al día siguiente. Si usted tiene un hambre voraz, es probable que tenga parásitos, en tal caso usted podría considerar desparasitarse (consulte el "Apéndice de recursos").

Ahora, ¡hágalo! Haga que este ayuno sea renovador y rejuvenecedor.

## Suministros que va a necesitar

- **Extractor de jugos.** ¡Conéctelo y a comenzar!
- **Frutas y verduras.** Escoja frutas y verduras orgánicas, ya que no quiere derramar un montón de pesticidas tóxicos en su cuerpo cuando está tratando de purgarlo de ellos.
- **Frascos de vidrio.**\* Utilícelos si tiene planeado congelar el jugo con anticipación.
- **Agua purificada.** No olvide beber abundante agua cuando esté ayunando con jugos. Vea el capítulo 3 con respecto a la importancia de beber agua, especialmente cuando ayuna.

\* Asegúrase de dejar un poco de espacio en la parte superior para que el jugo se expanda y no se quiebre el frasco.

## El ayuno de agua de limón (alias La Limpieza Maestra)

El ayuno con agua de limón—o la *limpieza maestra*, como muchas personas lo llaman—es un ayuno con jugo de limón. Su popularidad comenzó en 1940, con millones de personas en todo el mundo afirmando haber tenido un buen éxito con ella.

Esta es la receta:

2 cucharadas de jugo de limón (amarillo) recién hecho

2 cucharadas de jarabe de arce (miel de maple) puro orgánico (o unas gotas de stevia líquido)

1 pizca de pimienta de cayena

2 tazas de agua purificada

Verduras de hoja oscuras (opcional)

Para el ayuno con agua de limón usted deberá beber entre seis y doce vasos de esta agua de limón al día. Cada vez que sienta hambre, tome un vaso.

Esta es mi recomendación para esta receta y ayuno. El jarabe de arce o miel de maple natural es alto en azúcar, así que le recomiendo unas gotas de stevia líquido (un edulcorante herbal) en su lugar porque es más bajo en su índice glucémico. Solamente va a necesitar unas pocas gotas porque es muy dulce. Mi marca y sabor favorito es SweetLeaf Vanilla Crème.

Quizá quiera hacer agua verde de limón si va a probar el ayuno con agua de limón. Puede hacer jugo los limones (amarillos) junto con algunas verduras de hoja como la acelga o la col rizada. Esta es una opción más saludable y acompañará su meta de limpieza con una mejor nutrición.

En este programa se recomienda que tome un laxante antes de acostarse. Me gusta el Digestive Stimulator [Estimulante Digestivo] de Blessed Herbs o ColonMax de Advanced Naturals (consulte el "Apéndice de recursos"). Esta es la razón por la que es bueno mantener sus intestinos en movimiento. Como el limón (amarillo) fresco es conocido por ayudar a oxigenar el cuerpo, apoyar las funciones enzimáticas y estimular las enzimas hepáticas, el hígado va a empezar a desechar toxinas como el ácido úrico. Este ayuno es conocido por desechar una gran cantidad de residuos. Las toxinas saldrán de las células grasas, el hígado y los espacios en los tejidos. También trabajará en destapar los ductos biliares congestionados. Puede ayudar a remover depósitos de calcio. Ayuda a liberar los depósitos de los riñones y el páncreas. Cuando el cuerpo comienza a desechar todos estos residuos tóxicos, usted va a querer que su colon esté limpio y listo para remover los residuos con tanta eficiencia como sea posible, lo cual va a ayudar a prevenir los síntomas incómodos de la desintoxicación. Esta es la razón por la que se recomienda un enjuague de agua salada en la *limpieza maestra*: para sacar los residuos rápidamente. Aunque esta parte de la limpieza es opcional, es altamente recomendada.

### Enjuague de agua salada

2 cucharaditas de sal marina, sal himalaya rosada o sal gris
4 tazas de agua purificada

Mezcle la sal con el agua. Beba toda la solución en cinco minutos. Recuéstese en su costado derecho treinta minutos para permitir que el agua pase. Espere hasta que su cuerpo esté listo para eliminarla.

Puede ser bueno hacer este enjuague con agua salada en la tarde, cuando tiene tiempo en casa. Tiene que tener de uno a siete movimientos intestinales. Si no le gusta el sabor del agua salada—y en realidad, ¿a quién sí?—bébala rápidamente. Puede beber agua sola después.

## Ayuno con jugos y batidos

A diferencia del jugo fresco que proviene de procesar las frutas y verduras en un extractor de jugos, en el que la fibra es expulsada a un depósito, un batido es una mezcla de alimentos que se convierten en un licuado denso usando los ingredientes completos; aunque a algunas frutas como las naranjas y los aguacates se les tiene que remover la cáscara, y a otras frutas, como los mismos aguacates, y los duraznos es necesario removerles las semillas antes de hacer un batido.

Los batidos contienen *toda* la fibra. Además, son más llenadores que lo jugos. A algunas personas les es difícil solo beber jugo, especialmente los días de trabajo; por lo tanto, suplementarlos con batidos y sopas crudas hace posible hacer un ayuno de líquidos que todavía funcione. El ayuno con jugos es el que, al parecer, produjo un mayor cambio en mí y en otros, pero muchas personas, al parecer, necesitan algo adicional en su dieta, especialmente cuando trabajan.

Los batidos verdes hechos de verduras color verde oscuro, ricas en nutrientes, son las mejores para los que están cuidando su peso y la carga glucémica de su dieta diaria. Son excelentes cuando se quieren incluir ingredientes como leche vegetal (de coco, almendra o cáñamo, por ejemplo), proteína en polvo, nueces, semilla o tofu orgánico.

Usted pude combinar jugos, batidos, caldos y sopas crudas para hacer un ayuno líquido que sea más sustancioso. Para el programa de alimentación y las recetas consulte el capítulo 7.

## El ayuno de Daniel
## (ayuno cuaresmal, ayuno vegano)

El ayuno de Daniel, que es un ayuno espiritual basado en el libro de Daniel de la Biblia, se refiere a un periodo de diez o veintiún días para abstenerse de alimentos de origen animal y vino. Incluye solamente comer alimentos veganos y está basado en los relatos bíblicos que alientan la salud. Este ayuno es algunas veces llamado "el ayuno cuaresmal" o "el ayuno vegano".

Si a un ayuno popular se le puso su nombre, ¿no tiene un poco de curiosidad de saber quién fue Daniel? Él estaba entre los más brillantes y mejores hombres de Israel escogidos por el rey Nabucodonosor para servir en su palacio en Babilonia. El rey Nabucodonosor capturó la ciudad capital de Judá, Jerusalén, capturó al rey Joaquín y destruyó el templo donde los israelitas adoraban. Luego tomó a los jóvenes mejores y más brillantes, provenientes de familias acaudaladas y de influencia en Israel—los que eran fuertes, de buen parecer, inteligentes y que demostraban buenas habilidades de liderazgo—y los colocó en un programa de entrenamiento de tres años en preparación para servirlo.

Daniel y sus amigos estaban entre los jóvenes escogidos para este honor, y se les daba la comida "gourmet" del rey y el vino que provenía de su propia mesa. La mayoría de los historiadores concuerdan en que la comida incluía animales impuros que habían sido sacrificado a los ídolos. Pero Daniel le pidió al funcionario principal a cargo de ellos que si él y sus amigos podrían comer solamente legumbres y agua; una dieta que iba de acuerdo con las costumbres judías. En los relatos bíblicos *legumbres* significa hierbas y verduras. Según el *Smith's Bible Dictionary* [Diccionario bíblico de Smith], incluía semillas y usualmente leguminosas como guisantes partidos, frijoles y las semillas que crecen en vainas, y podría incluir lentejas y granos como cebada, trigo y mijo.[6]

En Daniel 1:12–13 se encuentra el relato:

> Te ruego que hagas la prueba con tus siervos por diez días, y nos den legumbres a comer, y agua a beber. Compara luego nuestros rostros con los rostros de los muchachos que comen de la ración de la comida del rey, y haz después con tus siervos según veas.

Al principio Daniel simplemente pidió que no fuera forzado a contaminarse con la comida del rey, pero el funcionario no estaba a favor de la idea, ya que no quería que Daniel y sus amigos parecieran frágiles o poco saludables y cayera sobre él la ira del rey. Así que hizo un trato con el guarda: "Danos una dieta vegana y agua durante diez días, y luego compara cómo nos veamos con la manera en que los demás jóvenes luzcan. Juzga nuestra dieta conforme a lo que veas". A esto el guarda accedió.

Después de diez días los hombres fueron llevados delante del rey. Su salud y su apariencia eran mejores que la salud y la apariencia de todos los jóvenes que consumieron lo mejor de la mesa del rey. Tres años después, y todavía comiendo la misma dieta, Daniel era diez veces mejor que todos los magos y astrólogos del rey (Daniel 1:18–20).

Daniel vivió más que el rey Nabucodonosor y se convirtió en consejero de su descendiente Belsasar. Y en sus últimos años Daniel todavía ayunaba, una vez lo hizo durante veintiún días en lamentación por el pueblo judío con base en una visión que recibió de Dios. Daniel 10:2–3 dice: "En aquella ocasión yo, Daniel, pasé tres semanas como si estuviera de luto. En todo ese tiempo no comí nada especial, ni probé carne ni vino, ni usé ningún perfume" (NVI).

Como puede ver, ayunar era clave para el éxito y supervivencia de Daniel en una tierra extraña y hostil. Daniel vivió una vida de ayuno, pero también tuvo otros periodos dedicados al ayuno y a la oración. Esos periodos fueron transformadores. Su ejemplo es una razón por la que el ayuno de Daniel es tan popular hoy.

## Esto es lo que puede beber y comer en un ayuno de Daniel

Esta es una guía general de lo que puede escoger beber y comer en su ayuno de Daniel. En el capítulo 8 encontrará un programa de alimentación y abundantes recetas para desayuno, comida y cena.

### *Bebidas*

En el ayuno de Daniel puede beber agua purificada, agua de manantial, agua destilada o agua carbonatada. Puede tomar infusiones o té verde. Puede disfrutar agua de coco, kefir de coco, leche de coco, leche de almendra, leche de cáñamo y leche de arroz (la leche de soya no, porque no es una opción saludable). Los jugos de verduras con un poco de fruta para añadirles sabor también son aceptables.

### *Frutas (coma con moderación; una o dos porciones al día)*

Según el Departamento de Agricultura de los Estados Unidos (USDA, por sus siglas en inglés) una porción de fruta es "una taza de fruta o de jugo de fruta 100%, o ½ taza de fruta seca".[7]

La fruta puede ser fresca, congelada, seca, deshidratada o en jugo (no coma fruta enlatada). Le recomiendo que elija principalmente frutas bajas en azúcar como bayas (zarzamoras, arándanos azules, zarza de Boysen, frambuesa, fresa, arándano rojo), manzanas verdes, limones, limas, tomates, aguacates y peras. Pero todas las frutas son parte de este ayuno. No obstante, asegúrese de hacer principalmente jugo de verduras más que de fruta. Como ya he mencionado, el jugo de fruta puro es sumamente alto en azúcar. Es mejor comerse la fruta completa y usar solo un poco de frutas bajas en azúcar para añadirle sabor y endulzar sus recetas de jugos. Personalmente, yo uso limón (amarillo) y lima (limón verde) para mis jugos, pero no otras frutas. Si usted escoge frutas secas, asegúrese de que no tengan sulfitos, aceites o azúcar añadidos.

### *Verduras (coma por lo menos cinco porciones de verduras al día)*

Según el USDA una porción de verduras es "una taza de verduras crudas o cocidas, o de jugo de verduras, o dos tazas de verduras de hoja crudas".[8]

Las verduras pueden ser frescas, congeladas, secas, deshidratadas o en jugo (no use verduras enlatadas). Las hamburguesas veganas también son una buena opción, pero evite las hamburguesas veganas que contengan soya.

*Granos integrales (cómalos con moderación: dos a tres porciones al día)*

Según el USDA un porción de granos incluye "una rebanada de pan, una taza de cereal listo para comer o media taza de arroz cocido, pasta cocida o cereal cocido".[9]

No se permite nada de pan con levadura (pan hecho con levadura). Si no es sensible al gluten, escoja solamente trigo integral orgánico para evitar los pesticidas poco saludables que se rocían sobre el trigo justo antes de cosecharlo. No me agrada el trigo, ya que he encontrado que muchas personas son sensibles a él y no están al tanto de que les está provocando problemas. Recomiendo granos antiguos. Puede escoger arroz integral, rojo, verde o negro (pruebe el arroz verde, es bastante bueno), así como mijo, trigo sarraceno, tef, Kamut*, quinoa, avena, cebada y centeno. Sugiero la pasta de quinoa o arroz integral, galletas de arroz integral y palomitas orgánicas.

*Nueces y semillas*

Si no quiere subir de peso, limite las semillas y las nueces a no más de dos docenas de nueces, dos cucharadas de semillas o una cucharada de mantequillas o cremas de nueces o semillas al día. Las nueces y las semillas pueden ser engordadoras para algunas personas porque contienen mucha grasa y algunos carbohidratos.

Escoja nueces o semillas germinadas, crudas o asadas en seco (las nueces germinadas son las más saludables). Las semillas de calabaza y de melón ayudan a matar parásitos; son elecciones excelentes. Los cacahuetes no son en realidad nueces sino más bien una leguminosa. Tienden a formar moho y no son una elección tan saludable. Las mantequillas y cremas de nueces y semillas son también una buena elección, pero evite marcas con azúcar añadida. Mi favorita es la crema de nueces que muelo fresca en la tienda de alimentos saludables. Muchas tiendas de alimentos saludables tienen esa opción.

*Leguminosas: frijol, lenteja, guisante partido*

Según el USDA una porción de una onza es un cuarto de taza de frijoles cocidos (como frijoles negros, de riñón, pintos o blancos), un cuarto de taza de guisantes cocidos (como garbanzos, de careta, lentejas o guisantes partidos) y un cuarto de frijoles horneados o frijoles refritos.[10]

Escoja leguminosas secas y cocidas en agua o enlatadas siempre y cuando no tengan aditivos. Esfuércese por una a dos tazas de leguminosas al días en este ayuno; ya que brindan proteína.

### Aceites

Cuando de aceites se trata, puede tomar aceite de oliva virgen extra, de coco virgen orgánico, de semilla de uva, de almendra, de aguacate, de nuez de macadamia y de ajonjolí. Evite todos los demás aceites, incluyendo: canola, cártamo, girasol, maíz y soya (por favor, observe que el ayuno cuaresmal ortodoxo no incluye aceites).

### Condimentos

Quizá quiera utilizar vinagre de sidra de manzana crudo, sal marina, hierbas frescas y especias.

## Alimentos a evitar en el ayuno de Daniel

Aunque hay mucho que puede comer en el ayuno de Daniel, también hay mucho que no puede comer. Consideremos las opciones que están literalmente fuera de consideración cuando usted hace este ayuno.

### Carne y otros productos animales

Evite la carne y otros productos animales en el ayuno de Daniel, incluyendo, pero sin limitarse a carne de res, cordero, puerco, aves, pescado y huevo.

### Lácteos

Evite todos los productos lácteos, incluyendo, pero sin limitarse a leche, queso, crema, suero de leche, yogur y mantequilla.

### Edulcorantes

Evite todo el azúcar, incluyendo, pero sin limitarse a jarabe de arce (miel de maple), azúcar cruda, miel, jarabes, melazas, jarabe de arroz integral y jugo de caña. Usted puede utilizar stevia, que es una hierba. Para una lista completa de todos los tipos de azúcar y lo que es saludable y lo que no, vea el capítulo 8 "The Sugar Shopping Guide" [La guía de compras de azúcar] de mi libro *The Juice Lady's Sugar Knockout* [La Dama de los Jugos le da un nocaut al azúcar].

### Pan leudado

Esto incluye todos los productos horneados incluyendo el pan Ezequiel que contiene levadura.

### Alimentos procesados y refinados

Evite todos los alimentos procesados y refinados que contienen sabores, colores, tintes artificiales, preservadores y otras sustancias químicas. Evite toda la harina blanca y el arroz blanco. Escoja solamente alimentos integrales.

*Alimentos fritos*

Esto incluye totopostes (tortilla de maíz muy tostada), frituras de maíz, papas fritas, papas a la francesa, tempera y todo tipo de alimentos sofritos.

*Bebidas estimulantes*

Evite las bebidas de café, té negro, refrescos, energizantes y todo el alcohol, incluyendo cerveza, vino y licor.

## Ayuno con caldo de hueso

El caldo de hueso es el brebaje de moda en estos días. Algunas personas están haciendo ayunos de caldo de hueso, mientras que otros están añadiéndole caldo de hueso a otros tipos de ayuno como el ayuno con jugos. La dieta del caldo de hueso no es algo nuevo; solamente fue redescubierta. Ha estado por allí desde que la gente hirvió huesos para hacer caldo para la sopa. Es conocido por revertir las señales del envejecimiento, promover el adelgazamiento, incrementar la energía, reducir el dolor articular y renovar la vitalidad en solo veintiún días. Puede ayudar a sanar sus intestinos porque reduce la inflamación. Es sorprendentemente nutritivo para sus articulaciones y huesos.

Si quiere hacer la dieta de caldo de hueso, sepa que es básicamente una dieta paleolítica que tiene que ver con evitar el azúcar, todos los granos y la mayoría de los alimentos altos en carbohidratos mientras ayunan dos días a la semana con caldo de hueso. Usted puede seguir este programa de ayunar dos días a la semana con caldo de hueso indefinidamente. La gente ha usado esta dieta para ayudar a reducir la inflamación, mejorar la salud intestinal y adelgazar. He incluido una dieta similar con un programa de alimentación de veintiocho días en *La Dieta contra la inflamación de La Dama de los Jugos*,

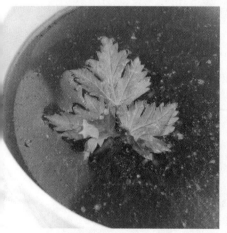

a la que le puede añadir caldo de hueso. La Dra. Kellyann Petrucci ha hecho popular esta dieta. Le añade cantidades y cantidades de caldo de hueso a la dieta paleolítica básica.

Para los días de ayuno de esta dieta usted consumirá solamente caldo de hueso. Para un caldo saludable asegúrese de hacer caldo (o comprar caldo listo para usarse) de los huesos de vacas alimentadas con pasto o de pollos de corral y de huesos ricos en colágeno como el cuello, las patas y el fémur. El ayuno con caldo de hueso es excelente para restablecer su metabolismo, reducir la inflamación, mejorar los niveles de glucosa en sangre y poner a su cuerpo en estado de cetosis, lo que quiere decir que su cuerpo está quemando grasa para obtener energía en lugar de glucosa.

La cocción lenta hace salir el colágeno, los aminoácidos (glicina, glucosamina, arginina, prolina y glutamina) y minerales como calcio y magnesio. El caldo de hueso es considerado un superalimento. Es conocido por mejorar la piel, el cabello y las uñas; por darle a su digestión un impulso; y por sanar las articulaciones que duelen.

¿Por qué es este caldo tan saludable para las articulaciones? El Dr. Josh Axe dice: "Uno de los componentes más valiosos del caldo de hueso es la grenetina, que actúa como un colchón suave entre los huesos y los ayuda a 'deslizarse' sin fricción. La grenetina también nos brinda los elementos básicos que se necesitan para formar y mantener huesos fuertes, ayudando a quitar presión de las articulaciones en envejecimiento y a darle soporte a una densidad mineral ósea saludable".[11] También reporta: "Las investigaciones realizadas por el Departamento de Nutrición y Nutrición Deportiva para el Deporte de la Universidad Penn State descubrieron que cuando los atletas tomaban suplementos de colágeno a lo largo del curso de veinticuatro semanas, la mayoría mostró mejoras significativas en el alivio de sus articulaciones y una reducción en los factores que importaban negativamente el desempeño atlético".[12]

Usted puede combinar el ayuno con caldo de hueso con el ayuno con jugos. Los dos son más poderosos combinados, pero se pueden combinar solamente con un polvo proteínico de caldo de hueso si los está mezclando. Jordan Rubin, quien ha estudiado los beneficios de salud del caldo de hueso dice: "El caldo de hueso contiene nutrientes poderosos y compuestos benéficos para mejorar la digestión y la desintoxicación. Como el caldo de hueso no se puede añadir en forma líquida al jugo de verduras ya que diluiría grandemente el jugo, no ha existido una manera de combinar estos asombrosos superalimentos hasta ahora. Al añadir proteína de caldo de hueso concentrada a un jugo de verduras o de frutas, puede infundirle proteína y colágeno al jugo, lo que puede hacer más lenta la absorción de los azúcares que contiene el jugo y mejorar el jugo con nutrientes que el cuerpo necesita".[13]

Para la receta del caldo de hueso, consulte el capítulo 8.

## Ayunos intermitentes

El ayuno de dos días se ha vuelto bastante popular en los años recientes. Ayunar esporádicamente es parte de la historia de la humanidad, pero probablemente no por decisión propia en siglos pasados. Varios libros superventas han promovido este tipo de ayuno, al igual que algunos actores, incluyendo a Hugh Jackman y Benedict Cumberbatch. El anfitrión del programa de entrevistas Jimmy Kimmel dice que siguió este tipo de dieta de ayuno durante dos años y que lo ha llevado a adelgazar significativamente.[14]

El ayuno intermitente se basa en una ingesta de alrededor de 600 calorías para los hombres y 500 calorías para las mujeres en cada uno de los dos días de ayuno intermitente. Esto equivale a unos tres vasos de 10 onzas [295,7 ml] de jugo de verduras al día o dos comidas bastante bajas en calorías con un mini refrigerio.

Usted puede comer proteína animal con este tipo de ayuno. De hecho, las investigaciones han descubierto que la gente se mantiene llena más tiempo si toman un poco de proteína. Usualmente las calorías de este ayuno se toman en un periodo de ocho horas, dejando dieciséis horas para ayunar. Con base en las investigaciones científicas, este tipo de ayuno se ha descubierto que funciona para muchas cosas incluyendo adelgazar, reiniciar el cerebro, regenerar nuevas células nerviosas en el hipocampo, mejorar al estado de ánimo, reparar los genes, descansar el páncreas llevando a una mejor sensibilidad a la insulina y a la regeneración de células madre en general.[15] En otro estudio, el grupo en el ayuno intermitente experimentó "reducción en la tensión, el enojo, la confusión y las perturbaciones en el estado de ánimo, así como mejora en el vigor".[16] Y los grupos en ayuno intermitente solían bajar más grasa que los grupos de ingesta calórica restringida.

Esta manera de comer es eficaz porque hace pasar a su cuerpo por lo opuesto de lo normal. En un día de ingesta de alimentos normal todo el tiempo usted está comiendo y bebiendo, su cuerpo se queda atorado en modo de almacenamiento de grasa, "solo después de algunas horas de ayunar su cuerpo puede apagar el almacenamiento de grasa y encender los mecanismos de quema de grasa".[17] El ayuno intermitente lo pone en el modo de quema de grasa.

Los dos días de ayuno se pueden hacer consecutivos o en diferentes días de la semana. También puede probar lo que es llamado el ayuno de día alternado (ADF, por sus siglas en inglés), que tiene que ver con ayunar cada tercer día durante dos días y también se ha descubierto que es exitoso:

> Krista Varady, es una profesora asociada de nutrición en la Universidad de Illinois en Chicago, ha estudiado los efectos del ayuno alternado en cientos de adultos obesos. En pruebas de diez semanas de duración, encontró que las personas adelgazaban alrededor de 13 libras [5,9 kg] y experimentaban

reducciones marcadas de colesterol LDL, presión sanguínea, triglicéridos e insulina, la hormona que almacena la grasa.[18]

También la alimentación está restringida a cierto horario, lo que significa que hay que hacer todas sus comidas en una ventana de seis a ocho horas, dejando las dieciséis a dieciocho horas restantes del día para ayunar. En los beneficios de esto, "los estudios de las prácticas de alimentación con tiempo restringido tanto en animales como humanos han sugerido que la práctica puede reducir el riesgo de cáncer y ayudar a la gente a mantener su peso".[19]

## EL AYUNO DE AZÚCAR; UNA OPCIÓN UNIVERSAL

Si, por la razón que sea, no puede llevar a cabo los demás ayunos que se han visto en este capítulo, puede ayunar de azúcar y de los alimentos que se convierten fácilmente en azúcar. Ninguno de nosotros necesita dulces, "lattes" azucarados o productos de harina refinada. Así que este es un ayuno, o una porción del ayuno, que todo hombre, mujer y niño puede hacer.

Muchas personas son adictas al azúcar. Usamos el azúcar como alimento de consuelo, mejora del estado de ánimo, energizante de resultados rápidos y a lo que recurrimos cuando estamos aburridos. Este es el momento de deshacerse de todo el azúcar en sus muchas formas; desde la miel a los alimentos blancos. El único edulcorante permitido es stevia, un edulcorante herbal, o azúcar de coco. Tampoco se permiten nada de edulcorantes artificiales. Además, evite todos los carbohidratos refinados, eso incluye a todos los productos de harina blanca. Lo cual significa nada de bollos, panecillos dulces, galletas, base para pizza, pasta hecha de harina de trigo o tortillas de harina de trigo. También deberá evitar almidón como las papas blancas, pero puede comer camote, papa morada y batata. También debe evitar el alcohol.

De niña era sumamente adicta al azúcar. Comía dulces como helado o tortas con cubierta empalagosa hasta que me los terminaba. ¿Recuerda esa cubierta (glaseasdo) hecha con Crisco y azúcar glas? Solía comerme eso a cucharadas desde el cuenco de batir. ¡Qué cosa! Era adicta emocionalmente así como físicamente. Se ha dicho que algunas adicciones al azúcar son un intento por traer dulzura a la vida de uno. Creo que eso era así conmigo, o, por lo menos, era la razón por la que inició mi adicción al azúcar. Mi madre murió cuando yo tenía seis años. Su muerte fue una pérdida tremenda porque fue una madre maravillosa. Su sobrenombre era Miel; un nombre apropiado para una de las personas más dulces que he conocido. Tristemente nada dulce podía resucitarla, y era una comida de consuelo muy pobre al final.

Con el fin de dejar completamente esa adición, tuve que ayunar completamente de dulces. Tuve que hacer esto para recuperarme. Y he continuado el ayuno de azúcar hasta este momento para *mantenerme* bien. Yo vivo un estilo de vida de ayuno porque es mi camino a la salud plena.

Para más información sobre cómo echar fuera el azúcar y desintoxicarse de los dulces, consulte mi libro *The Juice Lady's Sugar Knock-out* [La Dama de los Jugos le da un nocaut al azúcar]. Posiblemente también quiera unirse a mi grupo de desintoxicación de azúcar (vaya a www.juiceladycherie.com /Juice/30-day-detox para más información).

## Extensión de los ayunos

¿Cuánto tiempo quiere ayunar? Usted tiene muchas opciones para el número de días en los que alterará su dieta y el tipo de ayuno que puede escoger. Podría probar una variedad de ayunos durante el año. Lo que sea que usted escoja, sé que lo beneficiará bastante.

### El ayuno de un día

Si usted nunca ha ayunado antes, el ayuno de un día es el lugar en el que quizá quiera iniciar, especialmente si está probando ayunar con agua o con jugos. Usted puede probar este método: comience a ayunar después de comer el viernes, y termine su ayuno veinticuatro horas más tarde con la cena el sábado.

### El ayuno de dos días

Como dijimos anteriormente, el ayuno de dos días es frecuentemente asociado con el ayuno intermitente. Hay muchas personas que han hecho del ayuno de dos días parte de su estilo de vida. Nuevamente, usted puede ayunar dos días consecutivos o dos días por separado en este tipo de ayuno. Está basado en una ingesta de alrededor de 500 calorías para las mujeres y de 600 calorías para los hombres en cada uno de los dos días de ayuno intermitente (consulte la sección anterior sobre el ayuno intermitente para más información). Por supuesto, usted también puede hacer un ayuno de dos días durante el que no tome en cuenta la cantidad exacta de calorías que consuma. O puede hacer un ayuno de dos días con jugos o un ayuno de jugos con batidos. También puede seguir la dieta vegana.

### El ayuno de tres días

He estado haciendo ayunos con jugos durante más de dos décadas. Ofrecemos ayunos de tres días con jugos de verduras en nuestros retiros de jugos y alimentos crudos. Los retiros de hecho ofrecen un ayuno de cinco días que inicia y termina con alimentos crudos "gourmet". Tres días de ayuno con jugos no es difícil para la mayoría de la gente, especialmente cuando están en un grupo. También ofrezco ayunos con jugos de tres a cinco días para grupos que son parte de la semana de inicio de mi programa de desintoxicación de treinta días.

## El ayuno de cinco días

Como ya mencioné, inicié mi travesía de salud con un ayuno con jugos de cinco días. Si no hubiera hecho ese ayuno, no podría estar aquí ayudándolo. Una y otra vez he visto suceder milagros con los ayunos de cinco días. Yo ofrezco un programa de ayuno con jugos de cinco días una vez al mes que incluye asesoría por Facebook y una teleconferencia para preguntas y respuestas (consulte el "Apéndice de recursos" para más información).

## El ayuno de siete días

¡Ayune una semana completa para una semana de rejuvenecimiento! Con este método usted puede combinar el ayuno con jugos con batidos y comidas veganas crudas o cocidas para parte de la semana. Considérelo unas vacaciones de una semana para su cuerpo y su alma.

## El ayuno de veintiún días

El ayuno de veintiún días es el ayuno por el cual Daniel es conocido. Hoy es llamado el ayuno de Daniel o ayuno vegano. Usted puede hacer que parte de este ayuno o todo el ayuno sea con jugos, pero la mayoría de las personas escogen seguir una dieta principalmente vegana (consulte el capítulo 8 para más sobre el ayuno de Daniel). La dieta o ayuno con caldo de hueso también se puede hacer durante veintiún días.

## El ayuno de treinta días

A lo largo del año ofrezco un programa de desintoxicación de treinta días que es una combinación del ayuno de cinco días con jugos y luego un ayuno con dieta vegana durante el resto del tiempo. Muchas personas han experimentado cambios increíbles en su cuerpo durante este programa de treinta días. Recorremos los órganos de eliminación, comenzando con el ayuno de tres a cinco días con jugos y una limpieza de colon. En la segunda semana nos enfocamos en la limpieza de hígado-vesícula con una limpieza de parásitos. La semana tres incluye una limpieza de riñón-vejiga y desintoxicación de pulmones. En la semana cuatro trabajamos el sistema linfático y piel y sangre (consulte el "Apéndice de recursos" para más información).

## El ayuno de cuarenta días

El ayuno de cuarenta días es el que Jesús realizó cuando se fue al desierto. Muchos grupos de iglesias en todo Estados Unidos y otras partes del mundo hacen un ayuno colectivo de Daniel de cuarenta días en enero, ya que la primera parte del año es un momento excelente para limpiar el cuerpo de los efectos de los excesos durante las fiestas. Este tipo de ayuno es también conocido como el Ayuno Cuaresmal en muchas iglesias litúrgicas y representa los cuarenta días que Jesús ayunó después de que fue bautizado.

## Una nota final

Muchas veces he escuchado a la gente decir que no se sintieron bien durante el ayuno. Algunos asesores de ayuno indican que seguramente usted hizo algo mal si no se está sintiendo excelente. ¡Eso no podría estar más lejos de la verdad! Usted probablemente se está desintoxicando cuando se siente así. Dejar un montón de comida chatarra y alimentos que son más difíciles de digerir como la carne y los lácteos, le permite a su cuerpo a comenzar el maravilloso trabajo de limpieza.

Esta es una oportunidad excelente para deshacerse de lo que podría estarlo enfermando en su vida, y haciéndolo susceptible a enfermedades graves. Así que no se alarme si siente algunos síntomas no deseados. Es mejor un dolor de cabeza, sarpullido o un poco de nausea ahora comparado con el cáncer, la diabetes o algo igual de alarmante más tarde. Le he dedicado a este tema los capítulos 4 y 5.

Pero primero consideremos el agua; el ayuno con agua, así como la importancia de beber agua mientras ayuna.

## Capítulo 3

# EL AGUA Y EL AYUNO

*El agua es la fuerza que impulsa toda la naturaleza.*
—LEONARDO DA VINCI

S I SE ESTÁ preguntando de qué se trata ayunar con agua, es un ayuno dramático que consiste en consumir solo agua. Muchos adherentes a la higiene natural creen que es el único método verdadero de ayuno.

Ayunar con agua es algo que recomiendo para ayunos cortos de uno a tres días. Más allá de eso puede ser desafiante físicamente. La mayoría de la gente no puede permanecer en este tipo de ayuno por periodos extendidos sin efectos físicos adversos. La cantidad máxima de tiempo que recomendaría es de una a dos semanas, pero eso sería ir demasiado lejos para algunas personas, dependiendo de su nivel de toxicidad o fuerza física.

Nunca he llevado a cabo un ayuno con agua por decisión propia. Pero he hecho varios ayunos con agua cuando, debido a una intoxicación con alimentos u otras enfermedades, no he podido comer nada durante varios días. En las secuelas de ese tipo de devastación de mi cuerpo solo quería agua. E incluso entonces sentía ganas de volver a comer después de uno a tres días. En cualquier otra circunstancia no escogería ayunar con agua, y le diría un par de razones porqué.

Hace años hice prácticas profesionales bajo un médico nutricionista, holístico. Estaba trabajando con un paciente que estaba terriblemente fuera de equilibrio y enfermo gracias a un ayuno con agua. Me dijo que le iba a tomar alrededor de dos años recuperar su salud.

Aunque ayunar con agua ha sido eficaz para algunas personas al hacerlo durante periodos cortos, la Dra. Cynthia Foster, una experta en terapias naturales y holísticas dice que un ayuno con solo agua puede ser demasiado fuerte para que lo pueda manejar el cuerpo de algunas personas. "Algunas personas —dice ella—, han reportado no poder recuperar nunca su energía después de un ayuno con agua".[1]

Ayunar con agua puede causar que la desintoxicación suceda demasiado rápido, y durante un ayuno con agua los nutrientes no están siendo repuestos para desarrollar los sistemas que están siendo limpiados. Tampoco se están brindando antioxidantes para atrapar las toxinas para que no dañen a las células. Aunque esta descomposición rápida de toxinas puede ser benéfica al principio, si el ayuno se sostiene demasiado tiempo, el cuerpo comienza a canalizar tejido muscular una vez que se consumen las reservas de energía grasa. Es en ese momento en el que puede suceder el daño.

En su artículo, la Dra. Foster narra la historia de una paciente que se rehusó a tener nada que ver con ayunar. Esta paciente era la hermana de un hombre de veintitantos que había sido saludable cuyo corazón se detuvo de pronto durante un ayuno con agua extendido. El hermano no tenía historial personal o generacional de problemas cardiacos. Su muerte llegó como un completo choque para la familia.[2] Este es un ejemplo de por qué le advierto a la gente en contra de ayunos estrictos con agua por periodos extendidos. Nuestros corazones necesitan minerales para funcionar adecuadamente. Si una persona queda agotada en una manera severa de minerales, puede experimentar un paro cardiaco. Un ayuno extendido con agua también puede llevar a daño en los riñones. A medida que las toxinas se apresuran a salir del cuerpo, los riñones pueden experimentar una sobrecarga tóxica. Los enemas o las hierbas que mueven el colon pueden ayudar a transportar el flujo de toxinas fuera del cuerpo y pueden ayudar a reducir el daño en órganos esenciales, pero esto no elimina la preocupación.

Ayunar con agua ha probado ser benéfico para algunas personas, pero eso no significa que sea bueno para todos. Ciertas dietas restrictivas durante periodos extensos en los que una persona no está consumiendo una variedad de alimentos o jugos saludables puede llevar a problemas de salud. La Dra. Foster dijo que ha visto a los frutarianos, las personas que solo comen alimentos crudos y otros que fueron extremos en sus hábitos alimenticios durante un tiempo extendido, terminar en el hospital a causa de deficiencias de proteínas, infecciones de hongos y otras enfermedades. Aunque tenían buenas intenciones las elecciones dietéticas estrictas dieron como resultado más daño que bien.

## SI USTED DECIDE AYUNAR CON AGUA...

Si usted decide hacer un ayuno solo con agua, planifique consumir entre dos cuartos a un galón [1,89 a 3,78 l] del agua más pura disponible todos los días del ayuno. Aunque no se recomienda el consumo diario de agua destilada debido a su carencia de minerales, es una opción perfecta para un ayuno con agua porque tiene la habilidad natural de capturar toxinas.

Los ayunos con agua son difíciles no solo porque no está ingiriendo calorías, sino por los incómodos síntomas de la desintoxicación. Dependiendo de cuan tóxico esté al inicio de su ayuno, quizá experimente una incomodidad más intensa, especialmente si no ha preparado su cuerpo apropiadamente para el ayuno. Puede ser difícil continuar solo si los síntomas se vuelven demasiado intensos.

Según el Dr. Joel Fuhrman, después de hacer un ayuno de dos días con agua para las mujeres y de tres días para los hombres, el cuerpo entra en un estado llamado *cetosis*.[3] Este es un estado en el que el cuerpo comienza a propulsarse por medio de consumir las células grasas. A causa de que el tiempo en el que uno puede operar en manera segura en cetosis varía de persona a persona, podría ser sabio conducir este tipo de ayuno bajo la supervisión de un profesional de la salud. Este profesional podría ayudarlo a manejar la incomodidad de los síntomas de desintoxicación así como dejarle saber cuándo ha alcanzado un estado de "verdadera hambre" y que necesite terminar el ayuno.

## Considere un ayuno supervisado

Hablemos del aspecto que puede tener un ayuno con agua supervisado. Como ya lo señalé ayunar con agua puede ser peligroso—incluso fatal—, sin la preparación y supervisión adecuadas. No obstante, la gente que quiere aliviar condiciones serias de salud o enfermedades como cáncer, esclerosis múltiple, lupus o fibromialgia podrían considerar un ayuno solo con agua supervisado.

Los individuos que están extremadamente obsesos y que necesitan adelgazar pueden también querer investigar los beneficios de ayunar con agua. Como hay una conexión entre la obesidad y los problemas emocionales, los trastornos alimenticios y la adicción, un profesional de la salud capacitado puede ser un socio excelente para alcanzar el resultado correcto. Los profesionales de la salud son entrenados bien en cómo apoyar conductas que promuevan cambios de estilo de vida saludables de largo plazo y en cómo desalentar conductas que no lo sean.

Entonces, ¿cómo encontrar al profesional de la salud adecuado para supervisar su ayuno con agua? En el sitio web de la Asociación Internacional de Médicos de Higiene (IAHP, por sus siglas en inglés) (www.iahp.net), hay una lista de médicos de cuidado primario que brindan supervisión certificada de ayuno. Usted puede buscarlos por ubicación para encontrar un médico cerca de usted. Otros ofrecen supervisión por medio de sus retiros o clínicas. Aunque tendría que viajar a sus instalaciones o recinto lejos de casa, esto podría resultar en un beneficio adicional, ya que tendría la oportunidad de enfocarse en su ayuno y en sus metas de salud sin las distracciones de su vida diaria (también puede venir a mis retiros, por supuesto; aunque no hacemos ayunos con agua; yo les recomiendo a mis clientes el ayuno con jugos, que consiste en consumir jugos frescos que están atestados de nutrientes).

Otra opción para los que no pueden o prefieren no viajar son las consultas telefónicas. Algunos médicos de la IAHP le ofrecen a sus clientes guía y supervisión remota. No obstante, solamente pueden extender este servicio si usted se encuentra en buena salud y no tiene problemas de salud que pudieran requerir que consulte a un médico frecuentemente durante un ayuno.

Finalmente, puede hablar con su propio médico de cabecera para ver si él o ella están disponibles para monitorear su salud durante su ayuno con agua. Solo tenga en mente que no todos los médicos están familiarizados con las cosas únicas que pueden suceder en el cuerpo durante un ayuno. También puede buscar un naturópata, un médico holístico u otro profesional de la medicina alternativa o natural.

## ¿Puede supervisarse a sí mismo?

Muchas personas saludables han terminado con éxito ayunos solo con agua por sí mismos. Usted conoce su cuerpo mejor que nadie, y si está en buena salud, tiene un plan sólido y ha preparado su cuerpo adecuadamente para una rápida desintoxicación con otros tipos de ayunos como ayunar con jugos primero, entonces podría supervisarse a sí mismo en su ayuno con agua.

Estos son algunos consejos para autosupervisarse en un ayuno con agua:

+ **Comience en pequeño.** Si usted nunca ha ayunado con agua antes, comience con un ayuno regular breve de un día (que no sea de solo agua) como los que he descrito previamente. O intente el ayuno intermitente (consulte el capítulo 2 para más información) o ayune una comida al día. No muerda más de lo que puede masticar, como intentar un ayuno de diez días. En lugar de ello vaya lento.

+ **Pruebe la limpieza.** Si usted tiene hábitos alimenticios pobres, haga una dieta de limpieza durante una o dos semanas antes— quizá incluso durante un mes o más—antes de intentar un ayuno con agua. Le recomiendo que se una a mi Desafío de desintoxicación de treinta días.

+ **Elévelo un nivel más arriba.** Una vez que su cuerpo haya sido nutrido apropiadamente y limpiado y tiene cierta experiencia con la desintoxicación y sus síntomas, podría intentar un ayuno con agua ocasional de un día.

+ **Descanse abundantemente.** Su cuerpo está trabajando duro para limpiarse, purificarse y sanarse durante un ayuno con agua, y va a necesitar montones de descanso. También recuerde que durante un ayuno con agua no está consumiendo calorías y que su energía puede estar baja. Tome una siesta cuando lo necesite. Ponga atención. Escuche a su cuerpo y esté listo para darle el reposo que necesita.

+ **Investigue.** Aprenda por sí mismo los pros y los contras de ayunar con agua en intervalos durante diferentes extensiones de tiempo.

+ **Sobre todo, escuche a su cuerpo.** Esté listo para responder a cualquiera de las necesidades de su cuerpo durante su ayuno.

## Consideraciones adicionales

Con los ayunos con solo agua tenderá a adelgazar rápidamente porque estará perdiendo peso en agua al principio. Al terminar el ayuno, recuperara un poco del peso tan rápido como se fue. La mayoría de la gente reporta perder un promedio de una libra [453 g] todos los días de su ayuno.[4] Este tipo de pérdida de peso suele acompañar a ayunos más prolongados. Tenga en mente que los ayunos solo con agua de largo plazo podrían necesitar ser monitoreados más cuidadosamente para evitar complicaciones fisiológicas.

Como afirmé antes, escuche a su cuerpo y dele el descanso que necesita durante este tipo de ayuno. Descubrirá que necesita desacelerar sus actividades normales, evitar conducir o mantenerse lejos de situaciones emocionales o frustrantes. Esta necesidad de reposo puede variar de persona a persona, con frecuencia dependiendo del peso corporal de uno; los individuos con sobrepeso podrían sentirse con más energía y los individuos más delgados se sentirán más cansados porque el cuerpo está trabajando para ahorrar energía. Incluso podría encontrar que el ejercicio ligero como caminar o estirarse es demasiado para usted. La clave nuevamente es escuchar a su cuerpo.

Para añadir otra capa de beneficios de desintoxicación a su ayuno con agua, considere añadir cepillar la piel seca a su rutina así como ejercicios de respiración profunda. Estas dos prácticas incrementarán la capacidad de su cuerpo de liberar toxinas por medio de la piel y las vías respiratorias. También querrá asegurarse de que su intestino se mueva todos los días. Añádale polvo de psyllium a su agua; usualmente entre una y dos cucharadas en ocho onzas [236,6 ml] de agua (siempre siga las instrucciones de los productos que compre). Actuará como un laxante natural para ayudar a las toxinas a salir de su cuerpo.

A medida que se acerque al final de su ayuno, es importante trabajar en regresar a comer alimento sólido con mucho cuidado. Comience bebiendo jugos de verduras frescos y lentamente coma frutas jugosas como la sandía; en pedazos pequeños al principio. Puede añadir un batido verde para cenar. Comenzar de inmediato a comer carne o hamburguesas ha tenido resultados fatales para algunas personas. Estar bajo supervisión podría ser útil para romper adecuadamente un ayuno con solo agua, especialmente si el ayuno con agua es más largo que unos pocos días.

Vea las preguntas frecuentes del capítulo 6 para una lista de alimentos que pude comer al terminar un ayuno y el orden en que debería reintroducirlos a su dieta diaria.

## JU CUERPO NECEJITA AGUA

Tomar mucha agua es importante en todo momento. Pero cuando ayuna ¡es imperativo! El cuerpo adulto promedio contiene entre 60 y 65% de agua y el cerebro está formado por un 75% de agua. Si falla en hidratar bien su cuerpo, puede generar un daño al ayunar porque no estará sacando las toxinas que son liberadas de las células grasas. ¡Beba! Eso también le dará energía.

### Queme la grasa y saque las toxinas

Su cuerpo no funcionará adecuadamente sin un suministro adecuado de agua para llevar sus procesos diarios. De hecho, su cuerpo necesita agua pura más de lo que necesita alimento diario, ya que puede estar más tiempo sin alimento de lo que puede durar sin agua.

El agua también desempeña un papel significativo cuando se trata de lograr y mantener un peso saludable. Beber la cantidad correcta de agua incrementa el ritmo en el que su hígado metaboliza la grasa. Y lo que muchas personas no entienden es que beber una cantidad adecuada de agua todos los días reduce la retención de agua. Cuando no bebe suficiente agua, su cuerpo se aferra a esa agua.

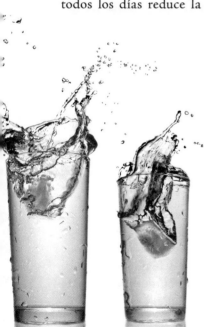

Siendo defensora del jugo fresco, señalaré que aunque el jugo contiene abundante agua, y es una de las bebidas más deseables para la salud y la pérdida de peso, es un alimento y como tal no toma el lugar del agua. Así que, además del jugo recién hecho, también necesita beber por lo menos ocho vasos de agua al día.

¿Sabe que muchas veces cuando se siente hambriento, su cerebro de hecho le está enviando la señal de que su cuerpo necesita agua? Con frecuencia comemos cuando en su lugar deberíamos estar bebiendo agua. Así que intente esto la próxima vez que sienta hambre:

beba un vaso de agua y espere quince minutos. Existe la probabilidad de que sus sentimientos de hambre se hayan ido.

En su libro *Los muchos clamores de su cuerpo por el agua*, el Dr. F. Batmanghelidj dice que la gente con sobrepeso con frecuencia "no saben cuando tienen sed; tampoco conocen la diferencia entre 'fluidos' y 'agua'".[5] Continúa compartiendo las historias de varias personas que bajaron más de treinta libras [13,61 kg] solo por cambiar su bebida favorita por agua.

Adicionalmente, cuando usted bebe un vaso de agua entre veinte y treinta minutos antes de una comida, es probable que coma menos. En sus investigaciones la Dra. Brenda Davy, profesora asociada de nutrición humana, alimentos y ejercicio de Virginia Tech, informó que "la gente que bebió dos vasos de agua entre veinte y treinta minutos antes de cada comida adelgazó más al inicio y bajó significativamente más peso en el largo plazo que los que no lo hicieron". También descubrió que "las personas que bebieron agua antes de las comidas comieron un promedio de 75 calorías menos en esa comida".[6]

Esas 75 calorías son significativas cuando uno las suma todas. ¡Si usted sigue un estándar de tres comidas al día y 3500 calorías equivalen a una libra [453 g], podría bajar unas veinte libras [9 kg] en un año solo por beber más agua!

## Le da un impulso a su metabolismo

Aunque usted quizá esté al tanto de lo importante que es un metabolismo alto, es bueno entender a plenitud lo que hace y como se puede desacelerar, llevándolo a subir de peso. El metabolismo es el proceso por el cual su cuerpo utiliza el alimento y el agua para generar energía para sostener su vida. Si su cuerpo no es veloz para usar lo que le da, el combustible sin usar puede empezar a quedarse por allí y a convertirse en grasa. Incrementar el uso de su cuerpo de los alimentos y el agua que le da puede evitar la formación de grasa, y también puede ayudarlo a bajar de peso.

El hígado es un órgano del cuerpo que realiza muchas funciones, incluyendo el metabolismo de la grasa. Cuando los riñones están sobretrabajados, lo que llega a suceder cuando no tienen suficiente agua para hacer su trabajo, el hígado hace un poco de su trabajo por ellos. Cuando esto sucede, la productividad del hígado es disminuida, lo cual incrementa el metabolismo de grasas. Cuando usted bebe la cantidad correcta de agua todos los días, los riñones pueden hacer su trabajo, lo cual permite que el hígado se enfoque en sus funciones principales.

Los estudios muestran que beber 500 ml [16,91 oz.] de agua puede ayudar a incrementar el metabolismo ¡casi 30%![7] En una manera similar, la deshidratación de solo un por ciento puede provocar una caída en su metabolismo.[8] ¡Así que, beba agua a lo largo del día y beba para tener un cuerpo saludable y lleno de vida!

## Cómo es que el agua lo ayuda a ayunar

- Suprime el apetito
- Mejora la digestión
- Energiza el cuerpo
- Ayuda a prevenir la retención de agua y la distensión abdominal
- Reduce el colesterol
- Ayuda a tonificar los músculos
- Se lleva las toxinas del cuerpo
- Detiene la confusión "hambre contra sed"

## Llénese de energía

Uno de los mayores secretos del agua radica en los lazos de energía que se forman entre sus átomos de hidrógeno y oxígeno. La longitud relativamente débil del lazo de las moléculas de $H_2O$, por ejemplo, afecta las fuerzas electrostáticas a su alrededor en una manera que cambia la energía de los electrones en su ARN. El ARN, la molécula de transporte, transmite información del ADN a sus células, controlando sus reacciones químicas.[9]

Esto significa una cosa para usted: ¡energía! Y cuando usted ayuna, necesita toda la energía que pueda obtener.

Cada una de sus células produce un combustible para energía en la mitocondria conocido como ATP, y el agua es una parte de esa producción de energía. Sin combustible para la energía lo único que le apetece es ser una persona totalmente pasiva todo el día. Cuando sus células están al máximo, a usted le apetece hacer cosas, ejercitarse, escoger las escaleras en lugar del elevador y tomar unos pasos adicionales para llegar al coche que ha estacionado a una distancia mayor con el propósito de hacer ejercicio.

## EL CASO DEL AGUA PURIFICADA

El agua tiene una historia asombrosa que la ciencia apenas está comenzando a descubrir. No obstante, nuestra falta de conocimiento nos ha llevado a dar el agua por sentado. Abusamos de ella, la contaminamos y nos olvidamos de lo vital que es para nuestra salud. Cuando cavamos a través de la tierra buscando petróleo y gas natural utilizando un proceso llamado "fracking" [fractura hidráulica], inyectamos miles de galones de químicos tóxicos a la tierra, lo cual contamina nuestro suministro de agua. A medida que aprendemos más acerca de los misterios escondidos de este precioso elemento que los físicos cuánticos apenas están comenzando a desentrañar, sería sabio para nosotros pensar dos veces sobre cómo usamos nuestros recursos naturales limitados.

En la mayoría de las áreas de nuestro país, el agua corriente (y el agua embotellada que se origina del agua corriente) está cargada de fluoruro y otros químicos. Aunque quizá haya escuchado que el fluoruro es vital para su salud dental, lo opuesto es verdad. En un pequeño pueblo en India donde la erosión de las rocas y la actividad volcánica incrementa la cantidad de fluoruro en el agua potable, un grupo de investigadores estudió los recurrentes problemas de salud de las personas que viven en el pueblo y beben el agua. Lo que descubrieron es que el fluoruro es cualquier cosa excepto un combatiente contra la caries.[10] Es una toxina que lleva a tener caries, una inmunidad debilitada, trastornos en la tiroides debido al desplazamiento del yodo y a un envejecimiento acelerado debido al daño celular. Y el fluoruro es solo uno de las muchas sustancias químicas que se le añaden a nuestra agua todos los días.

Por todas estas razones recomiendo que compre un buen purificador de agua; a menos que tenga un pozo de agua pura que haya sido analizado que esté libre de contaminantes. Le recomiendo ya sea un filtro cerámico o un destilador. Sin importar la máquina que utilice, asegúrese de comprar uno que remueva la mayor parte del fluoruro; y no muchos de ellos lo hacen porque es difícil deshacerse de él. Aunque no recomiendo tomar agua destilada regularmente, lo ayuda a desintoxicarse al estar ayunando.

## ¿Cuánta agua debería beber?

Quizá usted sea el tipo de persona que se espera hasta que su boca está seca para beber un poco de agua. Si es así, ¡ha esperado demasiado tiempo! Para el momento en que se siente sediento, ya está bastante deshidratado. No se espere hasta que su boca se sienta como una bola de algodón; beba agua a lo largo del día. ¿Cuánta agua? Veamos.

Para determinar la cantidad de agua que una persona necesita, algunos expertos llegaron a una ecuación sencilla: su peso en libras dividido entre dos equivale a la cantidad de onzas que debe beber de agua cada día. Si usted pesa 200 libras [90,72 kg] o más, usted debe beber alrededor de 100 onzas [3 l], o un poco menos de un galón de agua al día.

Si usted descubre que la cantidad de onzas que necesita beber es mucho más de lo que está bebiendo actualmente, comience con tomar ocho vasos de agua al día y vaya incrementando hasta llegar a la cantidad de onzas necesarias para su peso. Después de una semanas usted debería estar acostumbrado a beber la cantidad de agua que necesita.

## SABOR AL REJCATE

Mucha gente no bebe agua porque no les gusta su sabor (si usted consigue un purificador de agua, quizá le comience a gustar).

En lugar de no beber agua, sea creativo. Trate de añadirle sabor natural a su agua. El agua con limón, el agua con limón y jengibre, el agua con pepino, el agua con menta o el agua con arándano rojo (con un chorrito de jugo de arándano sin edulcorar) todas son maneras refrescantes y saludables de hacer que el agua sea más agradable a sus papilas gustativas. Quizá haya probado agua así en su spa favorito. Bueno, puede hacerla usted mismo en casa. Además, obtendrá un beneficio adicional: el limón, el arándano y el pepino son diuréticos naturales, lo cual significa que lo ayudarán a expulsar los residuos y toxinas no deseados del cuerpo y eliminar el peso en agua. Beba varios vasos de agua con limón, arándano o pepino cuando comience su ayuno, porque su cuerpo siempre elimina el agua antes que la grasa. Esto lo ayudará a sentirse con más energía a medida que se deshace de las toxinas.

No obstante, tenga en mente que cuando al agua se le añade sabor—incluso de manera natural—pierde algunas de sus propiedades limpiadoras que son absolutamente claves para adelgazar y la salud. El agua es un vehículo de información, y tan pronto tiene algo en ella, comunica otro mensaje. En ese momento es recibida en el cuerpo como alimento. Así que, aunque no le guste el agua sola, haga su mejor esfuerzo por beber varios vasos de agua pura cada día.

Usted también puede comenzar su día con una taza de agua caliente con limón y una pizca de pimienta de cayena. Esto ayuda a despertar a su hígado en la mañana, lo cual es importante para metabolizar la grasa y ayudar a su hígado a sacar las toxinas.

Hay un par de recetas creativas de agua para realzar el sabor del agua y generar beneficios adicionales de salud para su cuerpo:

### Agua con energía

  1 puñado de menta fresca
  ½ pepino en rebanadas
  1 cucharada de jengibre recién rallado
  1 limón en rebanadas

Coloque todos los ingredientes en una jarra y llénela hasta el borde con agua pura. Métala a la nevera. En unas horas usted tendrá "Agua con energía", una alternativa deliciosa a las aguas con sabor compradas en las tiendas.

### Agua de sol

¿Alguna vez ha hecho té de sol? La idea del agua de sol es casi la misma, pero sin el té. Llene un recipiente de vidrio con agua purificada, y colóquelo afuera durante el día. Al final del día usted tendrá agua infundida con vitamina D.[11]

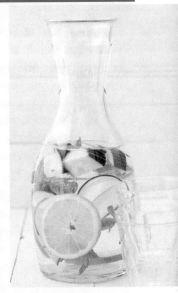

## OTRAS BEBIDAS QUE PUEDE BEBER AL AYUNAR

El té verde, las infusiones de hierbas y el agua de coco son otras bebidas limpiadoras que puede beber durante un ayuno. Estas bebidas no se incluyen en el ayuno con agua, pero para todos los demás ayunos son adiciones excelentes.

### Té verde

Rico en antioxidantes, catequinas fitonutrientes y otros polifenoles, el té verde lo ayuda a protegerlo en contra de la inflamación, el cáncer y otros padecimientos. Es especialmente útil para ayudarlo a perder el peso no deseado por medio de actuar termogénicamente para acelerar su metabolismo. La termogénesis es el proceso por el cual se produce calor en el cuerpo. Mucha de la acción termogénica del té verde es debido al galato de epigalocatequina (EGCG), potente polifenol. Al parecer el EGCG incrementa la eficacia de los suplementos para bajar de peso, como el 5-HTP y la tirosina.

Como puede ver, el té verde es una bebida excelente para hacerla parte de su plan diario de alimentación. Para experimentar los beneficios que se mencionan arriba, beba por lo menos una taza de té verde orgánico hecho con agua purificada todos los días. Con casi un tercio de la cafeína que se encuentra en una taza de café, es una buena opción, pero tenga cuidado porque el té verde puede irritarlo si usted es sensible a la cafeína o tiene un funcionamiento suprarrenal bajo. El té blanco tiene menos cafeína y podría tolerarlo mejor. De hecho, el té blanco tiene los mismos tipos de antioxidantes que el té verde, pero en una cantidad más alta.

### Infusiones herbales

Muchas recetas de infusiones herbales probadas por el tiempo han sido pasadas de generación en generación en los pueblos chinos y japoneses, y en muchas otras culturas alrededor del mundo durante siglos. Las infusiones de diente de león y ortiga son sumamente desintoxicantes. La infusión de jengibre es antiinflamatoria y tiene muchos otros beneficios medicinales. Si su meta es adelgazar, busque infusiones de hierbas que lo ayuden a bajar de peso en su tienda local de alimentos saludables. También puede disfrutar la infusión de hibisco helada. Es una de mis favoritas y actúa como anti-inflamatorio (me gusta el hibisco orgánico de Traditional Medicinals, que también contiene hoja de zarzamora y citronela).

Cuando escoja infusiones de hierbas, té verde o blanco, busque los que sean cultivados orgánicamente. También, las bolsitas de té o infusiones no blanqueadas son mejores que las blanqueadas.

## Agua de coco

Finalmente, siendo una de las fuentes naturales más altas de electrolitos conocidos por el hombre, el agua de coco es una bebida excelente cuando uno ha estado transpirando profusamente en un sauna o después de una sesión de ejercicio completa. Es bueno para reponer los electrolitos per-didos. En algunas áreas remotas del mundo el jugo de coco es incluso ad-ministrado vía intravenosa en corto plazo en situaciones de hidratación de emergencia.[12] No obstante, esté al tanto de que el agua de coco contiene carbohidratos, así que limite su consumo a no más de una porción al día si está vigilando su peso o si tiene problemas con los carbohidratos.

## DÍGALE QUE NO A ESTAS BEBIDAS MIENTRAS ESTÉ AYUNANDO

Mientras esté ayunando, es imperativo que monitoree con cuidado lo que entra en su cuerpo. Si en su rutina diaria bebe café o té en la mañana, una malteada o un refresco como reemplazo del almuerzo y un vaso de vino al final del día, necesitará hacer algunos ajustes durante este tiempo. Todas estas bebidas afectan la capacidad de su cuerpo para desintoxicarse y man-tener la salud.

Tomemos una mirada más de cerca, comenzando con el café y el té.

## Café y té negro

Dos de las bebidas calientes favoritas de los Estados Unidos, el café y el té negro, son bastante ácidas y bastante deshidratantes; y ¿recuerda lo que dije antes acerca de cómo la deshidratación interfiere con la capacidad de bajar de peso? Por cada taza de café o té negro que beba, necesita tomar entre dos y tres vasos de agua pura para neutralizar el ácido que estas be-bidas generan en su cuerpo. Los altos niveles de ácido hacen que su cuerpo se aferre a la grasa y que no la deje ir solo para proteger sus órganos vitales. Su cuerpo incluso generará más células grasas si no tiene suficientes células de almacenamiento para los ácidos. Los ácidos afectan sus articulaciones y pueden contribuir a que experimente dolor.

Aunque la meta máxima de salud sería omitir el café y el té negro por completo, comience por limitar su ingesta a solo una taza de una de las dos bebidas al día. Esto lo va a ayudar a reducir la acidez de su cuerpo. También puede cortarlo por medio de beber mucha agua hasta que logre dejarlo. No obstante, le recomiendo bastante que intercambie el café o el té negro por té verde, que tiene un tercio menor de la cafeína del café y es más alcalino.

## Refrescos

Los refrescos son otro tipo de bebida que recomiendo que la gente evite a toda costa. Si padece alguna forma de reumatismo, artritis, fibromialgia, problemas de peso, celulitis, rigidez, dolores y dolencias, o cualquier enfermedad—y si usted simplemente quiere permanecer saludable—entonces no se puede dar el lujo de beber refrescos. No solamente son muy ácidos, sino que también están cargados de toxinas. Mientras siga bebiendo cualquier tipo de refresco, se le dificultará mucho bajar de peso y lograr una buena salud. De hecho, seguirá engordando.

Los refrescos también están cargados de fósforo, lo cual lixivia el calcio de los huesos. Usted podría terminar con una osteoporosis severa y lisiado de por vida.

Los publicistas algunas veces al parecer alientan un estilo de vida más saludable por medio de recomendar que los consumidores sustituyan el refresco que tiene azúcar con las versiones bajas en calorías. No obstante, lo que afirman en sus anuncios es falso. Se ha probado que el refresco de dieta incluso engorda más que el refresco regular. En 2013, el *American Journal of Clinical Nutrition* [Revista médica de nutrición clínica estadounidense] publicó un estudio de catorce años de más de 65,000 mujeres que bebían refresco regularmente.[13] Los resultados fueron sorprendentes.

El estudio reveló que los refrescos de dieta de hecho "elevaban el riesgo de diabetes más que los refrescos edulcorados con azúcar" sin importar el peso corporal de la mujeres (tendemos a relacionar la diabetes directamente con la obesidad, pero este no es ni remotamente el caso cuando se trata de consumir refrescos de dieta). Un mayor análisis reveló que "las mujeres que bebieron un refresco de dieta de doce onzas [355 ml] tenían un incremento de riesgo de padecer diabetes tipo 2 de 33%", y las mujeres que bebieron un refresco de veinte onzas [591,5 ml] duplicaban ese riesgo. Y a causa de la naturaleza adictiva de los edulcorantes artificiales en los refrescos bajos en calorías, las mujeres que bebían refrescos de dieta bebían el doble de refresco que las que bebían refresco edulcorado con azúcar.[14]

A la luz de estadísticas perturbadoras como estas, le recomiendo bastante que reemplace cualquier tipo de refresco en su dieta con agua, agua con limón o agua con arándano. Usted puede elaborar sus propias bebidas burbujeantes con agua carbonatada y un chorrito de su jugo de frutas favorito. Sus buenas decisiones en esta pequeña área lo recompensarán con grandes resultados que beneficiarán su salud.

A medida que comience a eliminar los refrescos de su dieta, es posible que enfrente síntomas de abstinencia. Esto es simplemente porque su cuerpo se ha vuelto adicto al azúcar; pero eso no significa que su cuerpo la necesite. Sino justo lo opuesto. Los síntomas de desintoxicación son inofensivos y se irán rápidamente. Siga adelante, y verá volver su salud llena de vida.

Para más información sobre cómo romper el vicio del azúcar, lea mi libro *The Juice Lady's Sugar Knock-out* [La Dama de los Jugos le da un nocaut al azúcar].

## Agua vitaminada

Entre las mayores estafas que los fabricantes de refrescos han ideado está el agua vitaminada, otras bebidas que usted debe evitar. Los comercializadores de estas bebidas, supuestamente saludables, se están aprovechando del interés del público en la salud por medio de añadir la palabra *vitamina* a su nombre. Quieren hacerlo creer que en alguna manera esta bebida se equipara a los nutrientes de los alimentos. Pero ni siquiera se acerca. Y lo que es peor es que está llena de toxinas añadidas. Lea la etiqueta, y encontrará aditivos que dañan la salud como el jarabe de maíz de alta fructosa, una de las causas principales de la obesidad, el síndrome metabólico y la diabetes. También encontrará una lista de colorantes alimenticios que pueden arruinar su salud. Hágase un favor y solo elija agua pura o agua con sabor hecha en casa.

## Bebidas deportivas

Las bebidas deportivas y con electrolitos contienen aceite vegetal bromada. El bromo es un halógeno que interfiere con la absorción de iodo y desata el desastre en la tiroides. Estas bebidas también son bastante ácidas.

Muchas bebidas deportivas contienen tanto como dos tercios del azúcar de los refrescos. Suelen contener jarabe de maíz de alta fructosa (que cicatriza el hígado), sabores artificiales y colorantes de alimentos. Ninguno de estos ingredientes contribuyen con una buen salud. La mayoría de estas bebidas también contienen altas cantidades de sodio (sal procesada). Y si dicen "sin azúcar", eso significa que contienen edulcorantes artificiales que son incluso peores que el jarabe de maíz de alta fructosa.

## Bebidas para reemplazar los alimentos

Populares en el mercado tradicional para bajar de peso, las bebidas que reemplazan los alimentos están elaboradas principalmente de azúcar y agua. Otros ingredientes para algunas de las marcas más visibles incluyen jarabe de maíz, maltodextrina (azúcar) y están fortificadas con vitaminas y minerales. Siempre lea las etiquetas con cuidado antes de escoger bebidas de reemplazo de alimentos. Es mucho mejor hacer su propia bebida de reemplazo de alimentos con proteína en polvo y una leche vegetal con un poco de fruta mezclada. Escoja cualquiera de mis recetas de batidos para un delicioso licuado de reemplazo de alimentos.

## Alcohol

Hay muchas razones para evitar el vino, la cerveza y el licor, pero le apuesto a que no ha escuchado esta: el alcohol suprimirá la secreción de la hormona vasopresina (también conocida como AVP) de la glándula pituitaria.[15]

El uso habitual del alcohol (y de la cafeína) producirá una deshidratación severa y puede llevar a la inflamación, lo cual puede causar condiciones como la artritis, las cardiopatía y el cáncer. Si ocasionalmente se da el gusto, beba dos vasos de agua después de tomar una bebida alcohólica. Pero mientras esté ayunando, el alcohol está completamente fuera de la lista, sin importar el ayuno que escoja.

Para este momento usted ya conoce la importancia de la hidratación para tener energía. Pregúntese a sí mismo mientras esté ayunando si realmente puede darse el lujo de ese vino o cerveza que se ha acostumbrado beber en las noches. Dejarlo, bien vale la pena.

## Revive y restaura

Una de las maneras más rápidas de revivir su cuerpo y renovar su energía es beber abundante agua. Para llevar la cuenta de cuánto necesita beber, mida el agua que ha bebido durante el día. Si está ayunando con agua, este es el elemento clave de su día.

Al parecer hemos hablado de muchas cosas que sí hacer y de las que no con respecto al agua y otras bebidas, pero a medida que incorpore estos consejos a su ayuno periódico y sus rutinas de desintoxicación, encontrará que la salud y la energía que experimentará lo llevará a no extrañar las sustancias dañinas que usted pensó no poder vivir sin ellas. Los ayunos con solo líquidos le brindan una de las mejores maneras de romper malos hábitos alimenticios y encontrar su camino hacia una salud duradera en cuerpo, mente y espíritu.

## Capítulo 4

# NECEƧITA DEƧINTOXICARƧE

Es solamente cuando estamos vacíos que
podemos comenzar a pensar de nuevo.
—PETER SEEWALD

MIENTRAS SE ENCUENTRA en su travesía de ayuno, ¿por qué no limpiar su cuerpo? Este es el momento perfecto para pensar en desintoxicarse. Después de todo, está comiendo menos; probablemente muy poco. Pero incluso si está haciendo el ayuno de Daniel, que permite más comida, este es el momento excelente para desintoxicarse. Las toxinas comenzarán a salir de sus escondrijos a medida que coma menos y evite las proteínas animales, el café, el alcohol, el azúcar y la comida chatarra. Ahora es el momento de deshacerse de los chicos malos tóxicos con estilo.

Piense en su cuerpo como si fuera un coche. ¿Qué pasa si nunca le cambia el aceite o los filtros? Usted recibe un solo cuerpo para llevarlo por la vida. Puede recibir un nuevo motor, pero no un cuerpo nuevo. Para mantener su cuerpo zumbando como un vehículo con buen mantenimiento, necesita limpiar su colon, hígado, vesícula, riñones, pulmones, sistema linfático, piel y sangre periodicamente. Estos son sus sistemas de filtros y los órganos de eliminación.

El mundo fuera de nuestro cuerpo está altamente contaminado, y cuando hacemos malas elecciones de alimentos, además de estar expuestos a un ambiente tóxico, afectamos la capacidad del cuerpo para desempeñar sus procesos normales de desintoxicación y eliminación. Nuestro cuerpo se abruma con los niveles de toxicidad que lo bombardean desde el exterior, así como desde el interior. A medida que se esfuerzan por protegernos de las sustancias tóxicas, elementos como la mucosidad, las toxinas y la congestión se quedan atrapados en nuestras células grasas y los espacios entre tejidos. El cuerpo reacciona como si estuviera en una batalla de vida o muerte y se aferra a esas células grasas para salvarnos. Esto significa que de hecho no podríamos ser capaces de bajar el peso que tenemos de más, encontrar sanidad y lograr una salud llena de vida si no limpiamos primero nuestro cuerpo.

Muchos expertos en salud creen que la persona promedio tiene entre cinco y veinte libras [2,3 a 9 kg] de toxinas acumuladas en su cuerpo. ¿Se imagina? ¡Esas son entre cinco y veinte libras que se sentiría realmente excelente perder! Como mencioné antes, los investigadores encontraron más de doscientas sustancias químicas en la sangre de los bebés recién nacidos. Una preocupación particular para los investigadores fue encontrar "contaminantes, incluyendo el aditivo controversial de plásticos bisfenol A, o BPA, que imita al estrógeno, y que ha sido demostrado que produce problemas de desarrollo y crecimientos precancerosos en los animales".[1]

Cuando las sustancias tóxicas se acumulan en el cuerpo, pueden ocurrir enfermedades como el cáncer. Estas sustancias entran a nuestro cuerpo y debilitan nuestros sistemas y los órganos que manejan la eliminación. Como mencioné antes, esta sobrecarga tóxica lleva a un metabolismo lento y dificulta bajar de peso. Aunque pueda encontrar maneras de terminar con éxito un programa estricto de dieta de moda, bajando un poco de peso, los niveles de toxicidad en su cuerpo provocarán que el peso regrese.

## Un caldoso desastre tóxico

Las sustancias químicas, los pesticidas, los residuos de medicamentos, metales pesados y los aditivos a los alimentos están entre algunas de las muchas toxinas que encontramos regularmente. Estamos en un lugar en el que es casi imposible pasar estos días sin que se le presente algún tipo de toxina. Nuestro ambiente y las elecciones poco saludables de alimentos nos golpean con un doble puñetazo tóxico. Internamente nuestro cuerpo está en guerra con la endotoxinas (toxinas que existen dentro del cuerpo), levaduras, hongos y parásitos que se acumulan en nuestro cuerpo como el lodo dentro de tuberías viejas. Si no limpiamos el interior de nuestro cuerpo regularmente por medio de la desintoxicación y el ayuno, las endotoxinas se acumulan en nuestro hígado, nuestros riñones y en nuestros intestino delgado y grueso, como residuos taponados. Incluso se acumulan en la mucosidad que recubre nuestros pulmones y senos paranasales. Cuando estas toxinas atraviesan el tejido cerebral pueden contribuir con cosas como agotamiento mental, exabruptos emocionales y otros problemas neurológicos y psicológicos. También pueden llevar a problemas serios como la demencia y la enfermedad de Alzheimer. Ni siquiera su piel y sus huesos se pueden escapar de los efectos de la sobrecarga tóxica.

Si consideramos que cada órgano del cuerpo está cargado con este caldo tóxico, no es de extrañar por qué nuestro sistema inmune está afectado y nos encontramos enfermos, débiles, con dolor, incapaces de combatir infecciones y luciendo más viejos de lo que somos. Esta es la razón por la que debemos ayunar periódicamente y limpiarnos con seriedad, y convertirlo en una parte de nuestro estilo de vida saludable.

Desde la Segunda Guerra Mundial se han inventado más de ocho mil sustancias químicas, y muchas de ellas se han dispersado ampliamente en nuestro ambiente. Según los investigadores: "Más de cuatro millardos de libras [1,8 millardos de kilogramos] de sustancias tóxicas al año son liberadas al ambiente por la industria de nuestra nación, incluyendo 72 millones de libras [32,66 millones de kilogramos] de carcinógenos reconocidos. De las veinte sustancias químicas principales descargadas al ambiente, casi 75% son conocidas por ser tóxicas para el desarrollo del cerebro humano o se sospecha que lo son".[2] ¿Es alguna maravilla que recomiende desintoxicar regularmente el cuerpo de cabeza a los pies?

## Mamá, ten cuidado

Un estudio realizado por la Universidad de California en San Francisco determinó que casi cada mujer embarazada en los Estados Unidos tiene varios tipos de sustancias químicas ambientales tóxicas en su cuerpo; incluso algunas que han estado prohibidas durante años.[3] Aunque estos datos no son del todo sorprendentes debido a nuestro acceso a la información acerca de las sustancias dañinas en nuestro ambiente, confirma que las mujeres embarazadas en particular, o las mujeres que se quieren embarazar, deberían tener en mente la carga tóxica que llevan. Si pueden realizarse una desintoxicación total de su cuerpo antes de concebir, la limpieza podría ayudarlas a reducir el riesgo de que su bebé sufran defectos congénitos y otros problemas de salud relacionados con los altos niveles de toxicidad de su cuerpo [el de las madres].

## Las toxinas juegan a las escondidas: ahora puede verlas

¿Cómo nos deshacemos de estas sustancias dañinas que ni siquiera podemos ver? Desintoxicándose. Esa es la única manera. Así que esta es la pregunta para usted: ¿si no es ahora, entonces cuándo?

Entre más tiempo pase sin desintoxicar su cuerpo, más se acumulan los residuos tóxicos, provocando que sus órganos y sistemas de eliminación se retrasen con su trabajo. La acumulación comienza en los intestinos, con moco y putrefacción pegadas a las paredes del tracto digestivo. Esto evita que los nutrientes sean absorbidos apropiadamente, y los venenos son encaminados de vuelta al torrente sanguíneo.

Cuando el hígado está abrumado y congestionado, la sangre no es purificada bien, y las toxinas se quedan en el torrente sanguíneo. Se pueden formar piedras en la vesícula e incluso en el hígado. En los riñones, el sistema de filtrado del cuerpo, los residuos que suelen eliminarse por medio de la orina algunas veces se reciclan por el cuerpo porque los riñones no pueden seguir el ritmo de la cantidad de purificación necesaria cuando el cuerpo está sobrecargado de toxinas.

Entonces es cuando encontramos que nuestro cuerpo comienza a decirnos lo que está sucediendo adentro. Desarrollamos sarpullido, acné, eccema o psoriasis, además de dolores de cabeza, resfriados frecuentes, influenza, cansancio, no dormimos bien, y la lista sigue. Estas son señales externas de que nuestro cuerpo ya no puede manejar el exceso de residuos.

Su metabolismo es lo siguiente en la lista de funciones corporales que se ven entorpecidas por los altos niveles de toxicidad. Con el fin de protegerse a sí mismo, el cuerpo trata a las toxinas como a los ácidos que son y trata de esconderlos en células grasas. Pero no se pueden esconder para siempre. Como parte de esta medida de protección, el cuerpo se aferrará a las células grasas, lo cual lleva a un metabolismo lento y un exceso de peso que es difícil perder.

Una señal externa de que se están almacenando toxinas en las células grasas es la celulitis; la piel suelta e irregular que se pega a nuestros muslos como bolas de queso cottage. Adicionalmente comenzamos a experimentar poros tapados y problemas con los pulmones y el sistema linfático. Que se formen ciertas enfermedades en cualquiera de estas áreas son las señales más devastadoras de sobrecarga tóxica.

Quiero ayudarlo a evitar llegar a este punto. Si ya está tratando con una enfermedad o trastorno como resultado de una sobrecarga tóxica, quiero ayudarlo a encontrar su camino a una salud óptima.

## ¡Toda su celulitis desapareció!

"Esta es la tercera semana para mí [en el programa de desintoxicación de treinta días]. ¡Quedé muy feliz de verme en el espejo y ver que toda la celulitis de atrás se fue! La piel es tan suave y tonificada como podría ser, y sin haber hecho ejercicio desde que comenzamos. ¡Increíble, simplemente increíble! Continúen esforzándose todos, vale mucho la pena. No me voy a pesar hasta el lunes, pero puedo decirles que he bajado mucho". —Julie

## ESTE TIPO DE HOYUELOS NO SON TAN TIERNOS

Quizá ya haya aceptado el hecho de que la celulitis no es como cualquier otra grasa. Probablemente ha probado todo tipo de cremas, tónicos y ejercicios para deshacerse de ella solo para descubrir que no se va. La celulitis se encuentra con mayor frecuencia en los muslos, caderas y glúteos, y está hecha de depósitos irregulares de grasa que están atrapados dentro de los tejidos conectivos y están llenos de fluidos, toxinas, linfa y residuos.

Odio ser la portadora de malas noticias, pero tengo que decírselo: con todos sus intentos por hacer ejercicio como loco y de sufrir con dietas estrictas para deshacerse de esta cosa necia y correosa, va a seguir allí aunque logre llegar a ser talla 0. Mientras tenga vasos sanguíneos que no estén funcionando bien, constipación, un desagüe pobre linfático y toxicidad, la celulitis llegó para quedarse.

Las toxinas y los fluidos se acumulan rápidamente cuando el flujo sanguíneo de los vasos es débil y lento. Esto provoca dificultad para el cuerpo cuando es tiempo de expulsar grasa de esas áreas. Cuando la eliminación de residuos no está funcionando bien, las toxinas no son sacadas del cuerpo y terminan siendo reabsorbidas en órganos como el hígado y los riñones, afectando la eficiencia del sistema linfático.

Una manera de sacar las toxinas del cuerpo es por medio del ejercicio. Otras maneras de mover la linfa que he encontrado que son útiles es el masaje para drenar la linfa, una tintura de hierbas y una máquina llamada Lymphasizer. He incluido los detalles de esos tratamientos en el "Apéndice de recursos".

Los alimentos procesados y refinados que comemos—azúcar, sal refinada, cafeína, alcohol, tabaco, grasas y aceites poco saludables, carbohidratos refinados, comida chatarra y comida rápida—también desgastan nuestros sistemas linfático y circulatorio, haciendo más difícil para nuestro cuerpo deshacerse de los residuos y que sea mucho más fácil que la grasa sea retenida como celulitis. Según algunos expertos, las toxinas son los contribuyentes principales para que la grasa se acumule en esos bolsillos grumosos en primer lugar.[4]

A pesar de que el ejercicio ayuda a sacar las toxinas del cuerpo, no se deshace de la celulitis. Los tratamientos tópicos como las cremas, las lociones o los masajes pueden ser de cierto beneficio, pero no emparejaran todos los grumos. La celulitis no va a desaparecer hasta que no desintoxique todo su cuerpo, enfocándose en el colon y en el hígado para mejorar la eliminación, la circulación y su metabolismo. Una vez que su linfa recupere su vitalidad y comience a nutrir su cuerpo con alimentos y jugos vivos, notará que su metabolismo recibirá un empujón vivaz. Cuando todos los sistemas comiencen a funcionar en niveles más altos, usted elevará las probabilidades de que esos grumos y hoyuelos se derritan.

Sé por experiencia personal que la combinación de una dieta saludable y una desintoxicación regular es el billete a una piel suave libre de celulitis. Las toxinas son lo que generan esa apariencia indeseable estilo queso cottage en primer lugar. Así que eche fuera esas toxinas con su ayuno y dese a sí mismo un acabado más suave.

A medida que se vaya desintoxicando y las toxinas comiencen a salir de su cuerpo, es importante incluir un masaje para nutrir, acondicionar y fortalecer los vasos sanguíneos otrora aletargados, con lo cual la circulación mejora. Entonces la grasa se puede utilizar en lugar de ser almacenada como peso adicional.

Sus muslos no tienen que continuar viéndose como una pelota de golf llena de hoyos. Su compromiso con un programa de limpieza hará que luzca más en forma y más liso en poco tiempo; ¡y estará más saludable en el interior también!

## Los molestos pesticidas le añaden al revoltijo

La Dra. Kaveh Ashrafi, quien tiene un doctorado en medicina, y un grupo de científicos de Corea del Sur, estudiaron ratas y observaron que un herbicida común llamado atrazina provocaba que las ratas subieran de peso, aunque sus tiempos de alimentación y el tamaño de sus porciones permanecía siendo el mismo. Ashrafi concluyó que los "genes que desempeñan un papel en leer señales de camino del cerebro a la periferia para regular la grasa están siendo manipuladas por los pesticidas y todas estas cosas que están en el ambiente".[5]

En otro estudio, esta vez con ratones, los investigadores expusieron a ratones dentro del útero a dietilestilbestrol (DES) por cinco días. El DES es una sustancia semejante al estrógeno que se solía utilizar para evitar abortos.[6] Como resultado de la exposición a esta sustancia, los fetos de los ratones nacieron con un peso normal y crecieron con un ritmo normal, pero terminaron siendo mucho más gordos con el tiempo. Al igual que con el estudio en ratas, los ratones fueron alimentados las veces normales y con porciones normales. También mantuvieron un nivel de actividad física consistente con los ratones que no fueron expuestos al DES.

Ahora que se está utilizando DES en el alimento para semovientes y aves, la siguiente conclusión lógica es que esta sustancia está apareciendo en nuestros alimentos y provocando que muchos de nosotros que consumimos productos animales comerciales aumentemos de peso. La Dra. Ashrafi al parecer está de acuerdo: "Posiblemente las toxinas ambientales son esencialmente sustancias que estamos consumiendo sin saberlo; y están actuando en este proceso para promover la regulación de grasa".[7]

## Plástico tóxico y preocupaciones todavía más serias

Lo que fueron los esfuerzos por sonar la alarma de algunos profesionales y grupos de la salud natural ahora se ha convertido en una historia bien difundida en las noticias de salud principales. Estoy hablando de los efectos dañinos de consumir alimentos y bebidas que vienen en envases plásticos. Ahora estamos bastante conscientes de que el plástico está hecho de sustancias químicas que alteran las funciones hormonales naturales y endocrinas del cuerpo. Una de tales sustancias, el bisfenol A (BPA), comúnmente conectado con un riesgo más alto de contraer cáncer, pubertad prematura, enfermedad cardiaca y más, está siendo prohibido en muchos contenedores plásticos. Al comprar vasos, botellas de agua y recipientes para almacenar alimentos nuevos, probablemente haya notado los anuncios que presumen que el producto está libre de BPA.

Aunque esto podría ser considerado un paso en la dirección correcta, *sin BPA* no significa que todos los contaminantes tóxicos han sido eliminados del plástico. En su artículo "Nine Health Risks That Aren't Worth Taking" [Nueve riesgos de salud que no vale la pena tomar], el Dr. Joseph Merco señala que las sustancias químicas que desempeñan un papel en perturbar las hormonas de género como el estrógeno y la testosterona, todavía permanecen intactos en muchos de los plásticos que usamos todos los días. Él informa: "*GreenMedInfo* escribió una linda reseña de esto recientemente, revelando que muchos fabricantes de todo el globo han estado cambiando a un bisfenol igualmente tóxico conocido como bisfenol S (BPS) con el fin de evadir la supervisión regulatoria inminente, así como para subirse al barco del caldo de comercialización 'sin BPA' por medio de hacerle creer equivocadamente al consumidor que sus productos no contienen bisfenol, cuando no es así".[8] ¡Ay!

Estas toxinas dañinas se lixivian en nuestros alimentos y bebidas solamente por usarlos. Pero eso es peor cuando los usamos para calentar nuestras sobras en el microondas. El calor incrementa el ritmo al que nuestros alimentos absorben estas propiedades tóxicas. Esto es cierto incluso con los muy populares plásticos sin BPA.

Le recomiendo que no someta sus alimentos vivos al microondas que drena los nutrientes. Si va a recalentar sus carnes, grasas, frutas o verduras saludables, recaliéntelas en un sartén de acero inoxidable o de hierro colado sobre la estufa o en el horno. Solamente toma unos minutos y no estará generando toxinas en su comida.

## ¿QUÉ TAN TÓXICO ES USTED?

¿Tiene síntomas de toxicidad? Puede responder el cuestionario de toxicidad en mi sitio web para descubrirlo; o simplemente llene la lista de verificación más adelante (vaya a http://www.juiceladycherie.com/Juice/toxic-take-the-quiz/ para la versión en línea).

Sea que haya obtenido algunos puntos en el cuestionario o ninguno, es bueno que todos desintoxiquen su cuerpo todos los años. Así como usted no se espera a tener problemas con su coche antes de cambiarle el aceite, no quiere esperarse a que su cuerpo esté sobrecargado de toxinas y enfermo antes de implementar un régimen de desintoxicación regular. Nuestros cuerpos son más valiosos que nuestros coches, y deberíamos ver la desintoxicación como el proceso de cambio de aceite del cuerpo. Usted lleva su coche a servicio cada tres meses o cada tres mil millas [4828 km]; usted puede agasajar a su cuerpo con una desintoxicación regular por lo menos una vez al año. La desintoxicación regular reduce síntomas y mejora la salud y la vitalidad de todos los sistemas de su cuerpo, ayudándolo a vivir más tiempo y lucir más joven.

## Síntomas de toxicidad

- ❏ Reflujo ácido
- ❏ Artritis
- ❏ Distensión abdominal
- ❏ Dolores y dolencias en el cuerpo
- ❏ Celulitis
- ❏ Constipación
- ❏ Dificultades para dormir
- ❏ Mareos
- ❏ Problemas emocionales y mentales
- ❏ Exceso de peso
- ❏ Sentimientos de estrés y ansiedad
- ❏ Flatulencia
- ❏ Dolores de cabeza
- ❏ Desequilibrios hormonales
- ❏ Incapacidad de adelgazar
- ❏ Indigestión
- ❏ Irritabilidad
- ❏ Apatía y fatiga
- ❏ Envejecimiento prematuro
- ❏ Inquietud
- ❏ Problemas en los senos nasales y paranasales
- ❏ Irritaciones o trastornos cutáneos
- ❏ Problemas de visión
- ❏ Debilidad

## Está luciendo excelente, adelgazando y sintiéndose con más energía

"Ayer fue mi último día del Desafío de desintoxicación de treinta días, ¡y no puedo decirle lo bien que me siento! ¡Mi cuerpo se siente tan limpio! Tengo claridad mental y energía como nunca. Mi piel brilla. La gente que me ve me dice: 'Te ves bien". Ha habido otros que les han preguntado a mis amigas: '¿Qué está haciendo? ¡Se ve bien!'. He adelgazado. No me pesé antes de comenzar porque mi meta no era adelgazar tanto como lo era desintoxicarme. La pérdida de peso es solamente un producto secundario de hacer lo que es bueno para el cuerpo. Diría que he adelgazado unas quince libras [unos siete kilogramos] por lo menos. Creo en desintoxicar el cuerpo, y su programa ha sido asombroso". —Anne

## Prepárese para algunos síntomas

La acumulación de toxinas en el cuerpo, como aprendimos, lleva a muchos síntomas desagradables. Pero a medida que ayuna y se limpia, usted experimentará algunos otros síntomas que lo tomarán por sorpresa. Esto no es inusual. Los síntomas de limpieza son parte del proceso para muchas personas que ayunan y se desintoxican. Quizá no experimente ninguno de ellos, pero si tiene algunos de ellos, es bueno saber de ellos por adelantado para que no se alarme cuando algo se presente. Una joven a la que estaba guiando en una desintoxicación sufrió una erupción durante su proceso de limpieza y corrió a urgencias para que le inyectaran esteroides. Hacer algo así es contraproducente para todo el proceso de limpieza. Le añade más toxinas al cuerpo y evita que las toxinas sean expulsadas. La mayoría de los síntomas tóxicos desaparecen en unos días a medida que las toxinas salen del sistema. Es importante ayudar a su cuerpo en el proceso de eliminación en lugar de detener la desintoxicación abruptamente.

Estos son algunos de los síntomas que se pueden presentar, especialmente durante la primera o segunda semana de su ayuno:

+ Transpiración anormal
+ Distensión abdominal
+ Escalofríos
+ Manos y pies fríos
+ Constipación o diarrea
+ Pulso cardiaco elevado
+ Fatiga
+ Síntomas semejantes a la influenza
+ Dolor de cabeza
+ Mayor dolor en las articulaciones o músculos
+ Prurito, urticaria o una erupción cutánea (algunas veces se puede pensar que es una reacción alérgica)
+ Baja presión sanguínea
+ Febrícula
+ Náusea
+ Glándulas hinchadas

Las reacciones a la desintoxicación—o la "crisis que sana", como estos síntomas son llamados—suceden a medida que se sueltan las toxinas y las levaduras y los organismos fúngicos comienzan a morir y a salir del cuerpo. Algunas veces, debido a la naturaleza de un ayuno de desintoxicación, este proceso de eliminación sucede a un ritmo al que el cuerpo no estaba listo. Pero no se alarme. Los síntomas no duran mucho tiempo. Asegúrese de ayudar a su cuerpo a expulsar las toxinas por medio de beber mucha agua. Realizarse enemas o limpieza de colon periódicas a lo largo de su ayuno o desintoxicación también ayudará a reducir la intensidad de las reacciones de desintoxicación.

Es emocionante ver cómo responde el cuerpo cuando omitimos una multitud de alimentos poco saludables que drenan nuestra vitalidad. Durante un ayuno con jugos su cuerpo se purgará de toxinas, especialmente si no ha ayunado mucho o se ha desintoxicado antes. Usualmente, los primeros dos días son los más difíciles porque están siendo liberadas las toxinas. Esta es una razón por la que recomiendo el viernes como un buen día para iniciar un ayuno. Son con frecuencia el segundo y el tercer día cuando experimenta más liberación de toxinas y, por lo tanto, más síntomas. Quizá experimente dolor de cabeza, náusea, diarrea, sarpullido, piel con prurito, halitosis, agotamiento mental, un sentimiento de confusión o cansancio. O podría no experimentar mucho fuera de lo ordinario. Pero si tiene un síntoma o dos, ¡siga adelante! Se está desintoxicando. Esto también pasará…literalmente. Y se va a sentir mucho mejor después de ayunar.

Cepillarse en seco es otra gran herramienta para facilitar la limpieza. Su piel es el mayor órgano de eliminación. A medida que ayuna, su cuerpo se purga de toxinas a través de la piel. Consiga un cepillo de cerdas naturales y cepíllese en seco antes de ducharse. Comience con los pies y vaya subiendo hacia el corazón. Luego inicie en sus muñecas y avance hacia arriba en dirección a sus hombros y a lo largo de su espalda.

El ayuno también es el momento para dejar el café, el alcohol y de fumar. Para lograr esto con el menor estrés, reduzca su uso de estas sustancias varios días antes de comenzar su ayuno. Hacerlo de pronto puede provocar un fuerte impacto en su sistema, así que comience a recortarlos con anticipación.

## Desintoxíquese para obtener más energía

A medida que avance en su proceso de desintoxicación, uno de los mayores beneficios que experimentará es un nivel asombroso de energía. Con un cuerpo y un ambiente altamente tóxicos, nuestros sistemas internos están acostumbrados a avanzar en cámara lenta. Quizá se acostumbre al sentimiento sobrecargado y aletargado provocado por una acumulación y congestión de residuos. Pero toda la energía que se gasta en mantener su cuerpo andando con una pesada carga tóxica va a ser liberada, provocando que usted sea más productivo, tenga una mente más clara y positiva.

Todo ese fango en su cuerpo estará saliendo, liberando sus sistemas para funcionar a un nivel más alto. ¡Comenzará a sentirse como si pudiera comerse al mundo de nuevo!

Los alimentos y los jugos crudos que están abarrotados de antioxidantes son algunos de los mejores alimentos que puede consumir para desintoxicarse suavemente. Esta es una de las razones por las que estoy un poco inclinada hacia el ayuno con jugos o batidos. Los antioxidantes utilizados en los jugos y batidos se adhieren a las sustancias tóxicas de su cuerpo y las conducen hacia afuera. Sin esta sobrecarga su cuerpo no tiene que ir cargando por allí un pesado peso. ¿Cómo se siente tomar una caminata con una mochila pesada contra no llevar mochila? Una gran diferencia, ¿no es cierto? Sin mochila, no hay nada más que usted, el sendero y el aire fresco. ¡Probablemente incluso pueda comenzar a trotar! Eso es lo que sucede cuando su cuerpo comienza a desintoxicarse.

## Momento de ponerse a trabajar

Hasta ahora hemos hablado de cómo las sustancias químicas externas entran en nuestro cuerpo e interrumpen u obstruyen las funciones sistémicas en el interior, llevando a todo tipo de problemas de salud: físicos, mentales y algunos emocionales. Ahora que podemos ver qué problemas están asociados con los residuos tóxicos acumulados, es momento de ponernos a trabajar. Cada uno de nuestros órganos conectados con la eliminación necesita ser limpiado para que nuestra energía y vitalidad sean renovadas, la grasa y la celulitis se pierdan, los síntomas necios se disipen y los padecimientos, dolencias y enfermedades sean sanados. Es momento de realizar un ayuno de desintoxicación enfocado, que cubriremos en el capítulo siguiente.

Mi meta es ayudarlo a encontrar su camino hacia la salud brillante y vida que quizá lo hayan eludido durante años. Al apoyar sus órganos de eliminación por medio de la limpieza y el reacondicionamiento, los procesos interconstruidos que ya tiene en su cuerpo para tratar con toxinas, venenos, levaduras, parásitos y productos secundarios internos del metabolismo comenzarán a funcionar a un nivel óptimo.

Así que, ¿qué está esperando? Revise el capítulo siguiente sobre el ayuno para desintoxicarse, y saquemos esas toxinas de su sistema ahora.

## Capítulo 5

# EL AYUNO PARA DESINTOXICARSE

*Ayunar hoy hace la buena comida del mañana.*
—Proverbio alemán

S**I USTED ESTÁ** leyendo este capítulo, probablemente esté interesado en la parte de desintoxicación de un ayuno. Hay personas que le van a decir que si no se siente bien mientras está ayunando, que está haciendo algo mal. En lugar de ello probablemente se esté desintoxicando; y eso es algo bastante bueno. Es algo que todos necesitamos. Esto es la limpieza de primavera de su cuerpo, alma y espíritu.

Usted tiene muchas opciones para desintoxicarse en general, desde usar un sauna, pasando por ingerir hierbas que ayudan a la desintoxicación hasta beber jugos y comer una dieta que sean especialmente limpiadores. Usted también puede perseguir a los "chicos malos" reales del mundo tóxico con desintoxicación pesada. Y finalmente, por medio de un ayuno de desintoxicación, puede enfocarse en los órganos principales de eliminación: los intestinos, el hígado y los riñones.

## LIMPIEZA DE PRIMAVERA DE SU CUERPO, ALMA Y ESPÍRITU

Como hemos dicho, ayunar es un momento excelente para ser renovado, refrescado y revitalizado en su espíritu. También es momento de reiniciar los sistemas de su cuerpo para una salud óptima y bienestar físico y traer restauración a su mente, cuerpo y espíritu. Es muy semejante a una triple limpieza de primavera, en la que mental, física y espiritualmente profundiza en las áreas de su vida que no siempre obtienen la atención que necesitan y limpiarlas. Con el ayuno usted tiene la oportunidad de oprimir el botón de reinicio; deshacerse de las influencias tóxicas que obstaculizan el crecimiento, la claridad y el bienestar; y reenfocarse y recargarse para la siguiente etapa de la vida.

Llevar a cabo programas de desintoxicación específicos dirigidos a purificar y limpiar su sangre y sus sistemas de eliminación mejorará su experiencia de ayuno. En este capítulo nos enfocaremos en la limpieza de colon, hígado y riñones, junto con algunas otras recomendaciones de desintoxicación que benefician a todo el cuerpo.

Cuando la carga tóxica que pende sobre sus órganos principales de eliminación es removida, usted encontrará la habilidad de sanar y ser restaurado exponencialmente mejor. Me gusta llamarle a esta serie siguiente de protocolos de desintoxicación "limpieza de primavera" sin importar la época del año, porque va a profundizar en las grietas y rincones, dobleces y fisuras de esos tejidos especializados y comenzar a limpiar y reparar, rejuvenecer y restaurar, al igual que lo haría en su casa.

¿Está listo? ¡Comencemos!

## Desintoxicación: cómo se beneficia

- Un regreso de las bacterias saludables y una flora intestinal equilibrada
- Mejor sueño
- Una mente más clara y más ágil
- Antojos de azúcar, sal, comida chatarra, alcohol y nicotina zanjados
- Descongestión de la mucosidad de los sistemas digestivos y respiratorios
- Niveles más altos de creatividad
- Digestión mejorada

- Salud y sentido de bienestar general mejorados
- Pérdida de exceso de peso
- Más energía
- Sangre purificada que fluye con mayor libertad
- Reducción del dolor de articulaciones y músculos
- Disposición estabilizada y una perspectiva positiva
- Sistema inmune más fuerte
- Piel llena de vida que luce más joven

## LIMPIEZA DE PRIMAVERA DE SUS INTESTINOS

Muchos de nuestros nutrientes son absorbidos a través del intestino delgado. Con el correr del tiempo nuestros intestinos quedan recubiertos con placa y la absorción de nutrientes es afectada. Cuando consumimos regularmente alimentos sobrecocidos, fritos, echados a perder, chatarra o refinados; galletas, dulces, helados, alcohol y café; y antibióticos y otros medicamentos por prescripción, se incrementa la secreción de mucosa en el recubrimiento de nuestros intestinos. Para nuestro cuerpo es una respuesta inmune normal a medida que el cuerpo intenta protegerse en contra de alimentos irritantes. Pero con el tiempo esta mucosa comienza a acumularse y forma una sustancia correosa semejante a la placa. La placa se convierte en un escondrijo y tierra de cultivo para sobrecrecimiento de levaduras, específicamente *Cándida albicans*, así como de otros parásitos. Durante muchos años yo tuve problemas de salud como resultado de parásitos y candidiasis. No fue hasta que descubrí la eficacia de la desintoxicación intestinal que pude ser testigo de la eliminación de estas sustancias correosas de mi cuerpo y encontrar mi camino a la salud y sanidad completas.

Bajo circunstancias normales nuestro cuerpo está hecho para descomponer las secreciones de moco por medio de producir jugos pancreáticos que ayudan a licuar el moco y moverlo por el tracto digestivo y fuera del cuerpo. Pero cuando estamos consumiendo las cosas que mencioné arriba regularmente, nuestro proceso digestivo se sobrecarga con toda la mucosidad y no puede eliminar el exceso de residuos.

Nuestro intestino se constipa cuando no es capaz de sacar los residuos del tracto digestivo rápidamente. Entre más largo sea el tiempo de tránsito (el tiempo que le toma a los residuos avanzar por el tracto digestivo y salir del cuerpo), más residuos tienen la oportunidad de podrirse y fermentarse para formar gases y toxinas que pueden ser reabsorbidas por el cuerpo. Entre más tiempo sea expuesto nuestro cuerpo a los residuos que se fermentan en nuestro tracto intestinal es mayor el riesgo de desarrollar enfermedades como cáncer.

Aunque quizá usted haya comprado la idea de que un movimiento intestinal al día es "regular", una vez al día sigue siendo una frecuencia insuficiente para evitar que los residuos se pudran en su sistema. Si usted come tres veces al día, debería tener tres movimientos intestinales. Los que tienen menos movimientos intestinales que comidas están albergando una tierra de cultivo para enfermedades graves y problemas de salud. Si ese es el caso con usted, es momento de corregirlo.

Limpiar regularmente su tracto digestivo lo ayudará a asegurar que las toxinas no se acumulen y sobretrabajen sus sistemas de eliminación. También experimentará una mejor absorción de nutrientes y una mejora general al digerir lo que consume.

No es difícil ver por qué una limpieza del tracto digestivo es tan importante para una buena salud. Por favor, consulte con su médico holístico antes de comenzar cualquier programa de desintoxicación, especialmente si tiene una enfermedad intestinal como la enfermedad de Crohn o diverticulitis.

## Cómo comenzar su limpieza intestinal

Una limpieza de colon o de intestino es la mejor manera de iniciar su programa de desintoxicación. Usted quiere que su canal de eliminación esté lo más limpio posible cuando su hígado comience a desechar toxinas. Usted debe generar un régimen de desintoxicación que incluya una limpieza de colon de una semana dos veces al año. La primera vez que se establezca el objetivo de limpiar su colon, quizá necesite planear varias semanas de limpieza con el fin de asegurarse de que toda la placa y residuos que se hayan acumulado a lo largo de los años sean removidos por completo.

Esta es una lista básica diaria de cosas por hacer al estar limpiando su colon:

+ Para dar inicio a su limpieza, le recomiendo que siga un ayuno de tres a cinco días de jugos de verduras. Inicie cada día con una taza de agua caliente y el jugo de un cuarto de limón (amarillo) con una pizca de pimienta de cayena. Esta mezcla estimulará los jugos digestivos y hará que sus intestinos se comiencen a soltar. Esto también pondrá a funcionar el hígado.

+ Luego mezcle una cucharada de arcilla de bentonita en un vaso de agua. La bentonita es una arcilla comestible que forma un gel cuando se combina con agua y actúa como un laxante de masa, capturando toxinas como pesticidas y transportándolos fuera del colon. A la arcilla de bentonita añádale una cucharada de fibra, como linaza molida, psyllium en polvo y pectina de manzana. Mézclelo bien con la arcilla de bentonita y el agua y beba la mezcla de inmediato, ya que se hace gel y se volverá demasiado densa para beber si se espera. Esto absorberá agua y expandirá el colon, ayudándolo a remover toxinas y moco. Después de beber la mezcla de fibra con bentonita, espere por lo menos treinta minutos antes de comer. Usted también debería beber esta mezcla antes de ir a la cama y una a tres veces durante el día.

+ Asegúrese de beber por lo menos ocho vasos de agua purificada al día.

+ Tome un producto herbal para limpieza cada día con la cena. Tómelo la primera vez la noche antes de comenzar la limpieza. Esto mantendrá su tracto intestinal en movimiento. Usted deberá tener entre dos y tres movimientos intestinales cada día. Busque un suplemento que contenga ingredientes como raíz de ruibarbo china, raíz de berberis, raíz de diente de león, corteza de raíz de cionanto, fruto de amalaki, fruta de chebula y de mirobálano, planta aérea reina de la pradera, plátano macho inglés, raíz de jengibre, semilla de hinojo, hoja de menta piperita, semilla de fenugreco y raíz de regaliz (consulte el "Apéndice de recursos").

+ Tome probióticos para reponer las bacterias benignas del colon. Usted debería seguir las instrucciones de su producto probiótico. La mayoría dice que se pueden tomar con alimentos, así que puede tomarlo en la cena junto con el producto de limpieza herbal. Si necesita más ayuda para escoger los productos de limpieza intestinal apropiados, échele un vistazo al Kit de limpieza de colon y al Kit de limpieza interna (que viene con un Kit de limpieza de colon gratuito) en la sección de Recursos.

◆ Enjuague su tracto intestinal por medio de la limpieza de colon o los enemas (consulte las instrucciones siguientes) durante su limpieza intestinal para ayudarlo a eliminar residuos.

Nota: Si está tomando medicamentos, la arcilla de bentonita se debe consumir por lo menos dos horas antes o dos horas después de tomar sus medicamentos porque puede interferir con la absorción.

## Dos maneras de enjuagar su tracto digestivo

Hay dos maneras de enjuagar su tracto intestinal al enfocarse en desintoxicar su intestino y su colon y son las limpiezas del colon y los enemas.

### Limpieza de colon

Suele ser llevada a cabo por un terapeuta profesional del colon, la limpieza de colon o hidroterapia de colon tiene que ver con suavemente impulsar agua al colon para enjuagarlo de la acumulación de residuos. Es un proceso seguro, libre de medicamentos, que utiliza agua purificada a una temperatura regulada para soltar y suavizar los residuos intestinales. Le recomiendo que se realice una o dos limpiezas intestinales a la semana durante su limpieza de colon. Las limpiezas de colon no solo son útiles para remover residuos en exceso, también pueden ser útiles para facilitar la pérdida de peso.

Si esta es la primera vez que usted está escuchando acerca de la limpieza de colon o es la primera vez en que lo está considerando y está pensando en que es una idea rara que raya en lo ridículo de personas locas por la salud, necesita comprender que algunas de las personas más exitosas y reconocidas del mundo toman parte en este proceso. Desde las estrellas de Hollywood a la realeza británica misma, las celebridades conocen las ventajas de realizarse una limpieza de colon regular. Los beneficios como la reducción en la distensión abdominal y los gases, ojos brillantes y más blancos, vientres aplanados, pérdida de peso, salud del colon mejorada, piel que luce más joven y llena de vida e incluso cabello brillante y con volumen han sido los resultados de la limpieza de colon.

Para mi salud personal he combinado las limpiezas de colon con el ayuno con jugos y la limpieza intestinal con hierbas varias veces al año por más de quince años. En más de una ocasión he experimentado una baja de peso de dos libras [903,2 g] después de una limpieza de colon.

Que le irriguen el colon trae una hidratación muy necesaria al colon y ayuda a la remoción de materia fecal acumulada, moco y toxinas. Entiendo que la limpieza de colon puede parecer más bien invasivo y probablemente un poco vergonzoso; no obstante, en mi experiencia, la mayoría de los que los practican se esfuerzan mucho por hacerlo sentir cómodo y lo guiarán sobre qué esperar.

Cuando busque el lugar adecuado para realizarse este procedimiento, busque un lugar que esté limpio y que utilice tubos y mangueras desechables.

### Enemas

Si usted no puede localizar un terapeuta de colon con una buena reputación en su zona, los enemas son lo mejor que les sigue. Al igual que la limpieza de colon, los enemas brindan una manera excelente de restaurar los movimientos intestinales y soltar y sacar los escombros intestinales que son liberados durante una limpieza de colon. Probablemente más conocidos que la limpieza de colon, los enemas han sido usados durante siglos para mejorar o mantener la salud intestinal.

Un enema es algo que puede hacer usted mismo; no necesita involucrar a un terapeuta de colon, como con la limpieza de colon. El proceso tiene que ver con infundir agua a su colon por el ano. Con beneficios similares a los que experimentaría con las limpiezas de colon, este proceso es el compañero perfecto de una limpieza intestinal. De hecho es una buena idea realizarse enemas mientras está en la limpieza. Usted experimentará menos síntomas de desintoxicación si saca las toxinas rápidamente de su cuerpo.

Si usted quiere intentarlo, esto es lo que necesita hacer:

+ Compre una bolsa o cubo de enema de su farmacia local o en línea. Las tiendas independientes suelen ser su mejor apuesta para encontrarlas. Busque las bolsas de enema que parecen bolsas de agua caliente. Yo, de hecho, prefiero el cubo, y es mucho menos caro. Ese va a tener que comprarlo en línea.

+ Una vez que esté en casa y listo para realizarse el enema, llene la bolsa o cubo con un quart [946,4 ml] de agua tibia, filtrada o destilada.

+ Ya que comenzará a enjuagar el colon descendente, que está en el costado izquierdo de su cuerpo, es mejor recostarse en su costado izquierdo.

+ Apriete la abrazadera en la manguera para evitar que el agua se fugue al suelo; luego inserte el extremo de la manguera en su ano.

+ Luego, recorra la manguera con la mano para localizar la abrazadera y ábrala para permitir que el agua entre a su colon hasta que comience a sentir que se llena. Puede apretar la manguera un poco unos instantes para permitir que el agua corra más profundo dentro del colon. Libere nuevamente la abrazadera para permitir que el resto del agua de la bolsa o cubo de enema se vacíe dentro de su colon.

+ Ahora, relájese y espere unos minutos recostado sobre su costado izquierdo; luego recuéstese boca arriba un par de minutos para permitir que el agua pase por su colon transverso. Si este es su primer enema, quizá le parezca difícil esperar a que el proceso completo de infusión termine. Si este es el caso, vaya al inodoro y evacúe todo el fluido y los residuos. Si tiene experiencia con los enemas y puede esperar a que el agua infunda todo su colon, proceda al paso siguiente.

+ Voltéese sobre su costado derecho por un par de minutos para que el agua pueda fluir al colon ascendente. En este punto podría sentir que es momento de evacuar toda el agua y los residuos en el inodoro. Tómese el tiempo de asegurarse que todo salga. Después de este primer movimiento intestinal va a necesitar mantenerse cerca del baño durante otros diez o quince minutos, en caso de que necesite liberar más residuos.

Aunque los enemas con agua simple son los más fáciles de realizar y alcanzar resultados excelentes, puede añadir otros fluidos para mejorar el proceso de desintoxicación. Intente añadirle una a dos onzas [29,57 a 59,15 ml] de jugo de pasto de trigo orgánico a dos tazas de agua. Combínelo con el agua tibia para el enema para alcanzar un total de un quart [946,4 ml] de líquido. El jugo de pasto de trigo contiene muchos nutrientes sanadores, especialmente clorofila, que es un agente excelente para desintoxicar.

Algunos protocolos de limpieza intestinal incluyen enemas de café, en la que la cafeína del café actúa como un estimulante del hígado, llevándolo a liberar más toxinas. Si usted se realiza un enema de café, asegúrese de utilizar café orgánico.

## Estos recién casados descubrieron el poder de la limpieza de colon

"¡Quería darle una reseña de la limpieza de colon para dejarle saber lo mucho que ha cambiado mi vida y la de mi esposo!

"Nuestro viaje de salud comenzó hace tres años, cuando vimos Fat, Sick and Nearly Dead [Gordo, enfermo y casi muerto] juntos como pareja de recién casados. Ya lo había visto antes sola, pero por alguna razón fue la segunda vez la que me motivó a buscar hacer jugos para nosotros. En el momento no pensaba que mi marido o que yo tuviéramos problemas de salud, pero tenía la idea de tener más nutrición en nuestra dieta, y quería ver si hacer jugos podía hacernos sentir mejor en general.

"Alrededor de ese tiempo, le mencioné a un conocido que quería probar hacer jugos, y me dijo que buscara a 'La Dama de los Jugos'. Después de eso creo que leí tres o cuatro de sus libros uno tras otro. Por mucho, mi favorito es *Juicing, Fasting and Detoxing for Life* [Llénese de vida con jugos, ayunando y desintoxicándose]. Lo consulto regularmente hasta el día de hoy. Después de leer *Juicing, Fasting, and Detoxing for Life*, de pronto comencé a considerar nuestro cuerpo, nuestra salud y nutrición con nuevos ojos.

"Para empezar, nunca pensé seriamente en lo que pasa exactamente en el sistema digestivo, lo que hace cada uno de mis órganos o lo que significan diferentes síntomas digestivos en realidad. Nunca le di una consideración real a mis movimientos intestinales, incluso si no eran regulares o normales. Solía pensar que cosas como la distensión abdominal, la diarrea y el reflujo ácido eran solo síntomas que todas las personas tienen de vez en vez. Nunca se me ocurrió que esos son síntomas de disfunción digestiva como resultado de lo que entra en el cuerpo.

"Esto me llevó a llegar a una gran revelación real general. Ya era cristiana, pero de pronto entendí que Dios diseñó y creó nuestro cuerpo, así que, *por supuesto*, diseñó y creó alimentos que pudieran nutrir y propulsar nuestro cuerpo para funcionar apropiadamente; ¡en una manera óptima! Y lo entendí: todos esos alimentos empacados y embotellados en los pasillos centrales de la tienda de comestibles *no* habían sido creados por Dios, sino por hombres en laboratorios. Por supuesto, es lógico consumir alimentos naturales orgánicos integrales que se encuentran en la naturaleza porque eso fue lo que Dios nos suplió desde el mismo principio. Y eso fue lo que el hombre comió hasta que comenzó a meterse con el diseño de Dios mediante procesar y manipular los ingredientes naturales para producir 'alimentos' vacíos de nutrientes e incluso tóxicos que Dios no tuvo el propósito que consumiéramos.

"Esta revelación me confirmó lo que ya sabía, pero en una manera totalmente nueva: los caminos de Dios son perfectos e ir en contra de su diseño y plan solamente trae disfunción, enfermedad y dolor. Solía pensar así solamente en términos de las decisiones morales y la salud espiritual, pero es cierto también para las decisiones que tomamos con respecto a nuestra salud física.

"Volviendo al tema, comencé a prestar atención a mi digestión y a la de mi marido, y me di cuenta de lo mala que era la digestión de mi esposo. Una vez que hice una lista de todos sus síntomas, caí en cuenta que todos señalaban a un colon tóxico y a un hígado tóxico. Justo alrededor de ese tiempo tuvo su primer problema en la vida con piedras en los riñones. La imagen de diagnóstico no solamente reveló que tenía numerosas piedras en los riñones, sino que también tenía una porción de grasa en su hígado (¡excepto que el médico reportó que la porción de grasa se encontraba dentro de los límites 'normales' y no mostró ninguna preocupación!).

Otros análisis revelaron un alto nivel de ácido úrico. Todo esto hacía perfecto sentido con los síntomas de varias disfunciones de órganos que menciona en su libro.

"Para tratar de hacer más breve esta larga historia, comencé a hacer jugos para nosotros e hice cambios a nuestra dieta. Al principio comencé gradualmente, pero entonces un cambio en nuestras circunstancias me permitió dejar mi trabajo y entonces pude realmente invertir el tiempo, la energía y la investigación para hacer más cambios significativos para nosotros. La energía de mi marido había mejorado, pero todavía tenía una mala digestión. Parecía que estaba alternando constantemente entre la constipación y las heces sueltas, y no estaba teniendo movimientos intestinales todos los días.

"Hice que lleváramos a cabo un ayuno de cinco días con jugos. En esa misma ocasión le pedí que comprara su kit de limpieza de colon. Durante la limpieza soltó una gran cantidad de placa mucosa. Después comenzó a tener, por lo menos, un movimiento intestinal saludable todos los días. ¡No puedo decirle lo aliviada y emocionada que estaba! Y todavía lo estoy. Con el tiempo sus movimientos intestinales incrementaron de uno a dos al día. Ahora estamos haciendo una segunda limpieza de colon para él (y la primera para mí). Espero mejorar nuestra digestión todavía más.

"Podría seguir y darle más ejemplos de victorias que hemos tenido con el resto de los síntomas de mi marido, pero este correo electrónico ya es más largo de lo que había planeado. Pero quiero agradecerle por su trabajo, por su sabiduría y por cambiar nuestra vida". —Andrea

## LIMPIEZA DE PRIMAVERA DE SU HÍGADO

William James dijo: "¿Vale la pena la vida? Todo depende del hígado". Siendo el lugar principal en el que el cuerpo almacena toxinas de las que no se puede deshacer, el hígado desempeña un papel vital en el proceso natural de desintoxicación del cuerpo. Cada sustancia química que usted consume, desde los residuos de pesticida o herbicida altamente tóxicos a los medicamentos y el alcohol, pasan por el hígado. A algunas personas no les toma mucho más que exponerse a estas sustancias tóxicas para que su hígado se debilite, se irrite y no sea capaz de desempeñar sus funciones adecuadas.

Algunos productos que se consumen comúnmente, como el Tylenol (acetaminofén), el jarabe de maíz de alta fructosa e incluso el jarabe de agave, que también es de fructosa, pueden dejar una cicatriza o destruir las células hepáticas en algunas personas. El alcohol es otra sustancia que contiene toxinas que dañan el hígado. Se sabe que los alcohólicos tienen un riesgo más alto de enfermedades hepáticas, especialmente de cáncer hepático. Para otras personas, consumir demasiada azúcar puede provocar un hígado graso. El hígado graso se encuentra en aumento, incluso entre personas más jóvenes. Usted necesita desintoxicarse de azúcar. Para ayuda y apoyo para hacer esto, consulte mi libro *The Juice Lady's Sugar Knockout* [La Dama de los Jugos le da un nocaut al azúcar].

Como resultado de nuestra dieta moderna muchas personas tienen una congestión hepática considerable y también piedras. Incluso si una persona no tiene un historial de piedras en la vesícula, podría estar en riesgo de desarrollarlas por la manera en que come. A las personas a las que se les remueve la vesícula necesitan ser especialmente cuidadosos con su hígado. Las piedras y la congestión del hígado son un gran obstáculo para lograr y mantener una buena salud. Son de hecho, una de las razones principales por las que las personas se enferman y tienen dificultades para recuperarse de enfermedades o revertirlas.

Una razón por la que la gente está siendo diagnosticada con alto colesterol es que su hígado está congestionado. Esto es cierto incluso para las personas que comen una dieta bastante saludable regularmente. Su hígado genera más colesterol que el que contiene una dieta normal. Incluso si dejara de comer todos los alimentos que contienen colesterol y redujera su ingesta a cero gramos de colesterol, su cuerpo simplemente elaboraría más. Así que si usted nota que incluso con una alimentación saludable y ejercicio regular su colesterol sigue alto, podría ser necesaria una desintoxicación de hígado.

A medida que las piedras crecen y la congestión incrementa, la presión sobre el hígado provoca que produzca menos bilis, que es una sustancia que ayuda a remover el colesterol del cuerpo. Cuando se produce menos bilis y luego es excretada del cuerpo, sucede un incremento en los niveles de colesterol. Tengo un pensamiento: ¿qué pasaría si a todos los que les diagnosticaran colesterol alto fueran sometidos a una limpieza de hígado antes de cualquier cosa? Los medicamentos que reducen el colesterol no son la respuesta. De hecho pueden dañar el cuerpo y añadir a su carga tóxica.

Como nuestra salud depende de un hígado eficiente y eficaz, es importante mantenerlo fuerte y nutrido por medio de limpieza regular y una dieta de soporte hepático. Limpiar su hígado es una de las mejores cosas que puede hacer para restaurar el equilibrio de su cuerpo. Tomar un medicamento para disminuir el colesterol no va a llegar a la raíz del problema.

Como la medicina convencional tiene matrices y métodos limitados para monitorear la salud de su hígado, limpiar y desintoxicar el hígado regularmente es una medida preventiva necesaria. Para el momento en que los análisis de sangre de su médico pueden detectar anormalidades en el funcionamiento de su hígado, el daño ya estará hecho. Esto es porque las células hepáticas tienen que romperse con el fin de que sus enzimas sumamente fuertes aparezcan en los análisis de sangre. Usualmente, la gente se encuentra en un estado avanzado de destrucción de las células hepáticas, sufriendo de una enfermedad como hepatitis, antes de que se descubra un funcionamiento deteriorado. La mayoría de la gente que tiene una congestión hepática, toxicidad o inactividad hepáticas tienen niveles perfectamente normales de enzimas en su sangre. Por lo cual, se requieren muchos años antes de que sea posible diagnosticar problemas de hígado.

Como no nos beneficiaremos realmente de una limpieza de hígado si el hígado está llenos de parásitos, suelo combinar una limpieza de parásitos con una limpieza de hígado. Con parásitos en el camino es difícil remover piedras, congestión o grasa, y podría terminar sintiéndose enfermo. Y ese no es el resultado que queremos. Deshacerse de parásitos con la limpieza de hígado rinde los mejores resultados (consulte el "Apéndice de recursos").

## Señales de que podría ser momento de desintoxicar su hígado

Los síntomas siguientes nos toman por sorpresa, provocando interrupciones en nuestra salud y bienestar:

- Problemas de alergias y en senos nasales y paranasales
- Comezón en el ano (esto puede ser provocado por parásitos)
- Mal aliento
- Olor corporal
- Manchas cafés en el rotro y manos
- Celulitis
- Hemangiomas (pequeñas manchas rojas en la piel que pueden ser suaves o con relieve)
- Lengua recubierta
- Constipación
- Ojeras
- Dificultades para dormir
- Mareos
- Somnolencia después de comer
- Fatiga
- Micciones frecuentes durante la noche
- Gases y distensión que resultan en eructos o flatulencias
- Dolores de cabeza o migraña
- Hemorroides

- Incapacidad de tolerar el calor o el frío
- Irritabilidad
- Libido baja
- Dolor en la espalda baja
- Pérdida de memoria
- Problemas menstruales y SPM
- Dolencias o dolores musculares o articulares
- Nerviosismo y ansiedad
- Sensación general de no sentirse bien.
- Dolor alrededor del omóplato derecho y el hombro (también relacionado con la congestión de la vesícula)
- Ojos y/o cara hinchados
- Nariz roja
- Complexión amarillenta o con ictericia
- Dolor e incomodidad estomacal o intestinal
- Problemas con el enfoque y la concentración mental
- Crecimiento excesivo de levaduras

Cuando comienza a notar que está experimentando alguno de los síntomas de esta lista, podría ser momento para limpiar su hígado.

## Los alimentos que le encantan a su hígado

Su hígado está trabajando a su máximo cuando no hay obstáculos que eviten que mantenga el cuerpo libre de toxinas. Pero cuando está sobrecargado por un consumo excesivo de alimentos muertos y antojos procesados, no puede realizar su trabajo. Una desintoxicación hepática de siete días se enfoca en optimizar el funcionamiento del hígado por medio de limpiar, proteger y nutrir el hígado. Los alimentos vivos, los jugos elaborados a partir de ellos y suplementos como los mencionados abajo que usted consuma durante siete días brindarán un ambiente rico en nutrientes que restaurarán su hígado.

### Verduras que apoyarán su limpieza de hígado

Las verduras siguientes lo ayudarán a limpiar y nutrir su hígado. Trate de utilizar verduras orgánicas tanto como sea posible, para que no esté introduciendo más pesticidas y toxinas mientas se esté desintoxicando. Y trate de comer y hacer jugo de las verduras de esta lista en abundancia para la semana de limpieza:

- ✦ Alcachofa
- ✦ Remolacha
- ✦ Brócoli
- ✦ Coles de bruselas
- ✦ Repollo
- ✦ Zanahorias
- ✦ Coliflor
- ✦ Apio
- ✦ Cebollino

- ✦ Pepino
- ✦ Berenjena
- ✦ Ajo
- ✦ Habichuelas
- ✦ Col rizada
- ✦ Colinabo
- ✦ Lechuga
- ✦ Hojas de mostaza

- ✦ Quibombo
- ✦ Cebolla
- ✦ Perejil
- ✦ Chirivía
- ✦ Guisantes
- ✦ Calabaza
- ✦ Espinaca
- ✦ Calabaza
- ✦ Camote o batata

## Limpiar su hígado lo convertirá en una persona completamente nueva

Cuando limpie su hígado, puede esperar una complexión más clara y brillante; la desaparición de las ojeras y la manchas de la edad; digestión mejorada; facilidad en bajar de peso y la desaparición de la celulitis; incremento de energía; y más y mejor sueño reparador. Si se estaba despertando muchas veces por la noche para ir al baño, debería esperar que este problema se vaya o que por lo menos mejore. Sus dolencias y dolores, dolores de cabeza, alergias y la hinchazón de su cara desaparecerá. Tendrá un estado de ánimo mejorado y más estable. Comenzará a tener una sensación general de salud y bienestar, y su memoria, su claridad mental y concentración se encenderán.

### Suplementos que apoyarán su limpieza de hígado

Los suplementos de esta lista están incluidos en mi programa de limpieza de hígado de siete días como parte del Desafío de Desintoxicación de treinta días; usted también puede encontrar el programa en mi libro *Juicing, Fasting and Detoxing for Life* [Llénese de vida con jugos, ayunando y desintoxicándose]. Este libro incluye recetas que le brindarán un beneficio excelente a su hígado. Todo lo puede encontrar allí: el licuado matutino de cítricos, jengibre, aceite de oliva; la ensalada limpiadora de berros; la ensalada de zanahoria, el caldo mineral y un programa alimenticio de siete días.

- ✦ **Cardo mariano.** El cardo mariano, con su ingrediente activo silimarina, que contiene poderosas propiedades antioxidantes, ayuda a prevenir el daño al hígado causado por los radicales libres. También ayuda a mejorar la función hepática general e inhibe los factores que provocan el daño hepático.

+ **Polvo de alcachofa.** Cinarina, una sustancia que se encuentra en la alcachofa, fortalece el hígado. Ayuda a incrementar la producción de bilis y fortalece el ducto biliar para que sea capaz de contraerse mejor. También ayuda a proteger las paredes celulares del hígado de daño y de cicatrización por medio de darle los nutrientes que las fortalece. El polvo de alcachofa también ayuda a descomponer y movilizar la grasa almacenada en el hígado, convirtiéndolo en un elemento útil en el combate al colesterol más bajo.

+ **Cúrcuma.** La curcumina es la sustancia principal que se encuentra en la cúrcuma que ayuda a limpiar el hígado, purificar la sangre, estimular la vesícula para una secreción de bilis mejorada y promover la buena digestión y eliminación.

+ **Acetilcisteína (NAC).** Ayuda a brindar una protección optima antioxidante de los radicales libres causados por la contaminación ambiental, el humo del cigarro y el alcohol, la NAC con frecuencia es prescrita por los naturópatas para los pacientes que tienen toxicidad de mercurio o metales pesados. La NAC captura estas toxinas y ayuda al cuerpo a excretarlas.

+ **Metionina.** La metionina es un aminoácido que ayuda al hígado a generar glutatión, lo cual contribuye para elevar los niveles de glutatión en el cuerpo; esto a su vez habilita al hígado para desempeñar sus funciones naturales de desintoxicación.

+ **Hoja de remolacha y rábano negro.** La hoja de remolacha, que ayuda a equilibrar los niveles de pH y estimula la secreción de bilis, y el rábano negro, que apoya la desintoxicación de metales pesados, trabajan con el proceso de desintoxicación del hígado, así como con el metabolismo de carbohidratos y grasas.

+ **Diente de león.** El diente de león, que ha sido utilizado durante siglos como uno de los favoritos de los naturópatas, promueve la secreción de bilis y la eliminación de los residuos metabólicos.

+ **Ajo.** ¡A nuestro hígado le encanta el ajo! Ayuda a canalizar las enzimas del hígado e impulsa sus cualidades naturales de filtración. Un poco de esta verdura poderosa surte un gran efecto, ya que contiene altas concentraciones de alicina y selenio. Ambos son compuestos naturales que fortifican la limpieza del hígado.

*Jugos que apoyarán su limpieza de hígado*

Algunos jugos marcarán toda la diferencia con su limpieza de hígado.

- **Jugo de remolacha.** Utilizado en la medicina naturópata para limpiar y apoyar al hígado, el jugo de remolacha está hecho de la raíz y las hojas. También puede hacer ensalada de remolacha con la pulpa sobrante. Las remolachas son las estrellas en mi programa de limpieza del hígado de siete días.
- **Jugo de zanahoria.** El jugo de zanahoria, elaborado a partir de zanahorias recién procesadas, ayuda a estimular y mejorar el funcionamiento general del hígado. Utilice la pulpa sobrante para convertirla en una ensalada deliciosa de desintoxicación.
- **Jugo verde oscuro de hojas.** Altas en clorofila vegetal, las verduras de hoja son uno de nuestros aliados más poderosos para limpiar el hígado. Literalmente succionan las toxinas del torrente sanguíneo; neutralizan los metales pesados, otras sustancias químicas y los pesticidas; y detienen el progreso de las hifas (la larga estructura de ramificación de las levaduras y hongos que se extienden sistemáticamente a lo largo del cuerpo). Hechas jugo, comidas crudas y ligeramente cocidas, las verduras de hoja como las hojas de remolacha, rúcula, espinaca, hojas de mostaza, col rizada, acelga, berza, hojas de colinabo y la achicoria ofrecen una gran potencia de limpieza para el hígado.

## Alimentos a evitar al estar limpiando el hígado

A medida que usted vaya desintoxicando su hígado, evite alimentos que irriten el hígado o que produzcan un exceso de moco en el cuerpo como la carne, los lácteos, los dulces, el alcohol, el huevo, el café, los alimentos refinados, el refresco, todos los aceites y aderezos (incluyendo los que se untan excepto el aceite de oliva extra virgen y el aceite de coco orgánico virgen), la comida chatarra, la comida rápida y los alimentos no orgánicos.

Para productos que limpien el hígado y más información sobre mi Desafío de desintoxicación de treinta días consulte el "Apéndice de recursos".

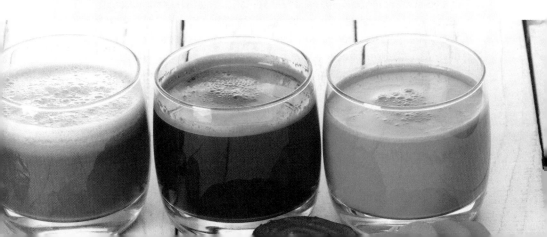

Nota: Si le ha sido diagnosticada alguna enfermedad hepática, consulte a su médico antes de comenzar cualquier programa de desintoxicación o limpieza.

## ¿Metales pesados? ¡Coma cilantro!

¿Sufre de agotamiento mental; insomnio; sensaciones de entumecimiento, ardor o punzadas; dolor a lo largo de su cuerpo; pérdida de memoria; depresión, espasmos musculares o fatiga crónica? Si respondió que sí a cualquiera de estos síntomas, podría tener depósitos de metales pesados en su cuerpo. Si considera que todos los días es bombardeado con sustancias químicas de un número infinito de fuentes que contienen propiedades bastante destructivas, podrías ser fácil para usted ver la necesidad de desintoxicarse de metales pesados.

Los metales pesados incluyen plomo, mercurio y aluminio. Contribuyen con la cantidad de neurotoxinas (sustancias exógenas que destruyen el tejido nervioso y afectan el funcionamiento hormonal) presentes en su cuerpo, que lo dejan sintiéndose no mucho como usted mismo.

El Dr. David Williams dice que una de las mejores maneras que ha encontrado para desintoxicarse de las neurotoxinas es lo que llama "la terapia de quelado para pobres". Cita un estudio del Dr. Yoshiaki Omura con la Heart Research Foundation de Nueva York, quien descubrió "una manera única y sencilla de remover los metales pesados como el mercurio, el plomo y aluminio".[1]

Durante un tratamiento de rutina contra infecciones con antibióticos y antivirales, el Dr. Omura y su equipo encontraron que después de un tiempo en el que mostraban mejoría, los pacientes regresaban a ellos con una recurrencia de las enfermedades que les acababan de tratar. Los investigadores descubrieron que sus pacientes tenían "depósitos de mercurio, plomo, aluminio o una combinación de ellos en ciertas áreas y que los agentes bacterianos y virales continuaban creciendo y multiplicándose en estas áreas".[2] Con los metales pesados presentes en los cuerpos de los pacientes, los antibióticos y los antivirales no podían llevar a cabo su propósito.

Durante un análisis de orina el Dr. Omura observó que había un incremento marcado de niveles de mercurio en la orina de uno de los pacientes. El incremento sucedió después de que el paciente había comido cilantro en su sopa. Después de investigar el fenómeno un poco más a fondo, el doctor y su equipo concluyeron que el cilantro contribuye con una excreción acelerada de depósitos de plomo, mercurio y aluminio del cuerpo. Abandonando el orden de su protocolo anterior, el Dr. Omura le recomendó a sus pacientes que consumieran cilantro—fresco o en jugo—para continuar con el quelado de los metales pesados. Luego pudieron volver a usar antibióticos y antivirales naturales para sanar permanente de las infecciones que habían tenido.

En otro estudio para corroborar su remedio con cilantro, el Dr. Omuro analizó a un paciente que tenía tres obturaciones de mercurio, las amalgamas más comunes que los dentistas estadounidenses habían usado en el pasado para obturar caries. Más tarde descubrió "cantidad significativas de mercurio [...] en los pulmones, riñones, órganos endocrinos, hígado y corazón del paciente" siendo que no había tenido mercurio en estos tejidos anteriormente, y "usando solo cilantro, el Dr. Omura pudo remover los depósitos de mercurio en solo tres semanas".[3] Sorprendente, ¿no?

El cilantro ha demostrado excelentes resultados para remover los metales pesados del cuerpo. Mientras veía un programa especial sobre la crisis de plomo en el agua de Flint, Michigan, pensé en este remedio sencillo para los inmensos problemas de salud que esta comunidad ha enfrentado. ¡Cómo me gustaría decirle a cada residente de Flint que comenzara a beber jugo de cilantro combinado con otros jugos de verduras o que comieran cilantro en sopas y ensaladas! Un cuarto de taza (compactada) de cilantro, incluyendo los tallos y las hojas, cada día es suficiente.

Pero ahora que *usted* conoce el remedio, puede comenzar con su desintoxicación de metales pesados de inmediato. En estos días todos estamos expuestos a estos tipos de toxinas todo el tiempo, y vamos a necesitar una limpieza con cilantro de vez en cuando.

Solo esté al tanto de que el cilantro puede desarraigar metales pesados de su cuerpo más rápido de lo que los puede eliminar. Por lo tanto es importante evitar que se depositen en el colon o que se reabsorban de vuelta en su torrente sanguíneo. Para prevenirlo, utilice arcilla de bentonita durante su desintoxicación de cilantro. Durante dos semanas tome entre una y dos cucharaditas de arcilla de bentonita (escoja la que diga "solo para uso interno") mezcladas con jugo o agua tres veces al día entre comidas.

Si experimenta dolores de cabeza, síntomas parecidos a la influenza, nerviosismo, fiebre o náusea, debe consumir menos cilantro para desacelerar la liberación de metales pesados, pero continúe tomando la misma cantidad de arcilla de bentonita. Un resultado fantástico es que su energía y sensación de bienestar mejorarán grandemente.

## LIMPIEZA DE PRIMAVERA PARA SUS RIÑONES

Sus riñones realizan muchas funciones importantes, incluyendo la eliminación de residuos; la excreción de orina; la regulación de la presión sanguínea; y el equilibrio del pH corporal, los niveles de fluidos y electrolitos. Pero pueden sobrecargarse rápidamente y no poder realizar su trabajo cuando usted escoge comer carbohidratos refinados, azúcar y sal; beber demasiado alcohol; comer demasiada proteína y grasa animal; y consumir alimentos que forman moco como los lácteos. Nuestra dependencia tan grande de los medicamentos de prescripción y nuestra exposición a pesticidas, mercurio y las muchas otras toxinas ambientales que encontramos regularmente provocan daños en los riñones también. Cuando nuestros riñones no pueden funcionar en su nivel óptimo, pueden congestionarse y desarrollar piedras renales y otros trastornos. Los problemas pueden comenzar cuando los riñones no son bien nutridos. Al estar nutridos pobremente se debilitan y disminuye la entrada y salida del flujo de sangre. Es importante nutrirlos con alimentos que apoyen a los riñones como bayas, espárrago, apio y semillas de ajonjolí negro.

## Observe su función renal

Los síntomas siguientes le pueden dar la clave de si sus riñones están saturándose y necesitan ser limpiados. Preste atención si usted:

+ No puede contener la orina (incontinencia)
+ Se despierta con frecuencia a lo largo de la noche para orinar
+ Experimenta ardor o dolor al orinar
+ Le duelen los ojos
+ Siente frío en la mitad baja de su cuerpo
+ Tiene una orina turbia
+ Tiene orina con mal olor o de color amarillo oscuro
+ Tiene ojeras
+ Ve sangre en su orina

Si tiene incluso uno de estos síntomas, es buena idea limpiar y apoyar sus riñones. Son órganos pequeños que tienen un trabajo poderoso que hacer. Con frecuencia nos esperamos hasta que surge una crisis antes de intervenir. Sus riñones le agradecerán por darles la atención que necesitan. E incluso si no tiene ninguno de los síntomas de la congestión renal, es buena idea limpiarlos una vez al año con jugos e infusiones de limpieza que le dan apoyo a los riñones.

Los jugos y hierbas de la lista siguiente son parte de su semana de limpieza de riñones. Durante siete días usted incluirá estos alimentos en su dieta.

+ No se suelen hacer jugos de perejil para beberlo solo, sino junto con otros jugos de verduras se sabor suave como el apio, la zanahoria, el pepino y el limón, y sirve como un buen diurético y limpiador de los riñones.
+ El ácido cítrico en los jugos de limón (amarillo) o lima (limón verde) ayudan a reducir la acumulación de calcio en los riñones, lo cual puede llevar a tener piedras en los riñones. Para un tónico rápido que limpia los riñones utilizando jugo de limón o de lima, combiné dos cucharadas de jugo de limón o lima recién exprimido

con una pizca de pimienta de cayena y diez a catorce onzas [300 a 400 ml] de agua purificada. Usted necesita beber por lo menos un galón [3,78 l] de este tónico todos los días durante tres días. Para lograrlo trate de beberlo a lo largo del día, junto con jugos de verduras e infusiones herbales. Coma verduras y frutas frescas para verdaderamente impulsar los resultados.

+ Beba jugo de arándano rojo mezclado con agua cada día, durante siete días. Puede usar jugo de arándano rojo concentrado sin edulcorar envasado o jugo de arándano sin edulcorar y añádale agua al gusto, aunque la mejor opción sería hacer jugo de arándano orgánico fresco. Se le puede añadir un poco de jugo de limón (amarillo) o de manzana frescos para endulzarlo un poco. Puede escoger beber solamente el jugo de arándano y agua o añadirle jugos de verduras y comer verduras y frutas crudas. Trate de beber alrededor de 32 onzas [946,4 ml] de agua de arándano al día durante esa semana.

+ Tres días durante su limpieza de riñones beba infusión de semilla de sandía por lo menos una vez al día. Así es como se hace: comience por servir una pinta [473,2 ml] de agua hirviendo sobre una cucharada de semillas de sandía molidas o cortadas. Permítalo reposar durante cinco a diez minutos. Después de dejarlo enfriar un poco, cuélelo y bébalo. Haga esta infusión fresca cada día.

+ Durante tres días beba una infusión de semillas de apio al día. Para hacer la infusión, pique o muela una cucharada de semillas de apio. Derrame una pinta [473,2 ml] de agua hirviendo sobre las semillas y deje que la mezcla repose entre cinco y diez minutos. Después de dejarlo enfriar un poco, cuélelo y bébalo. Esta infusión se debe hacer fresca cada vez que usted esté listo para beberla.

+ Otras infusiones que le dan apoyo a los riñones incluyen el té verde, la infusión de cardo mariano y la infusión de ortigas.

A medida que limpie y apoye a sus riñones y su tracto urinario, expulsará toxinas y residuos de sus riñones. Una limpieza de primavera renal reducirá la carga tóxica de sus riñones y les permitirá continuar con el muy importante trabajo de eliminar toxinas de su torrente sanguíneo.

Nota: Antes de comenzar cualquier tipo de limpieza renal, consulte a su proveedor de cuidados de salud, especialmente si tiene alguna enfermedad renal. Si piensa que es probable que tenga piedras en los riñones o una infección urinaria, consulte a su médico de inmediato.

## La desintoxicación con sauna

Hemos cubierto la limpieza de primavera necesaria para sus intestinos, hígado y riñones debido a la acumulación de toxinas, pero hay otra manera (¡mucho más divertida!) de tratar con las toxinas que se han acumulado en su cuerpo, y es usando un sauna.

Transpirar es una de las mejores maneras de eliminar toxinas liposolubles, incluyendo los fluorocarburos (PFC), y una de las mejores maneras de sudar bastante es metiéndose a un sauna. Según algunos expertos, los saunas brindan una de las pocas maneras de desintoxicarse de las toxinas plásticas. Los saunas también le brindan al cuerpo una manera más rápida de deshacerse de sustancias y metales que cualquier otro método de desintoxicación. Al hacerlo sudar profusamente, los saunas ayudan a restaurar la función de eliminación de la piel que con frecuencia se tapa por una sobreabundancia de residuos acumulados.

Los hay de dos tipos: tradicional, que trabaja con madera, electricidad o gas, y el infrarrojo. Con el sauna tradicional uno tiene que calentarlo con anticipación para que llegue a la temperatura a la que necesita estar. Sin embargo, para muchas personas, el calor que viene del sauna tradicional con frecuencia es difícil de tolerar.

Como utiliza elementos de calentamiento cerámicos, el sauna infrarrojo no necesita calentarse antes de usarse. Es mucho más agradable de usar ya que calienta el cuerpo mientras el aire permanece frío. La transpiración comienza rápidamente con el sauna infrarrojo. También es conocido por promover una mejor eliminación celular.

Para beneficiarse completamente de cualquiera de los tipos de sauna, siga estos pasos:

- Establezca la temperatura del sauna a no más de 110 grados Fahrenheit [43,33 °C].
- Antes de entrar al sauna, beba un vaso de dieciséis onzas [454 ml] de jugo de verduras fresco o agua mineral.
- No pase más de treinta minutos consecutivos en el sauna, tome un descanso de diez minutos entre sesiones si piensa volver.
- Asegúrese de ventilar el sauna cada vez que lo use para evitar respirar los gases tóxicos que su cuerpo libera. Quizás ya haya un sistema de ventilación en el sauna que esté usando. Revise las instrucciones del fabricante si necesita ayuda con esto.
- Al salir del sauna, beba un vaso de agua purificada.
- Luego tome una ducha tibia o fría, pero no caliente. Use un cepillo

para baño o estropajo para remover el sudor y las células muertas de la piel. Cepille su rostro y su cabello también. No use jabón porque deja una capa que tapa los poros, o champú tradicional o enjuague que están cargados de sustancias químicas. Utilice un champú y acondicionador orgánicos. Evite los humectantes convencionales pesadamente cargados de fragancias. En lugar de ellos utilice aceite de coco virgen orgánica para humectar su piel.

+ Después de la ducha siéntese o acuéstese unos diez minutos.
+ Para recuperar los minerales de su cuerpo durante una desintoxicación por sauna, añada granos de sal marina celta o kelp a su dieta.
+ Coma solamente alimentos orgánicos integrales cultivados en una tierra rica en minerales.
+ Descanse mucho al desintoxicarse; por lo menos ocho horas de sueño.
+ Ejercítese por lo menos treinta minutos diariamente; que no sea algo demasiado extenuante. Un ejercicio cardiovascular ligero, como caminar, es una manera perfecta de mantener las cosas en movimiento.
+ Salga, lejos de los caminos altamente transitados, y respire profundamente el aire limpio y fresco.
+ Haga lo mejor que pueda para eliminar todas la sustancias tóxicas.
+ Mantenga una actitud positiva. Como dice el proverbio: "El corazón alegre constituye buen remedio" (Proverbios 17:22).

Desarrollar un programa de desintoxicación regular, es como planear las grandes limpiezas estacionales de una casa. Usted hace una lista de todas las áreas en las que su hogar necesita un cuidado adicional y una limpieza profunda y concienzuda. Reúne todas sus herramientas y suministros de limpieza. Establece la fecha y se pone a trabajar. Es muy semejante para desarrollar un plan de ayuno y desintoxicación regular para su cuerpo, alma y espíritu. Haga un inventario de las áreas de su vida o de su cuerpo que necesitan mejorar su aspecto. Haga una lista de los alimentos, las herramientas y los recursos que va a necesitar. Establezca un marco de tiempo y póngase a trabajar. Cuando usted hace el esfuerzo de invertir en su bienestar general, se asegura de que la salud, el bienestar y la vitalidad sea suya para los años por venir.

## La desintoxicación con ayuno de tres días

Con base en toda la información que acaba de aprender con respecto a desintoxicarse al ayunar, quizá quiera intentarlo. He armado un plan de desintoxicación con ayuno—uno que puede hacer rápidamente—que le dará una muestra de lo que podría ser un programa de limpieza más intenso. Mi Desafío de desintoxicación de treinta días que realizo a lo largo del año incluye la limpieza de colon, limpieza de hígado y vesícula con limpieza de parásitos, limpieza de riñones y vejiga, limpieza de pulmones, limpieza de piel y sangre y limpieza de sistema linfático. Usted podría comenzar en este momento y darle a su cuerpo un poco de limpieza primaveral con esta desintoxicación con ayuno.

## Día 1: El enjuague rápido de colon

Este primer día de los tres días de desintoxicación se enfoca en el colon con jugos y fibra que lo ayudarán a expulsar toxinas. Deshágase de los residuos que tapan sus "tuberías internas". Lo que inicie hoy, lo continuará en parte el resto de los tres días porque va a querer mantener su colon en movimientos a medida que las toxinas sean liberadas de sus canales de eliminación.

Limpiar su tracto intestinal es una manera excelente de impulsar la energía y la vitalidad al mismo tiempo de mejorar una variedad de síntomas como constipación, dolores de cabeza y reflujo ácido. Limpiar el colon es uno de los pasos más ignorados cuando se trata de bajar de peso, aplanar el vientre y mejorar la digestión. Si su colon está congestionado, su digestión se verá afectada y no absorberá los nutrientes con eficacia. Esto puede provocar que se sienta hambriento una gran parte del tiempo.

Usted querrá comenzar con la limpieza de colon porque su cuerpo sacará las toxinas de sus escondrijos, y serán llevadas a sus intestinos para ser eliminadas. Pero si sus intestinos están congestionados, las toxinas no tendrán una buena ruta de escape. Eso puede llevar a que sean absorbidas de vuelta al sistema, y sus buenos esfuerzos serán derrotados. Entonces experimentaría síntomas como dolores de cabeza, sarpullido, fiebre, escalofríos, mareo, debilidad o fatiga. Así que avancemos y limpiemos ese colon de inmediato.

Esto es lo que *no* va a hacer este día:

+ Beber alcohol, café, nicotina, medicamentos de venta libre, vitaminas o suplementos.
+ Comer carne, lácteos, granos, azúcar o alimento sólido de cualquier tipo.

Este es el resumen del programa de limpieza de colon:

+ Beba por lo menos ocho vasos de agua purificada.
+ Beba jugos de verduras.
+ Disfrute té verde e infusiones de hierbas.
+ Pruebe un licuado de desintoxicación.

+ Tome una taza de caldo de pollo orgánico o de caldo de hueso o de caldo de miso.

*Programa del enjuague rápido de colon*

*Al levantarse*
Agua caliente con limón o infusión de hierbas.
Licuado de fibra (consulte la receta más abajo).

*Desayuno*

## Coctel de jugos para enjuagar el colon

1 pepino, pelado si no es orgánico
1 puñado de espinaca, lavado
1 puñado de perejil, lavado

1 tallo de apio, lavado
½ limón (amarillo), pelado
½ manzana (la verde es más baja en azúcar)*

Junte la espinaca y el perejil y hágalos pasar por el extractor de jugos con el pepino, el apio, el limón y la manzana (si la está utilizando).

*Si es diabético, hipoglucémico o tiene sobrecrecimiento de levadura, probablemente necesite eliminar la manzana para mantener baja el azúcar.

Nota: Va a beber tres o cuatro vasos de jugo el Día 1. Quizá tenga que repetir esta receta o escoger otras recetas de este libro.

*9:00 a. m.*
Probiótico para reponer las bacterias buenas del intestino.

*11:00 a. m.*
Licuado de fibra.

*Almuerzo*
Licuado de fibra.

*2:00 p. m.*

## Vuelve a la vida con jugo de pasto de trigo

Tome un vaso de 1 a 2 onzas [29,57 a 59,14 ml] de jugo de pasto de trigo o mezcle pasto de trigo en polvo con agua. El jugo de pasto de trigo es sumamente energizante. No se recomienda que beba esto después de las 3:00 p. m., ya que lo puede mantener despierto por la noche.

*3:00 p. m.*
Licuado de fibra.

*Cena*
Coctel de jugos para enjuagar el colon o una receta de jugo del capítulo 7.

*Después de cenar*

Tome un estimulador digestivo; estas son hierbas que hacen que el colon se mueva (consulte el "Apéndice de recursos" para más información).

*8:00 p. m.*

Infusión de hierbas y probiótico.

*9:00 p. m.*

Licuado de fibra.

### Mezcla de Fibras HUM (hágalo usted mismo)

Puede hacer su propia mezcla de fibras o adquirir un kit de limpieza de colon (consulte el "Apéndice de recursos"). Si usted quiere elaborar su propia mezcla, puede comprar fibra y arcilla de bentonita en su tienda de alimentos saludables. Para moler las semillas de linaza va a necesitar un molino de semillas o un molino para café pequeño.

- ½ taza de fibra de linaza o semillas de linaza molidas
- ½ taza de arcilla de bentonita (para uso interno; si obtiene arcilla seca puede mezclarla con la mezcla de fibra; de otro modo, tendrá que mezclarla en agua con la fibra)
- 2 cucharadas de vainas o semillas de psyllium molidas.
- 1 cucharada de carbón activado (opcional)
- 2 a 3 cucharadas de pectina de manzana o cítrica (opcional)

Mezcle todos estos ingredientes secos y almacene en un lugar seco y fresco.

### Licuado de Fibra

Para hacer el Licuado de Fibra: mezcle de 1 a 1½ cucharadas de la Mezcla de Fibra HUM en 8 onzas [237 ml] de agua o jugo y agite bien. Si está utilizando agua, puede añadir sabor al agua con una cucharadita de jugo de limón (amarillo) o de lima (limón verde) o de jugo de arándano sin edulcorar.

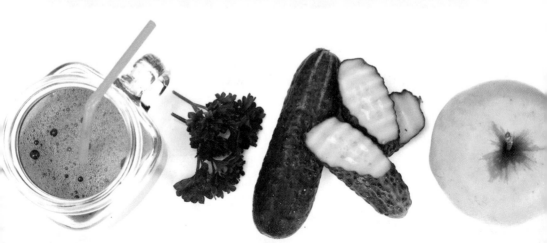

## Hierbaſ de limpieza

Hay muchos productos comerciales que estimulan el colon que utilizan varias hierbas y nutrientes que mantienen su intestino en movimiento. Escoja un producto que le funcione bien a usted. Los productos que yo recomiendo los he probado muchas veces y sé que funcionan bien y que no maltratan el colon. Usted querrá que su intestino se mueva entre dos y tres veces al día. Usted quiere remover material residual de las paredes del colon y el material atorado.

El magnesio es un mineral excelente que ayuda a aliviar la constipación por medio de llevar agua a los intestinos, provocando que las heces se suavicen. Las hierbas que ayudan en una limpieza de colon incluyen corteza de olmo rojo, raíz de malvavisco, hoja de menta piperita, cilantro, genciana, canela, raíz de ruibarbo, papaya, pimienta de cayena, hierbabuena, ajo, hinojo y raíz de jengibre. No recomiendo hierbas de cáscara sagrada o sen, ya que son demasiado irritantes para el colon. No obstante, algunas personas están tan constipadas que necesitan una fórmula que incluya una de ellas o ambas, junto con hierbas más reconfortantes como el olmo rojo, la raíz de malvavisco y la menta piperita. Las hierbas estimulantes pueden ser bastante benéficas durante una limpieza de colon, pero no se deben utilizar a largo plazo, ya que pueden generar dependencia (consulte el "Apéndice de recursos").

## Día 2: El enjuague rápido de hígado

El hígado es su órgano interno más grande y el órgano principal de desintoxicación del cuerpo. Es extremadamente importante para el cuerpo porque lleva a cabo cientos de tareas cada día. Procesa funciones biológicas como una incesante cuadrilla de trabajo. Sin un hígado saludable en buen funcionamiento, usted puede comenzar a sentirse cansado, enfermo, agotado y deprimido. Puede subir de peso o no ser capaz de adelgazar. Los contaminantes ambientales, los químicos de los cosméticos, los pesticidas, los residuos de medicamentos, el cloro y el fluoruro del agua, y los metales pesados se pueden quedar almacenados en su hígado. Toda esta basura puede afectar la producción de energía. Entonces comenzamos a sentirnos cansados. El hígado regula la conversión de la hormona tiroidea y es un órgano clave en el metabolismo y el control de peso.

Si a usted le encantan los dulces, ¡escuche! Su hígado convertirá estas calorías principalmente en grasa y las almacenará. Usted puede terminar con un hígado graso. Es tiempo de enjuagarlo y limpiar las cosas. Si está listo para hacer más brillante su piel y bajar un par de libras, hoy es el día de reanimar su hígado.

*Programa del enjuague rápido de hígado*

*Al levantarse*

*7:00 a. m. o al levantarse*
1 taza de agua filtrada (destilada es mejor para desintoxicarse).

*7:15 a. m. (quince minutos después)*
## Licuado cítrico para enjuagar el hígado y la vesícula

1 a 2 tazas de agua destilada o purificada
Jugo de un limón (amarillo)
Jugo de una lima (limón verde)
Jugo de una naranja (opcional; omita si tiene diabetes, hipoglucemia o crecimiento excesivo de levaduras)
1 pulgada [2,54 cm] de un pedazo de raíz de jengibre
1 diente de ajo
1 cucharada de aceite de oliva virgen extra prensada en frío
2 a 4 cubos de hielo (opcional; haga cubos de hielo con agua filtrada o destilada)

Coloque todos los ingredientes en la licuadora y licúe a alta velocidad por un minuto o hasta que todo quede bien licuado. Vierta en un vaso grande y bébalo todo. Este licuado estimulará su hígado y comenzará a expulsar toxinas.

*Desayuno*

## Coctel limpiador de hígado

1 pepino, pelado
3 zanahorias, bien fregadas, con las hojas removidas y los extremos cortados
1 remolacha, con tallo y hojas, bien fregada
2 pencas de apio
1 puñado de perejil
1 trozo de una a dos pulgadas [2,54 a 5,08 cm] de raíz de jengibre, fregado o pelado si está viejo
½ limón (amarillo), pelado

Corte la fruta y la verdura para que quepa en el tubo de alimentación de su extractor. Procese los ingredientes en su extractor y revuelva. Vierta en un vaso y beba tan pronto como sea posible. Rinde 1 a 2 porciones.

Suplemento: 1 a 2 cápsulas de la hierba cardo mariano o hierbas limpiadoras de hígado.

*10:00 a. m.*

1 taza de infusión de diente de león.

8 oz. [237 ml] de agua con limón (⅛ a ¼ de limón [amarillo]).

1 a 2 cucharaditas de ensalada de remolacha.

### Ensalada de remolacha

1 taza de pulpa de remolacha

Aderezo

2 cucharadas de aceite de oliva virgen extra
1 cucharada de jugo de limón (amarillo) fresco
1 pizca de canela (opcional)

Bata los ingredientes y derrame sobre la pulpa de remolacha. Mezcle bien.

*11:30 a. m.*

Infusión de jengibre o equinacea.

*Comida*

### Coctel limpiador de hígado de remolacha y bayas

La remolacha es un remedio tradicional para limpiar el hígado.

2 remolachas medianas
1 taza de arándanos azules
1 manzana verde [se refiere al tipo de manzana y no a su grado de madurción]
2 zanahorias grandes
1 tallo de brócoli
1 limón (amarillo), pelado
1 trozo de una pulgada [2,54 cm] de raíz de jengibre
½ taza de agua de coco

Procese todos los ingredientes en su extractor. Agregue el agua de coco, revuelva y disfrute.

*1:15 p. m.*

1 a 2 cucharaditas ensalada de remolacha.

*3:00 p. m.*

### Bebida verde

Procese tantas verduras de hoja como guste. Comience con una base de pepino,

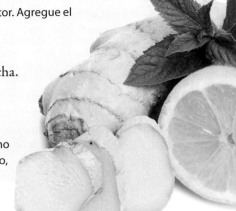

apio y limón (amarillo). A eso, añádale perejil, col rizada, espinaca, brotes o cualesquiera otras verduras de hoja. Si no es posible hacerlas jugo, mezcle verduras de hoja en polvo con agua.

1 a 2 cucharaditas de ensalada de remolacha.

*4:30 p. m.*

8 oz. [237 ml] de agua o infusión con limón (amarillo) (⅛ a ¼ de limón). 1 a 2 cucharaditas de ensalada de remolacha.

*Cena*

## Jugo desintoxicador verduras de hoja salvajes

Siendo una de las mejores hierbas para utilizar en una limpieza de hígado, el diente de león actúa como un agente limpiador tanto en el hígado como en los riñones. Ayuda a purificar la sangre y expulsar cristales de ácido úrico que se acumulan por consumir una dieta demasiado rica en proteínas animales y otros alimentos que producen ácido. También restaura la alcalinidad de la sangre.

1 pepino, pelado si no es orgánico
1 penca de apio
1 puñado de verduras de hoja silvestres como diente de león, ortigas,
     plátano macho, huauzontle o acedera
1 manzana (las variedades verdes son más bajas en azúcar)
1 limón (amarillo), pelado si no es orgánico

Corte todos los ingredientes para que quepan en el tubo de alimentación de su extractor, y luego procese. Revuelva el jugo y beba tan pronto como sea posible. Rinde 1 porción.

## Ensalada de zanahoria con limón y aderezo de aceite de oliva

1 taza de pulpa de zanahoria

Aderezo

2 cucharadas de aceite de oliva virgen extra
1 cucharada de jugo de limón (amarillo) fresco
1 pizca de canela (opcional)

Bata los ingredientes y derrame sobre la pulpa de zanahoria. Mezcle bien.

Ensalada de verduras o sopa de verduras licuada; puede sustituir las alcachofas cocidas, que apoyan bastante al hígado, pero no añada ningún aderezo ni "dip" excepto aceite de oliva y jugo de limón.

Suplemento: 1 a 2 cápsulas de la hierba cardo mariano o hierbas limpiadoras de hígado.

*7:15 p. m.*

1 a 2 cucharaditas de ensalada de remolacha.

*8:30 p. m.*

Infusión de camomila (manzanilla) o menta piperita.

## Día 3: El enjuague rápido de riñones y vejiga

### Al levantarse

Beba una taza de infusión de hierbas como agrimonia, malvavisco, juní-
pero o buchu (se pueden encontrar en las tiendas de alimentos saludables).
Estas hierbas diuréticas ayudarán a que el cuerpo se deshaga del exceso de
agua y beneficiarán el tracto urinario también.

### Desayuno

Beba jugo fresco como el jugo tónico para el riñón (consulte la receta
abajo) o agua con arándano. Quizá quiera tomar un batido verde. Escoja
de las recetas del capítulo 7. Quizá quiera añadir verduras de hoja en polvo
concentrado como hojas tiernas de cebada en polvo o pasto de trigo en
polvo para hacer jugo o una mezcla de diferentes polvos para hacer jugo de
verduras de hoja a su jugo o batido verde.

### Media mañana

Beba infusión de ortiga.

También, beba un vaso de agua con arándano. Haga esto por medio de
añadir 1 a 2 cucharadas de jugo de arándano sin edulcorar a un vaso de agua
de 8 a 10 onzas (237 a 295,7 ml) de agua. Quizá quiera añadir un poco de
stevia, si lo desea (no utilice edulcorantes artificiales, incluyendo Splenda).

### Comida

Quizá quiera comer una ensalada de verduras, palitos de verduras crudas
o verduras ligeramente cocidas al vapor como brócoli o alcachofa cocida, o
podría escoger alguna de las recetas de jugo, batidos o sopa cruda del capítulo 7. Para los aderezos de ensalada, escoja entre aceite de oliva, jugo de
limón, aguacate, ajo y muchas especias o hierbas. Quizá también quiera
comer frijoles, lentejas o guisantes partidos. La quinoa es excelente. Las semillas y las nueces son buenas. Quizá quiera comer galletas deshidratadas
de col rizada, calabaza italiana o aros de cebolla.

### Media tarde

Beba un vaso de agua con arándano.

### Cena

### 6:00 p. m.

Puede repetir cualquiera de las comidas veganas, al igual que en la comida. Consulte las recetas del ayuno de Daniel en el capítulo 8.

### Tarde

Infusión herbal.

Evite comer después de las 7:00 p. m. para darle a sus riñones la oportunidad de trabajar en la desintoxicación mientras duerme.

### Infusión de ortiga

La ortiga se utiliza tradicionalmente para la limpieza y soporte de los riñones; ayuda a eliminar el ácido úrico. Beba una taza de esta infusión este día.

### Jugo tónico para el riñón

- 1 pepino, pelado si no es orgánico
- 1 puñado de perejil
- 1 penca de apio
- ¼ de limón (amarillo), pelado o un puñado de menta
- ½ pulgada (1,27 cm) de raíz de jengibre

Procese todos los ingredientes en su extractor, revuelva y ¡disfrute! Rinde 1 porción.

Espero que disfrute mi desintoxicación de limpieza de tres días y quiera hacer más. Usted puede llevar a cabo la desintoxicación profunda de treinta días, que es mucho más minuciosa y le da una limpieza completa. Consulte el "Apéndice de recursos" para más información. Y si tiene preguntas con respecto al ayuno, el siguiente capítulo debería ayudarlo a obtener algunas respuestas.

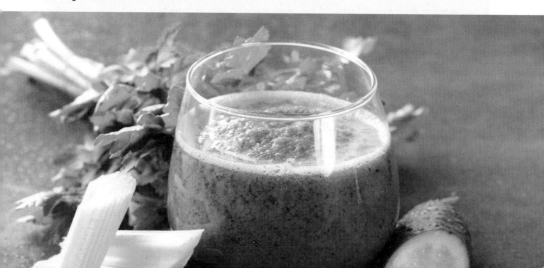

## Capítulo 6

# PREGUNTAS FRECUENTES SOBRE EL AYUNO

*El que come hasta enfermarse, debería*
*ayunar hasta recuperarse.*
—Proverbio ingles

UANDO LA GENTE ayuna surgen muchas preguntas. Quiero abordar tantas preguntas como sea posible en este capítulo para que pueda hacer que su ayuno sea productivo y completo en los días que decida ayunar. Muchas personas se han unido a mi grupo de ayuno con jugos de cinco días con numerosas preguntas. He respondido cientos de preguntas en la página privada de Facebook que tengo para asesoría privada de ese grupo. Creo que he incluido aquí la mayoría de las que se preguntan con más frecuencia.

## Preguntas frecuentes

### ¿Cómo comienzo un ayuno? ¿Qué tipo de preparación necesito?

Es importante pensar en prepararse para su ayuno uno o dos días antes de que realmente lo comience. ¿Qué tipo de ayuno quiere escoger? ¿Por qué quiere ayunar? Escriba la respuesta a estas preguntas. Escoja un ayuno que usted crea que pueda llevar a término. Escriba la lista de compras para el ayuno que ha escogido.

También es importante ponerse la meta de terminar su ayuno. Ayunar no es fácil en este país de abundancia, cuando una está rodeada de personas que jamás considerarían ayunar un día o incluso una comida. Usted conoce el dicho: *Si falla en planear, usted planea fallar.*

Usted también querrá prepararse para su ayuno por medio de acondicionarse un poco a él. Una de las peores cosas que puede hacer es "darse un atracón" el día anterior a comenzar. Es mejor comer ligero y saludable por lo menos dos días—pero preferentemente tres—antes de iniciar. Consulte el capítulo 2 para más detalles sobre cómo preparar su cuerpo para ayunar.

### ¿Cuánto tiempo debo ayunar?

La mayoría de la gente decide ayunar entre uno a siete días para un ayuno con agua o con jugos y diez a catorce días para el ayuno de Daniel. Tres a cinco días parece ser la longitud de tiempo más popular para un ayuno con jugo o con agua.

Si usted nunca ha ayunado antes y está escogiendo un ayuno con jugos, podría querer comenzar el fin de semana cuando tiene más tiempo para descansar y hacer jugos. Ayunamos juntos con jugos durante tres días en nuestros retiros de jugos y alimentos crudos, que es algo hacedero para todos. La gente también encuentra bastante útil ayunar con jugos juntos.

Un ayuno con líquidos más largo de siete días es considerado un ayuno extendido, y usted debería consultar con su médico para asegurarse de que esté lo suficientemente saludable para un ayuno extendido. No obstante, puede hacer un ayuno con líquidos durante siete días, comer alimento sólido durante tres días y luego volver al ayuno con líquidos otros siete días. Si usted escoge el ayuno de Daniel, hacer un ayuno extendido no representa un problema porque está comiendo alimento sólido; simplemente está escogiendo una dieta vegana.

## ¿Con cuanta frecuencia debo ayunar?

Los ayunos o las limpiezas son más eficaces cuando se realizan con las estaciones. Se dice que si usted realiza una limpieza o ayuno al inicio de cada estación, probablemente jamás se enferme. Yo no creo que haya un momento inoportuno para ayunar, aunque debe escoger una época apropiada para usted. Tratar de ayunar cuando hay una ocasión especial o una fiesta en la que se sirve comida de celebración, hace que sea un poco difícil continuar con el ayuno. Siempre escoja un momento para ayunar que le funcione mejor. Usted puede hacer del ayuno parte de su estilo de vida y ayunar una vez o varios días al mes. O puede hacer el ayuno intermitente que son dos días a la semana.

## ¿Puedo ayunar si estoy embarazada?

Las investigaciones indican que las mujeres embarazadas pueden realizar ayunos cortos, como de uno a dos días, hasta la vigésima semana de embarazo, pero no deben ayunar después, ya que pondría a la madre en riesgo de parto prematuro.[1] Algunos estudios muestran que si la madre ayuna no afecta a los recién nacidos o que les afecta poco. Pero ayunar debería ser determinado individualmente, dependiendo de la salud de la madre. Esto es lo que las investigaciones han mostrado:[2]

+ La medida de la condición física de un recién nacido (conocida como la escala de Apgar) de los bebés nacidos a las mujeres que ayunaron no fue distinta de los bebés que les nacieron a mujeres que no ayunaron.

+ La diferencia en el peso de los bebes que nacieron de madres que habían ayunado fue solo ligeramente más bajo que el de los bebés de las mujeres que no ayunaron.

+ Los bebés nacidos a mujeres que ayunaron fueron solo ligeramente más pequeños y más delgados que los bebés nacidos a las mujeres que no ayunaron.

## ¿Puedo ayunar si estoy amamantando?

Las investigaciones muestran que los ayunos breves (uno a dos días) no tienen efecto alguno en la leche materna.[3] Usted puede hacer ayunos breves al estar amamantando, pero deberá beber abundantes líquidos. Usted puede hacer el ayuno de Daniel sin problemas, ya que es una dieta vegana.

## ¿Debería consultar a mi médico antes de ayunar?

Si está tomando medicamentos o si tiene problemas de salud, es importante consultar a su médico si tiene planeado hacer algo más que un ayuno breve. Quienquiera que realice un ayuno extendido con jugos o con agua debe consultar a su médico. Los ayunos breves y el ayuno de Daniel no deberían ser un problema a menos que tenga problemas de salud serios o esté muy delgado; entonces es importante consultar a su médico o buscar supervisión para un ayuno con jugos.

## ¿Pueden ayunar los niños?

La edad en la que los niños pueden comenzar a hacer ayunos breves es alrededor de los diez años, pero esto depende de la salud de su hijo. Siempre confirme con su médico si no está seguro.

## ¿Debo hacer ejercicio mientras ayuno?

Según algunos expertos, ejercitarse al ayunar es benéfico para sus músculos. El experto en condición física, Ori Hofmekler, dice que produce "estados agudos de estrés oxidativo", los cuales son "esenciales para mantener afinada su maquinaria muscular".[4] Por lo tanto, sigue adelante diciendo: "El ejercicio y el ayuno pueden ayudar a contrarrestar todos los determinantes principales del envejecimiento muscular. Pero hay algo más con respecto a ejercitarse y ayunar. Al combinarse, disparan un mecanismo que recicla y rejuvenece su cerebro y los tejidos musculares".[5]

Esto se podría aplicar a los ayunos breves, a los ayunos intermitentes y al ayuno de Daniel. Si está haciendo un ayuno más largo, como tres o siete días o más, necesita considerar el tipo de ejercicio que escoja. Un estudio publicado en 1987 encontró que durante un ayuno de tres días, un adulto saludable podía realizar ejercicio de alta intensidad por treinta minutos o menos. Se debe realizar ejercicio de intensidad moderada de treinta a cuarenta y cinco minutos.[6] No obstante, si el ayuno restringe el agua, debería descansar, ya que ejercitarse deshidratado es peligroso (yo no recomiendo que haga alguna vez un ayuno que restrinja el agua).

Si ayuna más de tres días, entonces deberá evitar el ejercicio moderado a vigoroso, pero puede hacer estiramientos suaves y caminar. En nuestros retiros de jugos y alimentos crudos brindamos una clase de ejercicio cada día que tiene que ver con estirarse, caminar y ejercicios específicos para ayudar al cuerpo a desintoxicarse. El rebotador, también conocido como un mini trampolín, es excelente para practicarlo mientras ayuna y se desintoxica. También, el Lymphasizer (o máquina de oscilación chi) es muy bueno para estimular el movimiento del sistema linfático.

## ¿Son los enemas o limpiezas de colon benéficos cuando ayuno?

Cuando usted ayuna, su cuerpo tiene una mejor oportunidad de eliminar toxinas que cuando está comiendo sus comidas regulares. Muchas personas han descubierto que las toxinas son liberadas a una mayor velocidad de lo que su cuerpo puede manejar. En tales casos los enemas y las limpiezas de colon pueden ser sumamente útiles para facilitar la eliminación de toxinas. Consulte el capítulo 5 para más información.

## ¿Puedo tomar suplementos cuando ayuno?

No se suele recomendar tomar suplementos cuando ayuna, especialmente si es un ayuno con agua o con jugos. En este caso, usted querrá darle a todo su sistema digestivo un descanso. Los suplementos requieren que su cuerpo trabaje para digerirlos. Por eso es que los jugos son tan útiles. El jugo está desintegrado como un alimento predigerido. Su cuerpo puede absorber fácilmente los nutrientes sin mucho trabajo. Muchos suplementos tienen excipientes y algunos suplementos que no son de alta calidad son casi imposibles de digerir. Generan una carga para su cuerpo. No obstante, puede utilizar suplementos en polvo o líquidos ya que están desintegrados y son mucho más fáciles de absorber.

## ¿Debería consumir solo frutas y verduras orgánicas durante un ayuno?

Cuando usted ayuna es más importante escoger frutas y verduras orgánicas que en ninguna otra ocasión. Su cuerpo eliminará toxinas durante un ayuno; usted no querrá añadir más toxinas de frutas y verduras cargadas con pesticidas. La meta de ayunar es descargar todo lo que le está pesando y cargando su cuerpo y alma.

Hay una razón por la que los alimentos orgánicos son más populares que nunca y por la que las ventas llegan a los millardos de dólares cada año. Una cantidad siempre creciente de personas quieren evitar su ración de millardos de libras o más de pesticidas y herbicidas que son rociados a los cultivos cada año.[7] Más personas están despertando al hecho de que estos pesticidas están arruinando nuestra salud. Se calcula que solamente 0,1% de los pesticidas aplicados alcanzan las plagas a las que están dirigidos; el resto es absorbido por la plantas y esparcido a nuestro aire, tierra y agua.[8] Estos residuos de pesticida en el largo plazo presentan riesgos de salud como cáncer, la enfermedad de Parkinson y defectos congénitos.[9] Otros problemas inmediatos incluyen intoxicación aguda que se manifiesta con vómito, diarrea, visión borrosa, temblores, convulsiones y daño nervioso.

Se nos dice que los pesticidas y los herbicidas no presentan un gran riesgo de salud. Pero considere esto: cuando se comparan con las tasas de cáncer del público en general, hay una mayor incidencia de cáncer, particularmente de linfoma, leucemia y cáncer cerebral, cutáneo, gástrico y de próstata entre los trabajadores del campo, los agricultores y sus familias.[10]

El glifosato, que es altamente tóxico, es rociado en la avena, el trigo y la cebada y otros cultivos como secante: un pesticida que se usa para secar los cultivos y apresurar la cosecha. Lo que es más: "Los residuos de glifosato no son removidos con el lavado ni se descomponen al cocinar. El herbicida permanece en los alimentos más de un año, incluso si son procesados, secados o congelados", dice la Dra. Maya Shetreat-Klein autora de *The Dirt Cure: Growing Healthy Kids With Food Straight From the Soil* [La cura de la tierra: cómo cultivar niños saludables con alimentos directamente de la tierra].[11] No pueden remover los pesticidas con lavar los alimentos. Son sistémicos; se encuentran en el agua de la planta, son absorbidos por medio de las raíces. El glifosato está vinculado con el cáncer, el Parkinson y el Alzheimer. Por eso es tan importante comprar solamente pan, galletas, bollos, pan dulce, avena y otros cereales, así como los demás productos de harina y la cerveza, que sean orgánicos. ¡Sí, la cerveza! Está elaborada a partir de granos.

Si no puede comprar todas sus frutas y verduras orgánicas, siga las recomendaciones del Environmental Working Group sobre los "Dirty Dozen" [La docena sucia] y los "Clean Fifteen" [Las quince limpias]. Según la organización:

> Casi tres cuartos de las 6953 muestras probadas por el Departamento de Agricultura de los EE. UU. en el 2014 contenían residuos de pesticidas; un descubrimiento sorprendente a la luz de una demanda sumamente grande de alimentos sin sustancias químicas sintéticas.

La actualización de este año de la Guía del Comprador sobre Pesticidas en Frutas y Verduras del EWG [EWG's Shopper's Guide to Pesticides in Produce] informa que en las pruebas del USDA encontraron un total de 146 pesticidas en miles de muestra de frutas y verduras examinadas en el 2014. Los pesticidas persistieron en las frutas y verduras probadas por el USDA, incluso cuando eran lavadas y en algunos casos peladas.[12]

Las verduras y frutas cultivadas comercialmente varían mucho en sus niveles de residuos de pesticidas. Algunas verduras como el brócoli, los espárragos y las cebollas, así como los alimentos con cáscaras más gruesas, como los aguacates, los plátanos y los limones, tienen niveles relativamente bajos de pesticidas en comparación con otras frutas y verduras.[13]

Por otro lado, algunas verduras y frutas no contienen grandes cantidades de pesticidas; de hecho son bastante bajos. Cada año el Environmental Working Group publica su lista de "La docena sucia" de frutas y verduras, que clasifica a las frutas y verduras de peor a mejor (consulte la lista más abajo). Comer las frutas y verduras menos contaminadas que se encuentran en la lista de "Las quince limpias" (consulte la lista más abajo) expondrá a la persona a menos pesticidas. Puede consultarlas en línea en www.ewg.org. Cuando las frutas o verduras orgánicas que usted quiere no están disponibles, pídale a su tienda de comestibles que las tenga. También puede buscar operaciones de pequeños agricultores en su área y revisar los mercados de venta directa de los agricultores. Muchos pequeños agricultores no pueden permitirse el lujo de usar tantos productos químicos en la agricultura como las grandes granjas comerciales. Otra opción es ordenar productos orgánicos por correo, por internet o a través de una cooperativa de consumo.

### Evite "La docena sucia"

Si usted no puede permitirse el lujo de comprar todas sus frutas y verduras orgánicas, puede evitar los productos más rociados con pesticidas. El Environmental Working Group dice que usted puede cortar su exposición a los pesticidas en casi 90% simplemente evitando las doce frutas y verduras cultivadas convencionalmente que se ha encontrado que son las más contaminadas. Los estudios han demostrado que comer las doce frutas y verduras más contaminadas expondrá en promedio a una persona a unos catorce pesticidas al día. Comer las doce verduras y frutas menos contaminadas expondrá a una persona a menos de dos pesticidas al día.[14]

Las frutas y verduras están ordenadas comenzando con la más sucia. La lista de "La docena sucia"—más dos más—cambia cada año, así que para obtener la clasificación actual visite www.ewg.org.

| 1. Fresa | 8. Espinaca |
|---|---|
| 2. Manzana | 9. Tomate |
| 3. Nectarina | 10. Pimiento morrón |
| 4. Durazno | 11. Tomate cherry |
| 5. Apio | 12. Pepino |
| 6. Uva | 13. Chile |
| 7. Cereza | 14. Col rizada o berza[15] |

*Escoja "Las quince limpias"*

Estas frutas y verduras son las menos contaminadas por pesticidas. Están clasificadas de la más a la menos contaminada:

| 1. Aguacate | 9. Papaya |
|---|---|
| 2. Maíz dulce | 10. Kiwi |
| 3. Piña | 11. Berenjena |
| 4. Repollo | 12. Melón verde |
| 5. Guisante dulce, congelado | 13. Toronja |
| 6. Cebolla | 14. Melón |
| 7. Espárrago | 15. Coliflor[16] |
| 8. Mango | |

Según el Environmental Working Group: "Una pequeña cantidad del maíz dulce, papaya y calabacín que se vende en los Estados Unidos es producido a partir de semillas OMG [modificadas genéticamente]. Compre variedades orgánicas de esos cultivos para que pueda evitar los productos OMG".[17]

## ¿Cómo obtendré suficiente proteína al ayunar?

El único ayuno que podría generar preocupación por no obtener suficiente proteína es un ayuno con agua. Mi programa de ayuno con jugos ofrece aminoácidos, pero no proteínas completas. Sin embargo, no es algo de lo cual preocuparse para los ayunos breves de una semana o menos. Siempre puede añadir proteína en polvo y hacer licuados de proteína o batidos verdes si se debilita mucho.

Con un ayuno con jugos muchas personas obtienen más nutrición que cuando consumían alimento sólido. Es más fácil para el cuerpo extraer nutrientes de los líquidos que de los alimentos sólidos. Usted consumirá una abundancia de vitaminas, enzimas, fitonutrientes, minerales y biofotones, especialmente si bebe alrededor de un galón [3,78 l] de jugo al día.

Si usted está haciendo el ayuno de Daniel, tiene poco de qué preocuparse cuando de proteína se trata. Usted puede elegir una variedad de leguminosas, nueces, semillas, verduras de hoja y granos. Recuerde: ayunar ayuda a su cuerpo a sanar. Con un ayuno con jugos de verduras su cuerpo utilizará los ingredientes adicionales para reparar, restaurar y rejuvenecer.

La mayoría de los estadounidenses consumen más proteína de la que realmente necesitan. No necesitamos proteína animal tres veces al día. Muy pocas culturas comen tanta proteína como los estadounidenses. Como nuestro cuerpo humano no está diseñado para digerir y asimilar toda esta proteína, un poco de ella puede permanecer sin digerir. La proteína es ácida en su descomposición final, y, por lo tanto, el exceso de proteína acidifica el cuerpo y crea un ambiente para que crezcan las enfermedades y los padecimientos. El exceso de proteína también puede dañar los riñones.[18]

## ¿Cómo debo romper un ayuno?

Romper un ayuno es tan importante como el ayuno mismo. Usted puede hacerle mucho daño a su cuerpo si no rompe un ayuno adecuadamente. Mi esposo y yo una vez hicimos un ayuno de una semana con jugos y alimentos crudos con un ayuno de tres días con jugos a media semana. Después fuimos a una barra de ensaladas. Tratamos de ser cuidadosos con nuestras elecciones, pero los mariscos se veían tan deliciosos, que nos servimos un poco. En un par de horas los dos teníamos terribles cólicos estomacales. ¡No valieron la pena los pocos minutos de placer al cenar!

Usted debe tener mucho cuidado de no sobrecargar su sistema digestivo después de un ayuno. Recuerde, ha estado descansando y sanando un tiempo. Usted obtendrá el mayor beneficio de ayunar cuando lo rompa apropiadamente. Así que vuelva con lentitud y tranquilidad a la rutina de los alimentos sólidos si ha estado tomando solo agua o jugo y otros líquidos. Incluso con el ayuno de Daniel no le recomiendo que al terminar salga a cenar y pida un gran corte de carne con papa al horno o una hamburguesa con papas a la francesa. A medida que tome decisiones sabias, encontrará que su cuerpo responde bien y continúa con el proceso de sanidad.

Una razón importante para volver a comer alimentos sólidos con tranquilidad tiene que ver con sus enzimas. Se han tomado unas vacaciones durante su ayuno o, por lo menos, tuvieron un gran descanso. Ahora tienen que volver al trabajo. A medida que usted introduce lentamente los alimentos sólidos, pueden incrementar la producción. También, la mucosa que recubre el estómago puede ser más vulnerable a la irritación de ciertos alimentos. Es importante introducir alimentos que sean fáciles de digerir. Evite sustancias irritantes como el café, los alimentos fritos, grasosos, condimentados y pesados como la carne o las hamburguesas. Coma porciones pequeñas, ya que comer de más puede dañar su sistema y puede experimentar síntomas como cólicos estomacales, náuseas e incluso vómito.

Si ha hecho un ayuno extendido, permita cuatro días para ajustarse de vuelta a comer normalmente. Para ayunos más cortos, uno a tres días es suficiente.

### Los mejores alimentos para romper un ayuno

El jugo de verduras y de frutas es una buena opción para romper un ayuno con agua. Para romper un ayuno con jugos, use esta lista como una guía general; los primeros seis elementos son los mejores para el rompimiento inicial de su ayuno:

+ Jugos de verduras y batidos verdes
+ Frutas crudas
+ Caldos de verduras o de hueso
+ Ensaladas con aderezo de jugo de limón, aceite de oliva y hierbas
+ Verduras cocidas al vapor y sopas de verduras
+ Verduras crudas y platos de alimentos crudos
+ Granos antiguos cocidos
+ Leguminosas (frijoles, lentejas, guisantes partidos)
+ Nueces y semillas

Finalmente, usted puede ir añadiendo:

+ Huevo
+ Carne (pollo y pescado primero, luego la carne roja)

### Algunos consejos adicionales para romper el ayuno

Escuche a su cuerpo a medida que va introduciendo nuevos alimentos. ¿Experimenta reacciones adversas que podrían ser señal de una alergia o intolerancia alimentaria? Coma con lentitud y mastique bien sus alimentos para saber cuándo está satisfecho y poder facilitar una buena digestión. Entonces deje de comer, incluso si no se ha terminado toda la comida de su plato. Manténgase sintonizado con su cuerpo para que pueda leer sus señales.

Usted puede comenzar comiendo cantidades de comida más pequeñas con mayor frecuencia hasta que regrese a su rutina normal. Entre más alimentos frescos y crudos consuma, más enzimas obtendrá que lo ayudarán a librar su sistema digestivo de mucho trabajo pesado. Tome probióticos (bacterias amigables) para ayudar en la digestión. Se pueden encontrar en suplementos y en alimentos cultivados y fermentados naturalmente como chucrut y miso.

## ¿Cuánto peso voy a bajar en un ayuno?

Si ayuna con jugos, puede ser que pierda alrededor de una libra [453,6 g] al día. Con un ayuno con agua o con el ayuno con agua con limón, puede bajar un poco más. Con el ayuno de Daniel, puede bajar dos o tres libras [907,2 g a 1,36 kg] a la semana, dependiendo de sus elecciones alimenticias.

## ¿Y si pierdo demasiado peso?

En los casos de gran toxicidad el cuerpo tiene que eliminar mucho material tóxico antes de poder reconstruir el cuerpo. Algunos pacientes con cáncer pueden perder bastante peso durante un ayuno con jugos, pero pueden encontrar muchos beneficios a largo plazo. Sin embargo, la pérdida de peso no siempre es lo que sucede. Una señora asistió a nuestro retiro con jugos y alimentos crudos después de haber pasado por el tratamiento convencional de cáncer. Ella tenía un tubo de alimentación y estaba muy preocupada de que pudiera perder más peso en el retiro, lo cual dijo que no se podía dar el lujo de hacer. Le dije que sentía la certeza de que su cuerpo haría lo necesario. ¡Ella de hecho subió dos libras [907,2 g] mientras que todos los demás estaban bajando de peso!

Las personas con cáncer con frecuencia experimentan lo que es conocido como *caquexia*, una condición de desnutrición provocada por el cáncer. Cuando el cuerpo se limpia bien, las personas que han bajado demasiado peso con frecuencia comienzan a engordar nuevamente. Cuando hay un tumor que está creciendo a un ritmo veloz, es importante desintoxicar el cuerpo rápidamente. El tiempo es esencial. Los ayunos cortos con jugos de verduras pueden ser bastante útiles. No obstante, no es bueno incluir fruta, porque el cáncer se alimenta de azúcar.

## ¿Qué pasa si me siento peor mientras ayuno?

A medida que su cuerpo se desintoxica, lo cual ciertamente hará mientras ayuna, notará algunos síntomas de que las toxinas están siendo liberadas como dolor de cabeza, fatiga, sensación de mareo, diarrea, mal aliento, sarpullido, síntomas de influenza o algunos dolores y dolencias. Esto es todo bastante normal y una señal de que las toxinas están siendo expulsadas de sus escondrijos, y suelen pasar por su cuerpo con mucha rapidez.

Si tiene artritis, fibromialgia y otra condición dolorosa, podría empeorar antes de mejorar. Esto no es inusual. De hecho es una buena señal de que su cuerpo se está limpiando y sanando.[19] Usted sabe que con la sanidad, con frecuencia se siente un poco peor antes de mejorar. Siempre asegúrese de estar eliminando por lo menos dos veces al día. Si su colon se detiene, podría sentirse mucho peor. Consulte la sección de enemas y limpieza de colon en el capítulo 5.

## ¿Y si no puedo ayunar?

No lo puede saber hasta que no lo intente. Con frecuencia la expectativa de algo es peor que, de hecho, hacerlo. Creo que se sorprendería de lo que puede hacer. Muchas personas vienen a nuestros retiros con miedo de no poder terminar los cinco días de alimentos y jugos crudos. Todos los han terminado sin problemas. Muchas personas quedan muy sorprendidas de lo bien que se sienten cuando terminan el ayuno.

## ¿Me voy a sentir débil cuando ayune?

Algunas personas experimentan debilidad o cansancio un día o dos. Quizá note periodos de sentirse más cansado porque su cuerpo se está limpiando y sanando. Descanse más y duerma más en esos momentos. Pero en general, la gente de hecho incrementa su energía.

Conozco personas que estaban postradas en cama y muy enfermas de cáncer. Cuando las conduje en una abundancia de jugos de verduras frescas, recibieron una gran ayuda. Trabajé con un hombre que estaba de pie y recorriendo su propiedad en su carrito de golf a unos pocos días de haber tomado los jugos y alimentos crudos. Hasta la fecha no he conocido a nadie que no haya podido con un ayuno con jugos. Una señora que vino a nuestro retiro en una silla de ruedas, quien había estado postrada en cama antes de venir, estaba caminando para el cuarto día.

Recuerde, cuando ayuna con jugos, los nutrientes ya están descompuestos y su cuerpo no tiene que trabajar tan duro para obtener la nutrición. Con el ayuno de Daniel, el cuerpo tiene que trabajar un poco más, pero no tan duro como cuando tiene una dieta regular centrada en carne roja.

## ¿Mi azúcar en sangre bajará mucho?

Si hace jugos de verduras, minimiza las verduras altas en azúcar como las zanahorias y las remolachas, y no usa fruta excepto el limón o la lima y frutas bajas en azúcar como las bayas y la manzana verde, deberá estar bien. Yo tiendo a tener azúcar baja en sangre, así que hago mis jugos en esta forma: escojo muchas verduras verdes, incluyendo pepino, apio, verduras de hoja como la acelga o la col rizada y el perejil. Incluyo jengibre y limón. Si puedo encontrar raíz de cúrcuma, le añado a mi jugo un poco de eso. Y con frecuencia incluyo algunas zanahorias.

También tengo un coctel de jugo que lleva una parte batida con pedazos de tomate congelados. Hago jugo las zanahorias y el limón y vierto eso en mi licuadora sobre los pedazos de tomate congelado. Le añado por lo menos ¼ de taza de cilantro con una pizca de sal marina y una pizca de pimienta de cayena. Luego lo bato y lo disfruto. Esto es algo que me asienta bastante.

Una pizca de sal marina definitivamente ayuda si comienza a sentirse débil o mareado. Con frecuencia el cansancio se puede interpretar como azúcar baja en sangre, pero de hecho es parte de la reacción de limpieza. Nunca se ha bajado demasiado mi azúcar en sangre cuando vigilo las verduras que escojo y proceso solamente verduras con limón o lima. La clave es no obtener demasiada azúcar, si usted tiene la tendencia a tener azúcar baja en sangre. La única precaución es si usted tiene diabetes (vea la respuesta a la siguiente pregunta).

## ¿Puedo ayunar si tengo diabetes o hipoglucemia?

Si usted tiene diabetes y quiere hacer un ayuno con jugos, no use fruta excepto jugo de limón (amarillo) o lima (limón verde), arándanos, tomates y aguacate (que no se puede procesar para jugo, pero se pueden hacer batidos verdes con él). Haga jugo de montones de verduras verdes e incluya habichuelas. Usted debería hacerse análisis de azúcar en sangre por lo menos tres veces al día. Su azúcar en sangre puede decaer con mucha rapidez en un ayuno con jugos, así que su dosis regular de insulina puede provocar que baje demasiado. Usted va a querer estar al tanto de esto y ajustar su insulina y otros medicamentos para bajar el azúcar en sangre. También podría experimentar picos de azúcar en sangre. Si su azúcar en la sangre baja demasiado, entonces un poco de jugo de naranja podría ser útil para levantarla de nuevo. Si se siente débil o mareado, puede comer un poco de aguacate o añadir una pizca de sal marina. También minimice las zanahorias y las remolachas; son verduras con una alta cantidad de azúcar.

La mayoría de los diabéticos pueden hacer ayunos cortos con jugos de verduras. No debería tener ningún problema para hacer el ayuno de Daniel. No le recomiendo un ayuno con agua o con agua con limón a nadie que tenga problemas de metabolismo de azúcar.

## ¿Puedo beber batidos en mi ayuno con jugos?

Usted puede combinar batidos verdes con jugos para un ayuno de jugos y batidos. Esto le funciona bien a muchas personas que se debilitan o desmayan cuando tratan de hacer ayunos con jugos así como a las personas que tienen trabajos exigentes. Usted todavía obtendrá muchos beneficios de este tipo de ayuno. Consulte el capítulo 7 para programas de alimentación y recetas.

# EL PROGRAMA DE ALIMENTACIÓN Y LAS RECETAS RÁPIDAS Y SENCILLAS PARA AYUNAR CON JUGOS

*Por medio de la abstinencia, lo que está
cansado y débil se fortalece.*
—HIMNO CANTADO POR LOS MONJES DURANTE CUARESMA

USTED PUEDE ESCOGER ayunar de uno a siete días. De hecho, usted puede ayunar con jugos durante periodos más extensos, pero podría querer consultar con su médico para ayunar periodos extendidos. He tenido personas que se han unido al Desafío de desintoxicación de treinta días que deciden ayunar con jugos los treinta días con excelentes resultados. Escuche a la sabiduría de su cuerpo. Esta es una oportunidad de darle un descanso a su cuerpo de digerir todos los alimentos que normalmente come. Cuando el cuerpo no está enfocado en digerir alimentos sólidos, se puede enfocar en sanar y reparar. Ayunar con jugos rejuvenece su cuerpo justo hasta sus células. Esa es la razón por la que muchas personas notan que desaparecen las arrugas y se ven más jóvenes y más llenos de vida. ¡Hablando de subir el ánimo! Esta es su oportunidad de restaurar su cuerpo así como su alma y su espíritu.

## CONSEJOS PARA AYUNAR CON JUGOS EFICAZMENTE

Cuando comencé a ayunar con jugos, estaba tan determinada a recuperarme, que simplemente lo hice. No me importaba como me sintiera. Estaba comprometida con ayunar para recuperarme. Entonces continué ayunando año tras año para mantenerme saludable. Y aprendí que:

+ Podía hacer esto aunque no estaba segura de si podría hacerlo cuando comencé.
+ Cuando se ponían las cosas difíciles en el ayuno, descubrí que podía continuar una hora más, un día más a la vez.
+ Consideré el ayuno como un nuevo descubrimiento. Tenía mucha curiosidad con respecto a lo que experimentaría físicamente.

Ahora es su turno. Usted está a punto de experimentar lo que tiene preparado el ayuno con jugos para usted.

## ¿Necesita proteína en polvo para impulsarse? Escoja su proteína sabiamente

Si usted está haciendo un ayuno con jugos o con jugos y batidos, podría necesitar un poco de proteína para seguir adelante los días de mucho trabajo. Sin importar lo que escoja, fíjese en los edulcorantes y excipientes. Recomiendo los polvos edulcorados con stevia. No recomiendo la proteína de soya, debido al hecho de que la soya es un bociógeno, lo cual quiere decir que bloquea el iodo. Esto puede afectar en una manera adversa su tiroides. También es el mayor cultivo OMG en los EE. UU. Esto es lo que recomiendo:

### PROTEÍNA DE SUERO DE LECHE

Si usted no tiene sensibilidad a los lácteos, la proteína de suero de leche es considerada una proteína completa. Puede entrar en su torrente sanguíneo más rápido que otras proteínas en polvo. También es conocida por ser buena para ayudar a desarrollar músculo. Escoja un polvo orgánico elaborado de leche de vacas alimentadas con pasto.

### PROTEÍNA DE GUISANTE

Esta proteína en polvo está hecha de guisantes amarillos y tiene una textura ligera, esponjada. Es conocida por ser la proteína en polvo vegetal de mejor digestión. Es una buena opción para cualquiera que no quiera escoger lácteos. Por ser baja en dos aminoácidos, no es una proteína completa, pero si la mezcla con otra proteína vegetal como la de cáñamo o arroz, entonces se completa.

### PROTEÍNA DE CÁÑAMO

Baja en aminoácidos, solo 10 a 15 gramos por cucharada, la proteína de cáñamo no es la mejor para desarrollar músculo. Pero es una buena fuente de fibra y ácidos grasos omega-3. Combínela con proteína de guisante o de arroz para una proteína completa.

### PROTEÍNA DE ARROZ

La proteína de arroz tiene un sabor más distintivo que otras proteínas en polvo, ya que no es tan suave y es un poco semejante al yeso. Mézclela con proteína de guisante y tendrá una proteína completa así como una textura y sabor mejorados.

## EL PROGRAMA BÁSICO DE AYUNO CON JUGOS

Este es su programa básico de ayuno con jugos. Usted querrá beber por lo menos tres vasos de jugo grandes (12 onzas o 355 ml) al día, pero le va a ir mejor bebiendo dos cuartos a un galón [1893 a 3785 ml] de jugo al día, dependiendo de su tamaño. Usted puede intentar una variedad de recetas de jugo o encontrar sus preferidos y continuar con ellos. Lo que sea que usted decida es excelente. Si usted descubre que necesita aliento y apoyo, puede unirse a mi grupo de ayuno con jugos en línea. Tengo uno activo cada mes que incluye asesoría privada en Facebook y una teleconferencia semanal en la que puede hacer preguntas.

## Comience su día

Beba 8 onzas [237 ml] de agua purificada como lo primero en la mañana. Eso enjuagará su hígado.

## Siguiente

Beba una taza de agua caliente con limón y una pizca de pimienta de cayena. Esto hará que su hígado comience a moverse en la mañana. Además, se cree que el limón limpia el tracto digestivo.

## Desayuno

Escoja una receta de jugo de la sección de recetas de jugo de este capítulo.

## Vuelve a la vida de media mañana

Beba jugo de pasto de trigo o jugo de pasto de trigo en polvo con agua purificada—el jugo de pasto de trigo es un excelente vuelve a la vida de media mañana—o puede beber agua de coco o una infusión herbal.

## Comida

Escoja su receta de jugo.

## Rejuvenecedor de media tarde

Beba jugo de pasto de trigo o jugo de pasto de trigo en polvo con agua purificada o puede beber agua de coco o una infusión herbal.

## Cena

Escoja su receta de jugo.

## Infusión calmante de la noche

Beba una taza de infusión de camomila o de camomila con lavanda (o cualquier otra infusión herbal).

### No olvide beber agua

Asegúrese de beber por lo menos ocho vasos de agua purificada al día. Esto es especialmente importante cuando está ayunando para expulsar las toxinas. Vea el capítulo 3 para más información sobre la importancia del agua al ayunar.

## El ayuno de fin de semana

¡Renueve, avive y refresque su cuerpo en solo un fin de semana! Usted quizá quiera probar este sencillo ayuno con jugos de tres días para adelgazar o para verse más lleno de vida para un evento especial. Estos jugos realmente ayudan a derretir el peso adicional, así que pruébelos.

Cada día de este ayuno enfatizo un tema de color distinto de jugos. Lo llamo: El ayuno de fin de semana, pero lo puede hacer en cualquier momento. Sin embargo, si tiene una semana de trabajo ajetreada, quizá quiera comenzar su ayuno en viernes y terminar la noche del domingo. De esa manera tendrá el fin de semana para hacer jugos y darse un descanso adicional al mismo tiempo.

Creo que va a encontrar que este ayuno es muy divertido. Usted puede cambiar recetas como quiera. Le di algunas recetas divertidas para ayudarlo a comenzar, pero, por favor, sepa que no está amarrado a un ingrediente o receta. La gente a menudo me pregunta si puede sustituir un ingrediente con otro. ¡Siempre puede hacer sustituciones! (no obstante, si es diabético, hipoglucémico o tiene crecimiento excesivo de levadura o cáncer, probablemente necesite eliminar la manzana para mantener baja el azúcar). Ni siquiera tiene que seguir mi esquema de colores. Haga que este ayuno de tres días funcione para usted. Si encuentra un par de recetas que realmente le gustan, puede repetirlas una y otra vez. ¡Disfrute su travesía de ayuno de tres días!

### Día 1: Rábano el rojo

Cuando uno piensa en frutas y verduras rojas, el nutriente que se destaca es el licopeno, que es un carotenoide que es un poderoso antioxidante con un riesgo reducido de cáncer, especialmente de cáncer de próstata. También está asociado con una reducción en el riesgo de ataques cardiacos. Muchas frutas y verduras rojas también son ricas en vitamina C y ácido fólico con flavonoides que se ha demostrado que reducen la inflamación. Los arándanos son una buena fuente de taninos, que evitan que las bacterias se peguen a las células; por lo cual son importantes para combatir infecciones y son la razón por la que el jugo de arándano es un tratamiento estándar para las infecciones de la vejiga. El color rojo (y el morado) están asociados con las glándulas suprarrenales, el sistema linfático y los riñones.

*Al levantarse*
Beba agua caliente con limón o una infusión de hierbas.

### Desayuno

## Rojo amanecer

"Beber jugo de remolacha puede ayudarlo a reducir su presión arterial en cuestión de horas. Un estudio descubrió que beber un vaso de jugo de remolacha reducía la presión arterial sistólica en un promedio de 4 a 5 puntos".[1]

> 1 manzana verde [se refiere al tipo de manzana y no a su grado de maduración]
> ½ remolacha pequeña con hojas
> 1 pepino, pelado si no es orgánico

Corte la fruta y la verdura para que quepa en el tubo de alimentación de su extractor. Procese los ingredientes en su extractor y revuelva. Rinde 1 porción.

### Receso matutino

Beba infusión de hibisco (el hibisco tiene propiedades antiinflamatorias).

### Comida

## Fulgor rosado

Todas las verduras y frutas rojas, naranjas y verdes son ricas en carotenoides. Los estudios muestran que los carotenoides le dan a su piel un atractivo brillo rosado, que es incluso más atractivo que haber estado en el sol.

> 4 a 5 zanahorias medianas, con las hojas removidas
> 1 manzana roja
> ½ pepino
> 1 remolacha pequeña, con o sin algunas hojas
> 2 pencas de apio
> 1 trozo de una pulgada [2,54 cm] de raíz de jengibre

¡Procese todos los ingredientes en su extractor, revuelva y disfrute!

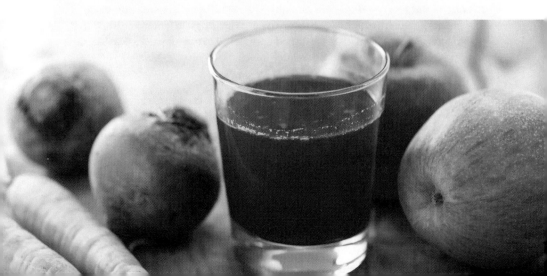

### 3:00 p. m. Vuelve a la vida

## Jugo de tomate y coco revitalizante

El agua de coco es rica en electrolitos, que revitalizan el cuerpo. Si usted no puede hacer esta receta, beba un vaso de agua de coco.

1 taza de jugo de zanahoria (aproximadamente 6 zanahorias medianas)
El jugo de 1 limón (amarillo)
1 tomate, cortado en trozos y congelado
1 puñado grande de cilantro
½ taza de agua de coco

Vierta el jugo de zanahoria y el jugo de limón en la licuadora. Añada los trozos de tomate congelado y el cilantro. Licúe hasta que los trozos de tomate queden completamente procesados. Agregue el agua de coco y revuelva. Vierta en vasos y revitalícese. Rinde 2 porciones.

### Cena

## Coctel de repollo rojo, jícama, zanahoria y lima

"El exhuberante color rojo del repollo rojo refleja su concentración de polifenoles de antocianina que contribuyen con que el repollo rojo contenga significativamente más fitonutrientes protectores que el repollo verde".[2]

1 puñado de perejil de hoja plana
1 hoja de lechuga verde
3 a 4 zanahorias, bien fregadas, sin hojas o tallos y con ambos extremos recortados
1 pedazo de jícama de 2 pulgadas (5,08 cm) por 4 a 5 pulgadas (10,16 a 12,7 cm), bien fregado o pelado
¼ de repollo rojo pequeño
1 lima (limón verde), pelada si no es orgánica

Corte la fruta y la verdura para que quepa en el tubo de alimentación de su extractor. Envuelva el perejil con la hoja de lechuga y páselo lentamente por el extractor. Procese el resto de los ingredientes en su extractor y revuelva. Sirva en un vaso y revuelva. Rinde 1 porción.

## Día 2: Flotar hacia lo verde

La clorofila es el pigmento vegetal que le da a las verduras y frutas su color verde. La clorofila purifica la sangre. Los alimentos verdes son ricos en isotiocianatos, los cuales generan enzimas en el hígado que ayudan al cuerpo a remover los compuestos carcinógenos. Las verduras crucíferas como el brócoli, el repollo y las coles de Bruselas contienen los fitonutrientes indoles e isotiocianatos que tienen propiedades anticáncer. Y sulforafano, que es un fitoquímico de las verduras crucíferas que ha demostrado desintoxicar su cuerpo de las sustancias que provocan cáncer antes de que puedan dañarlo.[3]

### Al levantarse
Beba agua caliente con limón o té verde.

### Desayuno

## Mañana de poder verde

"Los abundantes flavonoides de la espinaca actúan como antioxidantes para evitar que el colesterol se oxide y protege a su cuerpo de los radicales libres, particularmente al colon".[4]

3 zanahorias, bien fregadas, con las hojas removidas y los extremos cortados

2 pencas de apio con hojas

1 puñado de espinacas

1 pepino, pelado si no es orgánico

½ manzana verde [se refiere al tipo de manzana y no al grado de maduración]

Corte la fruta y la verdura para que quepa en el tubo de alimentación de su extractor. Procese los ingredientes en su extractor y revuelva. Vierta en un vaso y beba tan pronto como sea posible. Rinde 1 porción.

### Receso matutino
Beba té verde, caliente o helado.

### Comida

## Tomate Florentino con un giro

"La *orientina* y la *vicenina* son dos flavonoides solubles en agua que han sido de interés particular en la albahaca, y en estudios sobre los leucocitos humanos; estos componentes de la albahaca protegen las estructuras celulares así como los cromosomas de la radiación y de los daños generados por el oxígeno".[5]

2 tomates madurados en la planta

4 a 5 ramitas de albahaca

1 puñado grande de espinacas

1 lima (limón verde) o un limón (amarillo), pelado si no es orgánico.

Procese un tomate en su extractor. Envuelva la albahaca con varias hojas de espinaca. Apague la máquina y añada los envoltorios de espinaca y albahaca.

Vuelva a encender la máquina y empújelos suavemente con el émbolo para procesarlos. Procese el resto del tomate y el limón en su extractor. Revuelva el jugo, vierta en un vaso y beba tan pronto como sea posible. Rinde 1 porción.

*3:00 p. m. Vuelve a la Vida*

## Agua de diente de león y coco

El diente de león es excelente para ayudar a desintoxicar el hígado; no obstante, las hojas son muy amargas. El agua de coco y la manzana ayudan a las papilas gustativas.

> 1 manojo de hojas de diente de león
> 1 lima (limón verde), pelada si no es orgánica
> ½ manzana verde [se refiere al tipo de manzana y no al grado de
>      maduración]
> 1 taza de agua de coco

Procese la lima y las hojas de diente de león en su extractor. Mezcle con agua de coco y sirva de inmediato. Rinde 1 porción.

*Cena*

## Bebida de menta refrescante

La menta es un remedio eficaz probado para la náusea.

> 1 bulbo de hinojo y sus frondas
> 1 pepino, pelado si no es orgánico
> 1 manzana verde, como la Granny Smith o la Newton Pippin
> 1 puñado de menta

Corte la fruta y la verdura para que quepa en el tubo de alimentación de su extractor. Procese los ingredientes en su extractor y revuelva. Viértalo sobre hielo en un vaso y beba tan pronto como sea posible. Rinde 1 a 2 porciones.

# Día 3: Diga que sí al naranja

Los alimentos naranjas y amarillos son particularmente ricos en carotenos. Estos fitonutrientes incluyen beta-criptoxantina, beta-caroteno y alfa-caroteno que se convierten en el cuerpo en vitamina A según se necesite. Estos nutrientes son importantes para la visión, el sistema inmune y la piel. Estos alimentos son ricos en vitamina C y también son conocidos por ayudar a prevenir el cáncer.

*Al levantarse*

Beba agua caliente con limón o té verde.

*Desayuno*

## Jugo matutino de buen humor

El jugo de hinojo se ha utilizado como tónico tradicional para ayudar al cuerpo a liberar endorfinas, que son los péptidos que nos hacen "sentir bien", desde el cerebro al torrente sanguíneo. Las endorfinas ayudan a disminuir la ansiedad y el miedo, y generan un sentimiento de euforia.

½ manzana (las variedades verdes son más bajas en azúcar)
4 a 5 zanahorias, bien fregadas, sin hojas o tallos y con ambos extremos
    recortados
3 tallos de hinojo con hojas y flores
½ pepino, pelado si no es orgánico
1 puñado de espinacas
1 trozo de una pulgada [2,54 cm] de raíz de jengibre

Corte la fruta y la verdura para que quepa en el tubo de alimentación de su extractor. Procese primero la manzana y siga con los demás ingredientes. Revuelva y vierta en un vaso; beba tan pronto como sea posible. Rinde 1 a 2 porciones.

*Receso matutino*

Beba infusión de jengibre (nota: El jengibre es antiinflamatorio).

*Comida*

## Zanahoria y especias

El consumo regular de zanahorias ha demostrado reducir el colesterol.

2 a 3 zanahorias, bien fregadas, sin hojas o tallos y
    con ambos extremos recortados
1 puñado de espinacas
1 pepino, pelado si no es orgánico
½ limón (amarillo), pelado si no es orgánico.
½ manzana (las de variedades verdes tienen
    menos azúcar)
1 trozo de una pulgada [2,54 cm] de raíz de jengibre
½ cucharadita de canela
Una pizca de pimienta de cayena

Corte la fruta y la verdura para que quepa en el tubo de alimentación de su extractor. Procese los ingredientes en su extractor. Añada las especias y revuelva. Vierta el jugo en dos vasos y beba tan pronto como sea posible. Rinde 2 porciones.

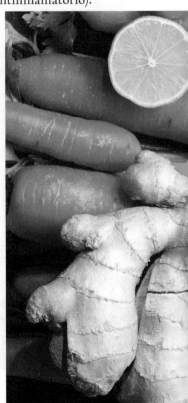

Disfrute un vaso de agua limón-menta o agua de coco.

*Cena*

### Jengibre saltarín con un giro

"Las investigaciones en Italia descubrieron que los que comían más zanahorias tenían ⅓ del riesgo de tener un ataque cardiaco en comparación con los que comían menos zanahorias".[6]

> 5 zanahorias medianas, bien fregadas, sin hojas o tallos y con ambos extremos recortados
> 1 manzana verde [se refiere al tipo de manzana y no a su grado de maduración]
> 1 trozo fresco de una pulgada de raíz de jengibre, pelado
> ½ limón (amarillo), pelado si no es orgánico.

Corte la fruta y la verdura para que quepa en el tubo de alimentación de su extractor. Procese los ingredientes en su extractor y revuelva. Vierta en un vaso y beba tan pronto como sea posible. Rinde 1 porción.

## RECETAS DE JUGO

He reunido una colección de recetas que tienen muchos sabores vigorosos distintos para mantener sus pailas gustativas lejos de fruncir el ceño, además de una rociada de energía para cambiar las cosas un poco. También he incluido algunas recetas básicas. Si usted rota las recetas, evitará aburrirse. Pero si llega a aburrirse, consiga mi libro *El gran libro de jugos y batidos verdes*, que tiene más de cuatrocientas recetas.

### Encienda sus hojas de jengibre

Un estudio descubrió que las personas que tomaron 2 gramos de jengibre al día vieron una mejora en el dolor muscular.[7]

> 1 manzana verde [se refiere al tipo de manzana y no a su grado de maduración]
> ½ bulbo de hinojo grande con sus frondas
> 1 pulgada [2,54 cm] de raíz de jengibre
> 1 tallo de brócoli grande
> 1 penca de apio
> 3 hojas de col rizada
> ½ pepino, pelado si no es orgánico

Corte la fruta y la verdura para que quepa en el tubo de alimentación de su extractor. Comience por medio de procesar la manzana termine con el pepino. Beba tan pronto como sea posible. Rinde 1 porción.

## Bebida para impulsar el sistema inmune

¿Se siente un poco afectado por el clima? Dele a su sistema inmune un reinicio con estos alimentos antiinflamatorios.

1 trozo de una pulgada [2,54 cm] de raíz de jengibre
1 trozo de una pulgada [2,54 cm] de cúrcuma
El jugo de 1 limón (amarillo)
1 cucharada de miel cruda (o varias gotas de stevia líquido)

Procese el jengibre y la cúrcuma. Mezcle con el jugo de limón y el edulcorante. Sirva inmediatamente. Rinde 1 porción.

## Coctel de poder antiinflamatorio

En varios estudios, la curcumina, que es responsable del pigmento amarillo-naranja de la cúrcuma, ha demostrado "efectos antiinflamatorios [...] comparables a los de las potentes drogas cortisol y fenilbutazona, así como de agentes antiinflamatorios de venta libre como Motrin".[8]

1 pepino
2 zanahorias, con las hojas removidas
1 tallo de brócoli
½ manzana verde [se refiere al tipo de manzana y no al grado de maduración]
1 pulgada [2,54 cm] de raíz fresca de cúrcuma
1 pulgada [2,54 cm] de raíz de jengibre

Procese todos los ingredientes en su extractor, revuelva y ¡disfrute! Rinde 1 a 2 porciones.

## Ambrosía que se lleva la grasa

Según las investigaciones, la toronja contiene un fitoquímico que quema la grasa y que equilibra los niveles de insulina. Eso significa que quemará más grasa en lugar de almacenarla. También se ha demostrado que la toronja reduce el colesterol malo (LDL).

1 toronja, pelada*
1 puñado pequeño de menta
6 hojas de lechuga romana

Procese todos los ingredientes en su extractor, revuelva ¡y disfrute! Rinde 1 porción.

* Nota: Siempre pele las toronjas (y las naranjas), ya que contienen aceites volátiles que pueden enfermarlo.

## Jugo que impulsa el metabolismo

El apio y los chiles son considerados alimentos termogénicos, que significa que impulsan su metabolismo

4 pencas de apio con hojas
1 manzana verde [se refiere al tipo de manzana y no a su grado de maduración]
1 pepino
1 pizca de pimienta de cayena o salsa picante

Procese todos los ingredientes en su extractor, revuelva ¡y disfrute! Rinde 1 porción.

## Servicio de fuego y hielo

¿Quiere poner su metabolismo en alta velocidad? Añada más chile. Los chiles contienen capsaicina, que es un compuesto químico que puede acelerar su metabolismo.

2 manzanas verdes [se refiere al tipo de manzana y no a su grado de maduración]
6 hojas de col rizada
1 pepino
¼ de jalapeño

Procese todos los ingredientes en su extractor, vierta sobre hielo, revuelva, ¡y disfrute! Rinde 1 a 2 porciones.

# Que no lo sorprendan con sus suprarrenales bajas

La fatiga suprarrenal puede arruinar su vida. Si usted tiene un caso serio de glándulas suprarrenales estresadas, puede tener dificultades con salir de la cama por la mañana. De hecho, usted querrá dormir una buena parte de su día.

Con una función suprarrenal disminuida, los otros órganos, glándulas y sistemas de su cuerpo son afectados igualmente. Usted experimentará cambios en el metabolismo de carbohidratos, proteínas y grasas, junto con un equilibrio en sus electrolitos e impulso sexual. Usted puede ser afectado hasta sus células.

El cuerpo se esforzará por compensar las glándulas suprarrenales cansadas, pero su cuerpo pagará el precio. Descubra si tiene fatiga suprarrenal. Tome mi cuestionario en línea en http://www.juiceladycherie.com/Juice/adrenal-fatigue -quiz/. Si llega a parecer que sus suprarrenales están bajas, consiga mi libro *The Juice Lady's Remedies for Stress and Adrenal Fatigue* [Los remedios para el estrés y la fatiga suprarrenal de La Dama de los Jugos].

## Coctel de impulso suprarrenal

Los chiles y el perejil son ricos en vitamina C; el apio es una fuente excelente de sodio natural. Ambos nutrientes son sumamente benéficos para las glándulas suprarrenales.

4 zanahorias, bien fregadas, sin hojas o tallos y con ambos extremos recortados
2 tomates
2 pencas de apio
1 puñado de perejil
1 pizca de salsa picante (hecha de chile)
1 pizca de sal de apio

Corte la fruta y la verdura para que quepa en el tubo de alimentación de su extractor. Procese los ingredientes en su extractor y revuelva. Vierta en un vaso y beba tan pronto como sea posible. Rinde 2 porciones.

## Coctel de jugo para desintoxicar el hígado

Una de las propiedades limpiadores únicas de la rúcula es que contrarresta los efectos destructivos de los metales pesados, particularmente en el hígado. Siendo miembro de la familia de las verduras crucíferas, es rica en antioxidantes desintoxicantes.

1 pepino
1 puñado de rúcula
½ taza de arándanos azules
½ manzana verde [se refiere al tipo de manzana y no al grado
    de maduración]
¼ de taza de menta
El jugo de 1 lima (limón verde)
1 trozo de una pulgada [2,54 cm] de raíz de jengibre

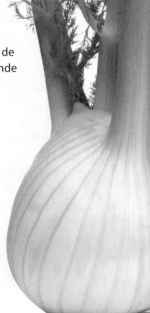

Corte la fruta y la verdura para que quepa en el tubo de alimentación de su extractor. Procese y revuelva. ¡Disfrute! Rinde 1 porción.

## Rejuvenecedor refrescante

Los pepinos son conocidos por ser refrescantes e hidratantes. De hecho, las caravanas de Medio Oriente llevaban pepinos con ellos al cruzar el desierto porque apagaban la sed y eran refrescantes.

> 1 lima (limón verde), pelada si no es orgánica.
> 2 manzanas verdes [se refiere al tipo de manzana y no a su grado de
>     maduración]
> 1 pepino, pelado si no es orgánico
> 1 oz. [29,6 ml] de jugo de pasto de trigo o 1 porción de jugo de pasto de
>     trigo en polvo

Procese la lima, las manzanas y el pepino en su extractor. Mezcle el pasto de trigo, ¡y disfrute! Rinde 1 porción.

## Jugo matutino de buen humor

El hinojo es un remedio tradicional para elevar el estado de ánimo.

> ½ bulbo de hinojo con sus frondas y flores
> 1 pepino
> ½ limón (amarillo)

Procese todos los ingredientes en su extractor, revuelva y disfrute. Rinde 1 porción.

## ¡Me encanta ese ajo!

"Cuando se trata de adelgazar, el ajo parece ser una comida milagrosa. Un equipo de médicos del hospital Tel Hashomer de Israel realizó una prueba en ratas para probar de qué manera el ajo puede ayudar a prevenir la diabetes y los ataques del corazón, y encontraron un efecto secundario interesante: ninguna de las ratas a las que se les dio alicina (un compuesto que contiene el ajo) engordó".[9]

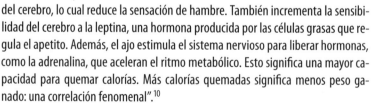

"El ajo es un conocido supresor del apetito. El fuerte olor del ajo estimula el centro de saciedad del cerebro, lo cual reduce la sensación de hambre. También incrementa la sensibilidad del cerebro a la leptina, una hormona producida por las células grasas que regula el apetito. Además, el ajo estimula el sistema nervioso para liberar hormonas, como la adrenalina, que aceleran el ritmo metabólico. Esto significa una mayor capacidad para quemar calorías. Más calorías quemadas significa menos peso ganado: una correlación fenomenal".[10]

## Amor por el ajo

1 a 3 dientes de ajo
1 pulgada [2,54 cm] de raíz de jengibre
6 a 7 zanahorias, con las hojas removidas
½ manzana verde [se refiere al tipo de manzana y no al grado de maduración]

Procese los ingredientes en su extractor y revuelva. ¡Disfrute! Rinde 1 porción.

## Coctel para equilibrar el azúcar en la sangre

Las habichuelas son útiles para el páncreas y ayudan a estabilizar los niveles de azúcar en la sangre.

| | |
|---|---|
| 2 hojas de lechuga romana | ½ limón (amarillo), pelado |
| 1 pepino | ¼ de cucharadita de canela |
| 1 penca de apio | 1 zanahoria |
| 8 a 10 vainas de habichuelas | |

Junte en un puño las hojas de lechuga romana. Corte la fruta y la verdura para que quepa en el tubo de alimentación de su extractor. Meta las hojas de lechuga romana en el tubo de alimentación y empújelas con el pepino para procesarlas. Procese los ingredientes restantes, finalizando con la zanahoria. Sirva en un vaso, ¡y disfrute! Rinde 1 porción.

## Jugo para frenar sus antojos de carbohidratos

El jugo de pataca combinado con zanahoria y remolacha es un remedio tradicional para satisfacer el antojo de dulces y comida chatarra. La clave es tomar este jugo lentamente cuando tenga antojo de alimentos con alto contenido de grasa o carbohidratos.

| | |
|---|---|
| 1 pataca, bien fregada | ½ remolacha pequeña, bien fregada |
| 3 a 4 zanahorias, bien fregadas, sin hojas o tallos y con ambos extremos recortados | ½ pepino |
| | ½ limón (amarillo) |

Corte la fruta y la verdura para que quepa en el tubo de alimentación de su extractor. Procese los ingredientes en su extractor y revuelva. Vierta en un vaso y beba tan pronto como sea posible. Rinde 1 porción.

### Coctel de desintoxicación pesada de cilantro

En estudios, el cilantro ha demostrado ayudar al cuerpo a desintoxicarse de metales pesados como el mercurio, el plomo y el aluminio.

2 tomates, cortados en trozos
1 taza de jugo fresco de zanahoria (aproximadamente de 5 a 7 zanahorias)
1 limón (amarillo), hecho jugo, pelado (si es que lo procesa en un
     extractor de jugos)
¼ de taza de cilantro, enjuagado y picado
¼ de cucharadita de sal marina celta
¼ de cucharadita de comino molido
¼ de jalapeño pequeño(o más si le gusta el picante), picado
3 rábanos

Coloque los pedazos de tomate en una bolsa para congelar y congélelos hasta que queden sólidos. Esto es opcional (o puede utilizar tomates frescos con la licuadora). Vierta los jugos de limón y zanahoria en una licuadora y añada los trozos de tomate congelado, el cilantro, la sal, el comino, el jalapeño y los rábanos. Procese en alta velocidad hasta obtener un batido suave, pero espumoso; y sirva inmediatamente. Rinde 2 porciones.

### Limonada chispeante sorbo delgado

Con menos de 10 calorías, este es una bebida baja en calorías y rica en vitamina C, ideal para apagar la sed.

½ limón (amarillo) lavado o pelado si no es orgánico
1 taza de agua mineral sin edulcorar
2 a 3 gotas de stevia líquido (pruebe el SweetLeaf Vanilla Crème)

Procese el limón y vierta el jugo en un vaso. Añada el agua mineral y revuelva para combinar. Añada hielo, como desee, o sirva helado. Rinde 1 porción.

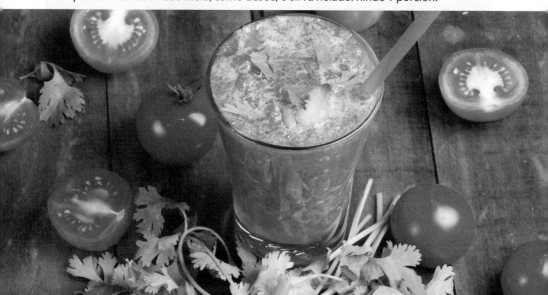

## Coctel de jugo para bajar el colesterol

Un estudio de 2008 mostró que la raíz de jengibre contribuye con la reducción significativa de los triglicéridos, el colesterol, la lipoproteína de baja densidad (LDL) y la lipoproteína de muy baja densidad (VLDL).[11]

1 trozo de una pulgada [2,54 cm] de raíz de jengibre
1 pepino
4 zanahorias
1 limón (amarillo)
1 manzana verde [se refiere al tipo de manzana y no a su grado de maduración]

Procese todos los ingredientes en su extractor, revuelva ¡y disfrute! Rinde 1 porción.

## Jugo de desintoxicación de primavera con hojas silvestres

Siendo una de las mejores hierbas para utilizar en una limpieza de primavera, el diente de león actúa como un agente limpiador tanto del hígado como de los riñones. Ayuda a purificar la sangre y a expulsar cristales de ácido úrico que se acumulan por consumir una dieta demasiado rica en proteínas animales y otros alimentos que producen ácido; restaura la alcalinidad de la sangre.

1 pepino, pelado si no es orgánico
1 penca de apio
1 puñado de verduras de hoja silvestres (como diente de león, ortiga, plátano macho, huauzontle o acedera)
1 manzana (las variedades verdes son más bajas en azúcar)
½ limón (amarillo), pelado si no es orgánico (si es orgánico, procéselo en el extractor con la cáscara, si así lo desea; solamente esté al tanto de que no a todos les gusta el fuerte sabor de la cáscara de limón; usted decida)

Corte todos los ingredientes para que quepan en el tubo de alimentación de su extractor, y luego procese. Revuelva el jugo y beba tan pronto como sea posible. Rinde 1 porción.

## Coctel de limpieza renal

El espárrago es un diurético natural y es excelente para limpiar y nutrir los riñones.

2 zanahorias, con las hojas removidas
1 pepino, pelado si no es orgánico
8 tallos de espárrago

Un puñado de hojas silvestres (como hojas de diente de león o de ortiga, o bien, sustituya con rúcula)
1 limón (amarillo), pelado si no es orgánico

Corte la fruta y la verdura para que quepa en el tubo de alimentación de su extractor. Procese los ingredientes en su extractor y revuelva. Sirva en un vaso y ¡disfrute! Rinde 1 a 2 porciones.

## Espinosa rosada

Esta fruta cactácea tiene un color rosa fucsia y tiene un sabor semejante al melón o a la goma de mascar. Las tunas son ricas en potasio y magnesio; minerales importantes para regular el corazón.

Tunas (son pequeñas; se requieren bastantes para hacer un vaso de jugo, y la cantidad varía)
El jugo de 1 lima (limón verde)

Use guantes al remover las espinas y la dura cáscara de las tunas. La mayoría de los extractores de jugo pueden manejar las semillas. Procese todos los ingredientes en su extractor, revuelva ¡y disfrute! Rinde 1 porción.

## Verduras picantes

El polvo de curri es una especia popular que se ha demostrado previene el cáncer.

1 tomate
1 pepino
½ limón (amarillo)
2 hojas de acelga
1 trozo de una pulgada [2,54 cm] de raíz de jengibre
½ cucharadita de curri

Procese el tomate, el pepino, el limón, las hojas de acelga y el jengibre. Añada el curri. ¡Disfrute! Rinde 1 a 2 porciones.

## Limada de jengibre

En un estudio de 2015 se descubrió que el jengibre reduce los niveles de azúcar en la sangre, así como la inflamación.[12]

2 manzanas
½ pepino
1 lima (limón verde), pelada si no es orgánica.
1 trozo de una pulgada [2,54 cm] de raíz de jengibre

Procese todos los ingredientes en su extractor, revuelva ¡y disfrute! Rinde 1 porción.

## Reparador muscular verde

¿Está haciendo entrenamiento de fuerza? La espinaca ayuda a sus músculos a recuperarse.

1 puñado grande de espinaca
1 manzana verde [se refiere al tipo de manzana y no a su grado de maduración]
1 pepino
1 trozo de una pulgada [2,54 cm] de raíz de jengibre
2 pulgadas [5,08 cm] de raíz fresca de cúrcuma (opcional)

Procese todos los ingredientes en su extractor, revuelva ¡y disfrute! Rinde 1 porción.

## Fulgor rosado

Los estudios muestran que los carotenoides le dan a su piel un atractivo brillo rosado, que es incluso más atractivo que haber estado en el sol.

4 a 5 zanahorias medianas, con las hojas removidas
1 manzana roja
½ pepino
1 remolacha pequeña, con o sin algunas hojas
2 pencas de apio
1 trozo de una pulgada [2,54 cm] de raíz de jengibre

Procese todos los ingredientes en su extractor, revuelva ¡y disfrute! Rinde 1 a 2 porciones.

## Tarta de zanahoria

Para recibir el beneficio total de los carotenoides de las zanahorias, es mejor combinarlas con grasa. Añadir leche de coco es una combinación perfecta y es tan deliciosa, que lo llamaré tarta de zanahoria.

5 a 9 zanahorias, con las hojas removidas
½ taza de leche de coco
½ cucharadita de canela
¼ de cucharadita de nuez moscada

Procese las zanahorias y vierta el jugo en un vaso. Añada la leche de coco, la canela y la nuez moscada (asegúrese de utilizar leche de coco y no agua de coco para darle al jugo una textura cremosa). Rinde 1 porción.

## Tarta de manzana à la mode

"Un estudio de 2003 que apareció en la revista *Diabetes Care* mostró que la canela puede provocar que las células musculares y hepáticas respondan con mayor sensibilidad a la insulina, mejorando, así, la pérdida de peso. Una mejor respuesta a la insulina significa un mejor equilibrio del azúcar en sangre, por lo tanto, se libera menos insulina en su cuerpo".[13]

- 2 manzanas
- 1 trozo de una pulgada [2,54 cm] de raíz de jengibre
- 1 taza de leche de coco
- ½ cucharadita de canela
- ¼ de cucharadita de nuez moscada

Procese las manzanas y el jengibre. Mezcle la leche de coco y las especias, ¡y disfrute! Rinde 1 porción.

## Jugo limpiador de hígado de remolacha y bayas

La remolacha ha sido usada como remedio natural para limpiar el hígado.

- 2 remolachas medianas
- 1 taza de arándanos azules
- 1 manzana verde [se refiere al tipo de manzana y no a su grado de maduración]
- 1 zanahoria grande
- 1 tallo de brócoli
- 1 limón (amarillo), pelado
- 1 trozo de una pulgada [2,54 cm] de raíz de jengibre
- ½ taza de agua de coco

Procese todos los ingredientes, excepto el agua de coco. Agregue agua de coco, revuelva, ¡y disfrute! Rinde 1 a 2 porciones.

## La señora jengibre rosado

Un estudio con 261 pacientes descubrió que 63% de los participantes que habían tenido artrosis de la rodilla experimentaron mejoría en el dolor al incluir extracto de jengibre en su dieta.[14]

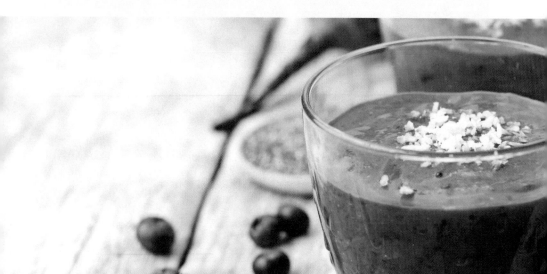

2 manzanas verdes [se refiere al tipo de manzana y no a su grado de
  maduración]
½ pepino
¼ de remolacha
1 trozo de una pulgada [2,54 cm] de raíz de jengibre

Procese todos los ingredientes en su extractor, revuelva ¡y disfrute! Rinde 1
porción.

## Infusiones sanadoras

La infusión de citronela levanta su ánimo. ¡Usted quizá lo requiera mientras esté ayunando! Es bueno para los días tristes nublados, y también puede tomarla cuando el sol esté brillando.

El mirtilo es excelente para ayudar a equilibrar el azúcar en sangre.

El jengibre tiene la función de reducir la inflamación y asentar el estómago.

La salvia tiene muchos usos medicinales. Uno de ellos es ayudar a su cuerpo a utilizar la insulina. Los estudios muestran que la salvia puede impulsar la actividad de la insulina en los diabéticos.

## Recetas de batidos y sopas crudas

Quizá quiera añadir batidos y sopas crudas a su programa de ayuno con jugos si descubre que necesita un poco de proteína y calorías adicionales mientras ayuna. Probablemente quiera seguir el plan de ayuno con jugos y batidos que viene más abajo. Integre estas recetas a su menú como sea necesario.

### Recetas de batidos

#### Batido supremo de fresa y col rizada

½ aguacate maduro
½ plátano mediano maduro, fresco o congelado
1 taza de fresas frescas o congeladas
2 puñados grandes de hojas tiernas de espinaca
1 hoja grande de col rizada, picada
1 puñado pequeño de perejil, picado
1½ tazas de leche vegetal sin edulcorar o agua de coco
1 cucharada de cáñamo o linaza

Opciones para espolvorear:

Zarzamora
Arándanos azules
Bayas de Goji
Semillas de girasol

Semillas de chía
Semillas de ajonjolí

Licúe todos los ingredientes. Rinde 2 porciones.

## Licuado verde desintoxicante de trébol

La clorofila en las verduras de hoja oscura, como la espinaca, ayuda a limpiar su cuerpo de toxinas, incluyendo pesticidas, metales pesado, preservadores y smog. Añada un poco de brotes de brócoli y tendrá un zambombazo de nutrientes antioxidantes conocidos por estimular las enzimas de desintoxicación que le dan soporte a los canales de eliminación.

½ taza de leche de almendra
1 taza de hojas tiernas de espinaca
1 pequeño puñado de brotes de brócoli (opcionales)
½ pepino
1 plátano congelado
1 cucharada de semillas de cáñamo sin cáscara (algunos se refieren a
    ellas como corazones de cáñamo)
1 cucharadita de extracto puro de vainilla
1 puñado de cubos de hielo

Licúe todos los ingredientes hasta que sea una mezcla suave. Vierta en un vaso y sirva inmediatamente. Aderece con una pizca de canela. Rinde 1 a 2 porciones.

## Tazón de batido verde cremoso

La espinaca, la col rizada y el aguacate traen una gran cantidad de sabor, mientras que la leche de coco brinda grasas buenas y la leche de cáñamo y las semillas de cáñamo añaden ambas proteína adicional y omega-3 para un agasajo cremoso y denso que cualquiera puede disfrutar. Nosotros servimos este batido para el primer desayuno de nuestros retiros.

1 pepino, cortado en trozos
1 taza de espinaca cruda
1 aguacate, pelado, sin hueso y cortado en cuartos
½ pera
½ taza de leche de coco o leche de cáñamo
El jugo de 1 lima (limón verde)
Almendras picadas o semillas de cáñamo para espolvorear (opcional)

Combine todos los ingredientes en una licuadora y procese hasta obtener un batido cremoso. Vierta en un tazón y cómalo con una cuchara. Es excelente espolvoreado con almendras picadas encima. Rinde 2 porciones.

## Sopas crudas

### Sopa cremosa de albahaca, comino y zanahoria

"En un estudio se demostró que el comino protege a los animales de laboratorio de desarrollar tumores en el hígado. Este efecto que protege en contra del cáncer puede ser debido a las potentes habilidades del comino para cazar radicales libres, así como la habilidad que ha mostrado para mejorar las enzimas de desintoxicación del hígado".[15]

> 3 tazas de jugo fresco de zanahoria
> 1 aguacate grande, pelado, sin hueso y cortado en cuartos
> 1 cebolleta, picada
> 1 puñado de albahaca fresca, picada
> ½ limón (amarillo)
> ½ cucharadita de comino

Haga jugo de zanahoria. Ponga el jugo de zanahoria y el aguacate en el procesador de alimentos o licuadora con la cebolla y la albahaca. Licúe hasta obtener un batido suave. Añada el jugo de limón y el comino, y licúe. Adorne con brotes o verduras ralladas como calabaza italiana, pepino, pimiento rojo, zanahorias o remolachas. Rinde 2 porciones.

Nota: Esta sopa también es excelente como aderezo de ensaladas.

### Sopa cremosa de zanahoria, jengibre y lima

¿Quiere mejorar su visión? Las zanahorias, repletas de carotenoides, son excelentes para los ojos. Esta sopa la servimos fría en nuestro retiro. Es una de las favoritas de la semana.

> 3 tazas de jugo de zanahoria
> 1 aguacate, pelado, sin hueso y cortado en cuartos
> ¼ de taza de jugo de lima (limón verde)
> 1 cucharada de néctar de coco (opcional)
> 1 cucharada de jengibre, pelado y
>     finamente picado
> ¼ de cucharadita de sal marina celta
> ¼ de un chalote pequeño, finamente
>     picado

Haga el jugo de zanahoria. Ponga el jugo de zanahoria y el aguacate en el procesador de alimentos con los ingredientes restantes. Licúe hasta obtener un batido suave y sirva. Rinde 2 porciones.

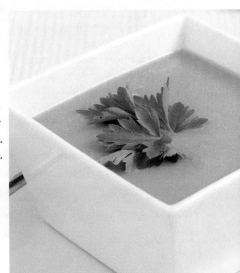

## Sopa cremosa de calabaza italiana con almendra picada

En numerosos estudios se encontró que la calabaza italiana contiene propiedades que tratan y reducen con eficacia los síntomas de BPH (hipertrofia prostática benigna), que es una próstata alargada.[16]

2 calabazas italianas, picadas
1 tazas de guisantes, frescos o congelados (previamente descongelados)
1 taza de apio picado en cubos
1 aguacate, pelado, sin hueso y cortado en cuartos
¼ a ½ taza de agua de coco, dependiendo de la densidad deseada
¼ de taza de jugo de limón (amarillo) fresco
2 dientes de ajo, picado (al gusto)
1 cucharadita de sal marina celta
1 cucharadita de tomillo fresco
1 cucharadita de cúrcuma
1 pizca de pimienta de cayena
¼ de tasa de pistaches crudos o almendras picados

Procese la calabaza italiana, los guisantes, el apio, el aguacate, el agua de coco, el jugo de limón, el ajo, la sal, el tomillo, la cúrcuma y la pimienta de cayena hasta que esté suave. Vierta en cuatro tazones, y decórelos cada uno con una cucharada de pistachos o almendras picados. Sírvalo frío si quiere retener todas las vitaminas y las enzimas. Si usted desea una sopa suavemente caliente puede calentarla en una flama bastante baja hasta que caliente ligeramente. Rinde 4 porciones.

## Sopa cremosa de espinaca

¡Me encanta la espinaca! Es una buena fuente de hierro, así que es un alimento excelente para personas como yo que solemos estar un poco bajos en hierro. ¡Esta es una sopa sencilla, simplemente deliciosa, que satisface!

½ taza de agua filtrada (añada más si desea llegar a la consistencia que usted desea)
2 tazas de espinaca picada
½ aguacate, pelado, sin hueso, y cortado en cuartos
1 penca de apio picada
1 cucharadita de comino
1 cucharadita de pimienta de cayena
2 dientes de ajo, picado
Una pizca de sal marina
Semillas de calabaza para espolvorear (opcional)

Coloque todos los ingredientes en una licuadora de alto poder y procese hasta obtener un batido cremoso. Si lo desea, adorne con semillas de calabaza. Sirva frío. Rinde 2 porciones.

## Programa alimenticio para romper el ayuno

### Desayuno del primer día después de que su ayuno haya terminado

Escoja uno de los siguientes:

+ Batido verde
+ Fruta fresca
+ Verdura frescas

### Comida

Escoja de los siguientes:

+ Ensalada de verduras con aderezo de aceite de oliva y jugo de limón
+ Sopa de verduras (sin lácteos)
+ Verduras al vapor

### Cena

Escoja de lo siguiente:

+ Ensalada de verduras con aderezo de aceite de oliva y jugo de limón
+ Sopa de verduras (sin lácteos)
+ Verduras al vapor con quinoa

Puede comer semillas y nueces picadas. Evite los granos excepto la quinoa o el trigo sarraceno germinado.

No coma productos animales el primer día después de su ayuno. De otro modo podría experimentar dolores estomacales y otros problemas digestivos.

En el segundo o tercer día (dependiendo de cuánto tiempo ha ayunado), usted puede añadir pescado o un huevo.

## Capítulo 8

# EL PROGRAMA DE ALIMENTACIÓN DEL AYUNO DE DANIEL

¡Ayunar lo hará feliz! Así como el hambre lo hace disfrutar la comida más, el ayuno es la chispa de la vida y de la comida, ¡especialmente cuando se le permite volver a comer y bailar!
—SAN BASILIO EL GRANDE

TAMBIÉN CONOCIDO COMO el ayuno de Cuaresma o el ayuno vegano, el ayuno de Daniel elimina los productos animales de su dieta, junto con el azúcar, el alcohol, el café y la comida chatarra. Aunque hay algunas otras variaciones a este ayuno, son principalmente el mismo plan de alimentación.

Este ayuno es una dieta vegetal, que muchos proponentes de la salud recomiendan. Este tipo de dieta ha sido transformadora para muchas personas. Suele ser un ayuno de veintiún días basado en el ayuno de veintiún días que hizo Daniel en el libro de Daniel en la Biblia; esa es la razón del nombre. Aunque usted no tiene que ayunar durante veintiún días es altamente recomendado. Muchas personas hacen este ayuno durante cuarenta días o más.

## EL PROGRAMA ALIMENTICIO DEL AYUNO DE DANIEL

Abajo hay siete recetas de sopa y estofado, y siete recetas de plato principal, junto con siete recetas de ensalada. Puede mezclarlas todas para su programa de veintiún días. Usted puede probar todas las recetas o escoger algunas de sus favoritas y repetirlas. Si decide ayunar más de veintiún días puede usar su creatividad. En la internet encontrará recetas veganas nuevas que podría incluir en su plan de alimentación. Lo animo a que también incluya jugos frescos y batidos con sus alimentos veganos porque ofrecen muchos beneficios de salud. Consulte las recetas ofrecidas en el capítulo 7.

### Comience su día

Beba 8 onzas [237 ml] de agua purificada para iniciar su día. Eso enjuagará su hígado.

### Siguiente

Beba una taza de agua caliente y limón con una pizca de pimienta de cayena. Esto hará que su hígado comience a moverse en la mañana. También, se cree que el limón limpia el tracto digestivo.

## Desayuno
Escoja su receta

## Vuelve a la vida de media mañana
Quizá quiera tomar un jugo fresco o un pequeño refrigerio como nueces o semillas.

## Comida
Escoja su receta

## Rejuvenecedor de media tarde
Quizá quiera tomar un pequeño refrigerio como palitos de verduras con humus o jugo fresco.

## Cena
Escoja su receta.

## Infusión calmante de la noche
Beba una infusión de camomila o de camomila con lavanda (o cualquier otra infusión herbal).

# Recetas para Desayunar

### Pudín de chía para desayunar

El pudín de chía es una receta sencilla que se prepara durante la noche. Sumerja las semillas de chía durante la noche y permita que se inflen como la tapioca. Deje las semillas sumergidas en un tazón en la encimera, cubiertas con un trapo o manta de cielo. Esto creará un pudín cremoso con una textura única. Añada matcha de té verde para un pudín energizante de desayuno.

### Panqueques fabulosos sin gluten

Nuestro Michael D's Eatery local en Cœur d'Alene ofrece mis panqueques paleolíticos favoritos. Como no comparten su famosa receta de panqueques, he tratado de replicarla. Esta es bastante cercana.

½ taza de harina de coco
1 cucharadita de polvo para hornear
½ cucharadita de sal marina celta

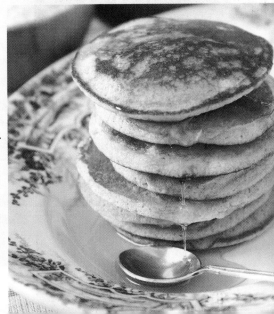

3 cucharadas de aceite de coco virgen orgánica, derretida
1 cucharada de miel cruda o néctar de coco
Reemplazo de huevo (equivalente a 3 huevos)
⅔ de taza de leche de almendra
1 cucharadita de extracto de vainilla
½ cucharadita de ralladura de naranja o limón
Aceite de coco virgen orgánica para freír los panqueques
Jarabe de arce (miel de maple) natural o néctar de coco, para aderezarlos
     ya servidos

En un tazón grande, bata juntos la harina de coco, el polvo para hornear y la sal.

En un tazón mediano bata el aceite de coco, la miel, el reemplazo de huevo, la leche de almendra, la vainilla y la ralladura de naranja. Vierta la mezcla húmeda en la mezcla de harina y envuelva para combinarlas, rompiendo los grumos grandes. Derrita el aceite de coco en una plancha o sartén hasta que esté caliente pero que no humee. Vierta mezcla en medidas de ¼ de taza en la plancha o sartén. Cuando vea que se forman burbujas en la mezcla y levanta uno y se ve dorado-marrón al reverso, voltee los panqueques. Revise el centro de los panqueques unos 3 a 4 minutos después para ver si ya están cocidos. Los panqueques no deberían tener el centro húmedo y deberán estar completamente cocidos.

Sirva con mantequilla o ghee (mantequilla clarificada) y jarabe de arce o néctar de coco, o adórnelos con fruta fresca. Rinde 2 porciones.

## Batido matutino de nueces y semillas

La combinación de ácidos grasos omega-3, alto contenido de lignano y gomas mucílago en las semillas de linaza hacen de esta un excelente alimento antiinflamatorio.

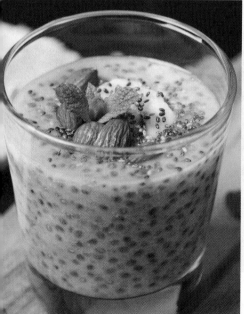

10 almendras crudas
1 cucharada de semillas de girasol
     crudas
1 cucharada de semillas de chía
1 cucharada de semillas de ajonjolí
1 cucharada de linaza
1 piña o 1 taza de jugo de piña sin
     edulcorar
1 taza de perejil picado
½ taza de leche de almendra
½ cucharadita de extracto puro de
     vainilla
1 cucharada de proteína en polvo
     (opcional)
6 cubos de hielo

Coloque las nueces, las semillas, y el jugo de piña en un tazón. Cúbralo con un trapo o manta de cielo y permita que repose en la encimera durante la noche.

Coloque la mezcla de las nueces y las semillas con el jugo en una licuadora y agregue el perejil, la leche, la vainilla, la proteína en polvo (si lo desea) y los cubos de hielo. Procese en alta velocidad hasta obtener un batido suave. Esta bebida será un poco espesa debido a las nueces y las semillas. Rinde 2 porciones.

Nota: Para matar el moho, agregue 1 cucharadita de ácido ascórbico al jugo, después agregue las nueces y remoje toda la noche.

## Cereal de germen de trigo sarraceno

El trigo sarraceno es conocido por mejorar la salud del corazón mediante reducir el colesterol y la presión sanguínea.

Remoje 2 tazas de granos de trigo sarraceno en agua purificada durante la noche en un tazón sobre la encimera y cubierto con un trapo o manta de cielo. Al día siguiente enjuáguelos muy bien en un colador. Los granos de trigo sarraceno tienen mucho almidón, así que usted querrá enjuagarlos. Déjelos en el colador durante la noche, cubiertos con un trapo. Al día siguiente usted tendrá brotes. Almacénelos cubiertos en la nevera. Saque lo que desee para desayunar. A mí me gusta servirlos con leche de almendras, almendra molida y canela. Es un desayuno delicioso, rico en enzimas. ¡Disfrute!

## Muesli remojado por la noche[1]

Esta es una receta excelente para realizarla con los niños, especialmente porque toda la preparación sucede la noche anterior y es fácil de terminar rápidamente en la mañana.

> 8 tazas de hojuelas de avena orgánica
> ½ taza de linaza, entera o molida
> 2 tazas de grosellas no edulcoradas
> 2 tazas de nueces picadas de su elección, tostadas
> 1 cucharadita de canela en polvo
> 3 a 4 tazas de leche de almendra o leche de coco para cubrir la avena
> 2 manzanas
> Bayas frescas (aderezo opcional)

Coloque todos los ingredientes secos en un tazón grande o en una bolsa de un galón [3,78 l] para combinarlos.

La noche anterior a que quiera comer muesli, coloque sus porciones deseadas de la mezcla de avena en un tazón y cúbralas con leche de almendra o de coco. Ralle media manzana por persona. Revuelva de inmediato para evitar que la manzana se oscurezca. Tápelo y colóquelo en la nevera toda la noche.

En la mañana, cuando esté listo para comerlo, añada más leche vegetal al gusto. Es excelente servido con bayas frescas. Rinde de 4 a 6 porciones.

## El asombroso batido verde de Cherie

Las investigaciones han identificado más de cuarenta y cinco flavonoides diferentes en la col rizada. Con el kaempferol y la quercetina encabezando la lista, los flavonoides, antioxidantes y los beneficios antiinflamatorios de la col rizada nos ayudan a evitar inflamación crónica y el estrés oxidativo.

    1 aguacate, pelado, sin hueso y cortado en cuartos
    1 taza de hojas tiernas de espinaca
    2 hojas de col rizada
    ½ pepino, pelado y cortado en piezas
    El jugo de 1 lima (limón verde)
    1 cucharada de verduras en polvo de su elección (opcional)
    2 a 3 cucharadas de almendra molida (opcional)

Combine todos los ingredientes, excepto la almendra, en una licuadora y procese bien hasta obtener un batido suave. Espolvoree la almendra molida sobre el batido, al gusto. Rinde 2 porciones.

## Gachas de calabaza y amaranto[2]

El amaranto es uno de los "supergranos" al igual que la quinoa, la cual ostenta un panel de nutrición completo y mucha proteína. Aquí va acompañado de calabaza para hacer un desayuno cremoso y sustancioso de gachas.

    1 taza de amaranto seco
    ½ cucharadita de nuez moscada
    1 cucharadita de canela
    ⅓ de taza de hojuelas de coco desmenuzadas
    1 a 2 cucharadas de azúcar de coco

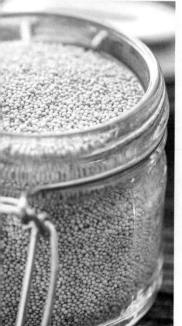

    1 cucharada de jarabe de arce (miel de maple) puro
    2 cucharadas de aceite de coco virgen orgánica
    ½ cucharadita de sal marina
    1 taza de puré de calabaza
    2½ tazas de leche de almendra
    1 taza de agua (omita, si es que va a hacer "tortitas";
        vea más abajo)

Precaliente el horno a 400 °F [204,4 °C].

Caliente todos los ingredientes a fuego medio, revolviendo para combinar (esto toma unos 10 minutos). Una vez que la mezcla llegue a hervir suavemente, apague el calor y cubra con una tapa o papel aluminio bien ajustado. Colóquelo en el horno.

Hornee durante 45 a 60 minutos. Utilice protecciones para las manos para remover la olla del horno y revuelva bien después de removerla, ya que el líquido se acumulará en la parte superior. Sirva de inmediato, o deje enfriar y recaliente en la mañana.

Usted lo puede volver a calentar en un plato de vidrio o cerámica en el horno a 425 °F [218,3 °C] para una manera de disfrutar un desayuno caliente estacional sin meter las manos. Rinde 4 porciones.

Para hacer "tortitas" de amaranto para desayunar:

Siga la receta anterior, pero omita el agua y reduzca la leche de almendras a solo 2 tazas. Enfríe la mezcla completamente en la nevera. En la mañana, fría sobre un sartén ¼ de taza de esta mezcla en aceite de coco sobre calor medio a alto, presionando para formar las "tortitas". Dore cada lado entre 2 a 3 minutos, y aderece con un poco de jarabe de arce puro. Si se desmoronan las tortitas, prueba añadiendo 1 cucharada de linaza molida y ½ taza de harina sin gluten. ¡Disfrute! Rinde 4 porciones.

# Recetas de ensalada

## Beneficios de la rúcula

Con su sabor picante la rúcula le añade mucha energía a una ensalada. ¡Pero eso no es todo lo que hace! Es conocida por ser limpiadora de la sangre, la piel y el hígado.[3]

Una de las propiedades limpiadoras únicas es que contrarresta los efectos destructivos de los metales pesados, particularmente en el hígado. Siendo miembro de la familia de las verduras crucíferas, la rúcula es rica en antioxidantes desintoxicantes. También contiene una gran abundancia flavonoides, que son fitonutrientes conocidos por ayudar a prevenir que el colesterol se adhiera a las arterias, para así bajar la presión sanguínea y mitigar la inflamación. Un estudio descubrió que también podría ayudar a combatir úlceras gastrointestinales.[4]

"Un equipo de investigación que estaba estudiando los beneficios de salud natural de la rúcula descubrió que podría estar asociada con combatir úlceras gastrointestinales, posiblemente gracias a los muchos antioxidantes que contiene. Otros estudios la han vinculado con el alivio de la úlcera gástrica y la psoriasis, así como con la protección de los cánceres de la piel, los pulmones y la boca".[5]

## Ensalada de desintoxicación de arándano azul espinaca y rúcula

1 taza de hojas de rúcula
1 taza de hojas tiernas de espinaca
½ taza de arándanos azules
1 chalote pequeño, finamente rebanado
2 cucharadas de hojas de cilantro, picadas
2 cucharadas de hojas de menta, picadas

2 cucharadas de hojas de albahaca, en rajas
El jugo de 1 lima (limón verde)
½ cucharadita de jengibre, finamente picado
½ cucharadita de sal himalaya rosada
½ cucharadita de chile rojo, finamente rebanado, u hojuelas de chile rojo
2 cucharadas de aceite de oliva virgen extra
2 cucharadas de nueces de la India, tostadas, cortadas en trozos
2 cucharadas de semillas de granada
1 pizca de semillas de ajonjolí
½ aguacate, rebanado (opcional)

Mezcle la rúcula, la espinaca, los arándanos azules, el chalote y las hierbas frescas en un tazón. En un tazón pequeño, bata el jugo de lima, el jengibre, la sal, el chile rojo y el aceite de oliva. Vierta el aderezo sobre las hojas. Espolvoree encima las nueces de la India, las semillas de granada y las semillas de ajonjolí. Adorne con las rebanadas de aguacate encima, si decidió usarlas. Rinde 2 porciones.

## Ensalada de calabaza italiana de Donna

"Varios estudios preliminares en animales muestran protección antiinflamatoria potencial de la calabaza italiana para el sistema cardiovascular y también para el tracto gastrointestinal".[6]

6 calabazas italianas pequeñas, hechas fideos con el rebanador en
    espiral
1 cebolla roja pequeña, rebanada
1 pinta [550,6 ml] de tomates cherry orgánicos
1 pimiento morrón verde, picado
1 pimiento morrón naranja, picado
½ taza de aceitunas negras
12 oz. [340 g] de corazones de alcachofa marinados, drenados
Perejil fresco picado como adorno

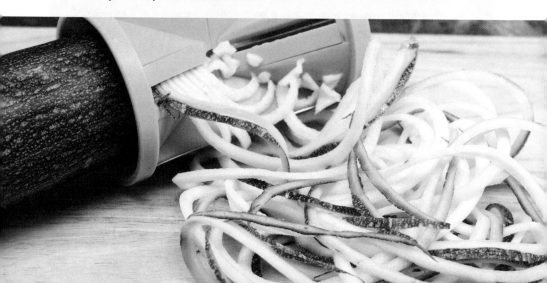

Aderezo italiano hecho en casa

½ taza de vinagre de sidra de manzana
¼ de taza de aceite de oliva virgen extra
½ cucharada de ajo en polvo
½ cucharada de cebolla en polvo
½ cucharada de hierbas italianas
½ cucharadita de mostaza de Dijon
½ cucharadita de albahaca seca
¼ de cucharadita de pimienta negra molida
¼ de cucharadita de sal marina
4 a 5 gotas de stevia

Instrucciones para el aderezo:

En un tazón pequeño para mezclar, bata todos los ingredientes bien para combinarlos. Déjelo reposar, sellado y refrigerado, durante por lo menos veinticuatro horas antes de usarlo para que las hierbas puedan infundirse. Agítese bien antes de usarlo.

Instrucciones para la ensalada:

Combine suavemente los fideos de calabaza italiana con el aderezo. Mezcle los ingredientes restantes. Ajuste la cantidad de aderezo según se necesite. Rinde 4 porciones.

## Ensalada de hierbas, zanahoria, rábano y semillas de calabaza

¼ de taza de aceite de oliva virgen extra
1 taza de semillas de calabaza crudas, sin cáscara
½ cucharadita de comino molido
3 cucharadas de jugo de limón (amarillo) fresco
1 cucharadita de néctar de coco o miel cruda local
¼ de cucharadita de pimienta negra, recién molida
1 cucharadita de sal marina, o al gusto
2 libras [903,2 g] de zanahorias peladas y ralladas en tiras del mismo
    tamaño con un pelador de verduras
1 puñado de rábanos (unos 10), finamente rebanados con una
    mandolina o un cuchillo filoso
4 tazas (compactadas) de hierbas mezcladas, como perejil, cilantro,
    eneldo, menta, estragón y/o albahaca
½ taza de cebollinos cortados en trozos

Caliente 1 cucharada de aceite en un sartén mediano sobre fuego mediano. Añada semillas de calabaza y comino y cocine, revolviendo hasta que quede ligeramente tostado y fragante, entre 4 y 5 minutos. Transfiéralo a un plato y sazónelo con sal; deje enfriar.

Bata el jugo de limón, el edulcorante, la pimienta y ¾ de cucharadita de sal en un tazón mediano hasta que el edulcorante se disuelva. Bata las 3 cucharadas restantes de aceite hasta que emulsione.

Mezcle las zanahorias y los rábanos con el aderezo en un tazón grande, y envuelva con las hierbas, los cebollinos y la mitad de las semillas de calabaza. Adorne la ensalada con las semillas de calabaza restantes. Pruébela y sazone al gusto con sal y pimienta, de ser necesario.

## Ensalada de col rizada y ajonjolí con manzana[7]

2 tazas de manzana, rebanada o rallada
1 diente de ajo, finamente picado
6 tazas de col rizada, picada en bocados
1 pulgada [2,54 cm] de jengibre, finamente picado (opcional)
1 cucharadita de sal marina
2 cucharadas de jugo de limón (amarillo) fresco
1 cucharada de aceite de oliva virgen extra
½ cucharada de aceite de ajonjolí

Combine todos los ingredientes en un tazón grande. Con las manos limpias masajee las verduras como si las estuviera exprimiendo para sacarles el agua. Trabaje las verduras por lo menos 15 veces.

Después de 10 minutos use un plato para sostener las verduras en el tazón e inclínelo para escurrir en la pila el exceso de líquido. Trabaje las verduras otras 15 veces. Si prefiere una ensalada más salada o con un sabor más encurtido repita el proceso 1 a 2 veces más.

¡Disfrute las muchas variaciones del mismo tema! Rinde 4 porciones.

## Ensalada asiática

Los brotes de frijol contienen una cantidad significativa de proteína y fibra.

2 calabazas italianas, rebanadas en tiras con un pelador de verduras o mandolina
2 puñados grandes de brotes de frijol, unas 2 tazas
¾ de taza de nueces picadas (se sugieren almendras o nueces de la India)
1 pimiento morrón rojo o amarillo, rebanado en tiras
4 cebollas verdes, picadas en cubos
½ taza de cilantro fresco picado
El jugo de una lima (limón verde)
1 cucharada de aceite de oliva virgen extra
½ cucharadita de sal marina celta

Mezcle todos los ingredientes en un tazón hasta que queden bien cubiertos. Rinde 2 porciones.

## Ensalada HUM con aguacate y garbanzo con aderezo de limón y estragón[8]

*HUM* significa "hágalo usted mismo". Aquí es donde sucede la magia de las ensaladas: improvisar en su cocina con las frutas y las verduras que usted tiene a la mano, para hacer una ensalada fresca sobre la marcha como una comida completa o como guarnición. Piense más allá de la ensalada tradicional; pique cualquier cosa colorida y fresca para su ensalada y experimente con hierbas frescas para realmente llenar de alegría su día. Pique las verduras al tamaño de un bocado, especialmente si son verduras firmes como la remolacha o la zanahoria. Dele peso a su ensalada con aguacate y garbanzo para hacerla una comida en un plato.

Esta es una lista de ingredientes para comenzar a hacer ensaladas. ¡Lo animo a que encuentre todavía más ingredientes para hacer que sus ensaladas sean fantásticas!

| | | |
|---|---|---|
| Manzana | Hojas de diente de | Nectarina |
| Rúcula | león | Nueces y semillas |
| Espárrago | Habas | Durazno |
| Aguacate | Hierbas frescas | Pera |
| Remolacha | (albahaca, menta, | Achicoria italiana |
| Repollo chino | cilantro, romero) | Rábano |
| Zanahorias | Ajo | Cebolleta |
| Apio | Jengibre | Fresa |
| Frijoles cocidos | Jícama | Acelga roja |
| Garbanzos cocidos | Col rizada | Nabo |
| Rábano blanco japonés | Hojas de mostaza | Berro |

## Vinagreta limón y estragón

"El estragón ha sido usado desde hace tiempo como un tónico digestivo porque ayuda a al hígado a producir bilis".[9]

¼ de taza de jugo de limón (amarillo), fresco
½ cucharadita de ralladura de limón (amarillo)
½ cucharadita de sal marina celta, al gusto
¼ de cucharadita de pimienta negra recién molida, o al gusto
1 diente de ajo grande, prensado
¾ de taza de aceite de oliva virgen extra
2 cucharadas de estragón fresco o 1 cucharada si está seco

Combine todos los ingredientes excepto el aceite y el estragón y mezcle bien. Al irlo batiendo, rocíe el aceite muy lentamente en un flujo continuo hasta que se forme una emulsión. Añada el estragón y mezcle bien.

## Ensalada de brócoli con granada

"Científicos del Johns Hopkins han descubierto que el brócoli, el cual contiene un químico único llamado sulforafano (combate las células malignas en el cuerpo), también tiene la habilidad de desintoxicar el cuerpo de las sustancias que provocan cáncer antes de que tengan la oportunidad de promoverlo".[10]

1 lb. [453 g] de brócoli (2 cabezas pequeñas)
1½ lb. [680,4 g] de zanahorias peladas
1 taza de semillas de granada
½ taza de semillas de calabaza, tostadas

Aderezo de aguacate

2 aguacates maduros
¼ de taza de jugo de limón (amarillo) fresco
1 cucharadita de sal marina

Pique las cabezas de brócoli y pele los tallos del brócoli y córtelos en piezas pequeñas. Colóquelo en un procesador de alimentos equipado con una cuchilla para picar, y pulse hasta que queden piezas pequeñas. Póngalo aparte en un tazón grande.

Siguiente, utilizando el aditamento para rallar, ralle las zanahorias. Póngalas aparte con el brócoli. Añada las semillas de granada y las semillas de calabaza tostadas y mézclelas.

Enjuague el tazón del procesador de alimentos y colóquelo de nuevo en la base con la cuchilla para picar para hacer el aderezo. Pele los aguacates y remueva la semilla. Coloque todos los ingredientes del aderezo en el procesador de alimentos y licúe hasta que quede suave. Mezcle el aderezo con la ensalada y sirva.

Puede refrigerarlo unas horas antes de servir. Rinde 4 porciones.

## SOPAS Y ESTOFADOS

## Sopa de habichuelas muy vegana

Las habichuelas son una verdura excelente para el páncreas.

3 cucharadas de aceite de oliva o de aceite de coco virgen orgánico
2 cebollas amarillas medianas, cortadas en cubos
2 pencas de apio, cortadas en cubos
3 dientes de ajo, finamente picados
3 puñados de vainas de habichuelas, recortadas de los extremos
1 quart [946,4 ml] de caldo de verduras
1 taza de harina de almendra
4 hojas grandes de acelga u otras verduras de hoja oscura, cortadas en pedazos

¼ de taza de perejil picado
El jugo de 2 limones (amarillos)
1 cucharadita de sal marina
1 pizca de pimienta molida

Caliente el aceite en una cacerola grande a fuego medio-bajo. Añada las cebollas y el apio y cocine hasta que las verduras se hayan suavizado y se hayan dorado, revolviendo ocasionalmente. Añada el ajo y saltee durante 30 segundos. Añada las habichuelas, revuelva bien y luego añada el caldo y los ingredientes restantes. Deje en el fuego 30 minutos. Rinde 4 porciones.

## Sopa de lentejas picante con calabaza delicata

Las calabazas *sweet-dumpling* y la delicata son grandes fuentes de beta-caroteno y vitamina C.

1 calabaza mediana delicata o *sweet-dumpling*
2 cucharadas de aceite de oliva virgen extra
1 cebolla, finamente picada
1 cucharadita de sal marina dividida en dos
3 zanahorias, picadas en pedazos pequeños
3 pencas de apio, picadas en pedazos pequeños
½ taza de jugo de naranja fresco (opcional)
1 cucharadita de curri en polvo
½ cucharadita de comino molido
½ cucharadita de cúrcuma molida
½ cucharadita de semillas de cilantro molidas
½ cucharadita de canela en polvo
1 pizca de hojuelas de chile rojo
8 tazas de caldo de verduras orgánico
1 taza de lentejas verdes secas, enjuagadas
1 taza compacta de col rizada, sin tallos y picada

Precaliente el horno a 350 °F [176,7 °C].

Coloque la calabaza en una plancha de galletas y hornee durante unos 15 minutos o hasta que la calabaza esté lo suficientemente suave para cortarla con facilidad. Remuévala del horno y déjela enfriar. Cuando esté lista para manejarla con las manos, pélela, remuévale las semillas y córtela en cubos de 1 pulgada [2,54 cm] (he descubierto que esta es la manera más sencilla y segura de cortar una calabaza dura).

Caliente el aceite de oliva en un sartén para sopa sobre fuego medio. Añada la cebolla y ½ cucharadita de sal; saltee hasta que la cebolla sea traslúcida, unos 5 minutos. Añada las zanahorias, el apio y la calabaza. Ajuste la sal como sea necesario. Saltee hasta que las verduras estén suaves, unos 5 minutos. Añada los condimentos y otra ½ cucharadita de sal marina. Agregue 1 taza de caldo. Añada las lentejas y revuelva. Cocine hasta que el líquido se reduzca a la mitad. Agregue el caldo restante. Incremente el calor hasta que hierva. Luego reduzca el calor a bajo, cubra, y deje cocinar hasta que las lentejas estén suaves, unos 30 minutos. Ajuste la condimentación. Añada la col rizada y cocine otros 5 minutos. Rinde 6 porciones.

## Sopa de ruibarbo con lentejas marrón

"Aunque muchos creen que la leche es la mejor fuente de calcio, una taza de ruibarbo cocido contiene casi la misma cantidad, y es de hecho mucho mejor para usted".[11]

1 puñado de acelga, picada
2 cucharadas de aceite de oliva o de aceite de coco virgen orgánico
1 cebolla, picada
2 zanahorias, picadas
2 pencas de apio, picadas
1 cucharada de jengibre fresco finamente picado
3 dientes de ajo, finamente picados
1 cucharadita de comino
½ cucharadita de cúrcuma
Añada sal marina y pimienta, al gusto.
1 taza de lentejas marrón, enjuagadas y drenadas
4 tazas de caldo de verduras orgánico
1 lb. [453 g] de ruibarbo, sin hojas, cortados los extremos y picado
½ taza de grosella
Cilantro picado para servir

Remueva las hojas de los tallos de acelga; pique los tallos. Corte las hojas y póngalas aparte.

Caliente el aceite en una olla para sopa grande sobre fuego medio-alto. Añada las cebollas, las zanahorias y el apio. Saltee hasta que las verduras comiencen a suavizarse, unos 7 a 8 minutos. Agregue los tallos de acelga picados, el jengibre, el ajo, el comino y la cúrcuma; cocine hasta que suelten el aroma, alrededor de 2 minutos. Sazone con sal y pimienta.

Añada las lentejas y el caldo y hágalo hervir. Reduzca el calor y cocine durante 30 minutos. Introduzca el ruibarbo, las hojas de acelga y la grosella. Cocine hasta que el ruibarbo y las lentejas estén tiernos, unos 10 minutos o más. Adorne con cilantro. Rinde 4 porciones.

## Estofado de berenjena y camote con especias

Este estofado es una manera deliciosa en la que puede integrar más berenjena a su dieta. Esta es una razón importante por la que usted podría querer comer esta verdura: "Cuando a los animales de laboratorio con colesterol alto se les dio jugo de berenjena, su colesterol en sangre, el colesterol de las paredes de las arterias y el colesterol en la aorta (la aorta es la arteria que regresa la sangre del corazón para que circule en el cuerpo) fue significativamente reducido, mientras que las paredes de sus vasos sanguíneos se relajaron, mejorando el flujo sanguíneo".[12]

> 2 cucharadas de aceite de oliva virgen extra o de aceite de coco virgen orgánico
> 1 berenjena, cortada en trozos grandes
> 1 cebolla mediana, picada
> 1 trozo de una a dos pulgadas [2,54 a 5,08 cm] de raíz de jengibre, pelado y rallado
> 1 cucharada de garam masala
> 1 lata de 15 oz. [425 g] de garbanzo
> 1 camote grande, pelado y cortado en trozos
> 1 lata grande de 28 oz. [793,8 g] de tomates cocidos
> 1 lata de 14 oz. [414 ml] de leche de coco
> Añada sal marina y pimienta al gusto.

En una olla sopera grande, caliente el aceite sobre fuego mediano y saltee la berenjena hasta que dore y esté ligeramente suave. Remueva la berenjena con una cuchara perforada y póngala aparte.

Saltee la cebolla, el jengibre y el garam masala durante unos 5 minutos, o hasta que la cebolla esté suave. Drene los garbanzos y añádalos a la olla con los ingredientes restantes excepto la berenjena. Hágalo hervir y luego cocine durante unos 30 minutos, o hasta que el camote esté suave. Luego añada la berenjena y cocine durante otros 30 minutos.

Ajuste la condimentación al gusto y sírvalo con arroz; a mí me gusta especialmente el arroz verde. Rinde 4 porciones.

## Sopa de calabaza al curri

"En pruebas científicas la calabaza ha demostrado reducir los niveles de glucosa, mejorar la tolerancia a la glucosa e incrementar la cantidad de insulina que el cuerpo produce".[13]

> 1 a 2 cucharadas de aceite de oliva virgen extra o de aceite de coco virgen orgánico
> 1 cebolla, picada
> 2 dientes de ajo, picados
> 1 cucharada de jengibre rallado
> 3 cucharaditas de curri en polvo
> ½ cucharadita de comino molido
> ¼ de cucharadita de cardamomo molido
> 1 lata de 15 oz. [425 g] de puré de calabaza sin edulcorar
> 1 lata de 14 oz. [414 ml] de leche de coco
> ½ taza de caldo de verduras
> ½ taza de jugo de manzana fresco
> 1 cucharadita de sal marina

1 pizca de pimienta negra

¼ de taza de semillas de calabaza tostadas, para decorar

Caliente el aceite en una olla para sopa grande sobre fuego medio. Añada la cebolla, el ajo y el jengibre, revolviendo con frecuencia hasta que la cebolla esté suave. Añada las especias y revuelva. Cocine durante 1 minuto. Agregue la calabaza y la leche de coco. Bata el caldo y el jugo de manzana. Incremente el calor hasta que hierva. Reduzca el calor a bajo y cocine durante 5 minutos. Añada la sal y la pimienta. Transfiéralo a una licuadora y hágalo puré. Sírvalo con una cuchara en tazones y añada las semillas de calabaza. Rinde 4 porciones.

## Sopa de frijoles blancos con limón y hierbas

Los frijoles son una fuente económica de proteína que pueden ayudarlo a reducir el colesterol.

1 paquete de 20 oz. [567 g] de frijoles blancos

8 tazas de agua

2 cucharadas de aceite de oliva o de aceite de coco virgen orgánico

1 taza de cebollas, picadas en cubos

2 dientes de ajo, finamente picados

2 cucharadas de jugo de limón (amarillo) fresco

1 zanahoria grande, picada

½ cucharadita de tomillo

½ cucharadita de albahaca

½ cucharadita de romero

½ cucharadita de apio en polvo

2 cucharaditas de sal marina

Coloque los frijoles enjuagados en una olla para sopa y cúbralos con el agua. Permita que los frijoles se remojen durante la noche, u 8 horas. Luego drene.

Derrame 8 tazas de agua fresca sobre los frijoles y suba el calor a alto. Llévelo a hervir.

Mientras que los frijoles están por hervir, coloque aceite en un sartén pequeño y saltee la cebolla y el ajo durante unos 5 minutos, o hasta que la cebolla esté suave. Añada la mezcla cebolla-ajo a la olla de sopa junto con el jugo de limón y la zanahoria. Cocine, cubierto, durante 1½ horas, asegurándose de que los frijoles siempre estén cubiertos de agua. Revise la suavidad de los frijoles. Añada las hierbas y la sal. Ajuste la condimentación al gusto. Rinde 4 porciones.

## Caldo de hueso

Hay un proverbio sudamericano que dice: "Un buen caldo puede resucitar a los muertos".

4 a 5 huesos de res alimentada con pasto, huesos de pollo o cualquier mezcla de huesos de animales saludables silvestres o criados con pastura; si utiliza huesos de res, escoja de codillo, antebrazo, brazuelo u osobuco con un poco de carne. Usted puede encontrar estos huesos en los mercados naturistas y en algunas tiendas de comestibles que venden productos de res alimentada con pasto.
Agua purificada
1 cucharada de vinagre de sidra de manzana crudo
1 zanahoria, picada
¼ de cebolla
1 diente de ajo
Sal marina y pimienta

Coloque los huesos en una olla para sopa grande o "crockpot". Solamente necesita algunos huesos para hacer un caldo excelente. Llene su olla con agua filtrada para cubrir los huesos completamente. Añada el vinagre, la zanahoria, la cebolla y el ajo. Sazone con sal y pimienta al gusto. Agregue hierbas frescas si tiene algunas. Baje el calor de la olla de sopa a bajo, o ponga su "crockpot" en bajo. Cocine 24 horas. Yo pongo mi olla de sopa en el horno a 200 °F [93,33 °C] durante la noche. Los huesos de aves pueden cocinarse tanto como 24 horas y los huesos de res pueden cocinarse por hasta 48 horas.

Cuando la olla esté lo suficientemente fría para manejarla, vierta el caldo a través de un colador en varios recipientes. Puede utilizar unas tenazas para sacar los huesos primero. Guárdelo en la nevera. Debería poder guardarse durante 5 a 7 días, o congelarlo para después. Retire la capa de grasa de la parte superior, en caso de que se forme.

## RECETAS DE PLATO PRINCIPAL

### Raíz de bardana con verduras

½ cebolla mediana, picada
1 raíz de bardana, picada
1 zanahoria, picada
1 remolacha pequeña, picada
2 patacas, picadas
1 taza de brócoli, picado (u otra verdura de hojas como ortiga)
2 a 3 dientes de ajo, picado
2 a 3 ramitas de perejil
1 cucharada de jugo de limón (amarillo)

Saltee la cebolla en aceite de oliva o aceite de coco. Saltee la cebolla hasta que quede traslúcida y luego añada el resto de las verduras con el ajo picado. Cuando las verduras estén ligeramente cocidas, añada el perejil picado. Añada la sal y la pimienta, al gusto. Rocíe con jugo de limón. Rinde 2 porciones.

## Hamburguesas de camote, frijol negro y quinoa con salsa de limón y tahina

Los camotes son ricos en beta-caroteno. Los estudios actuales muestran que si usted incluye un poco de grasa con ellos—un mínimo de 3 a 5 gramos— incrementará significativamente su ingesta de beta-caroteno con esa comida.

  2 a 3 camotes medianos
  1 lata de 15 oz. [425 g] de frijoles negros, enjuagados
  ¾ de taza de quinoa cocida
  ½ taza de cebolla roja, picada
  ½ taza de nuez picada
  1 cucharada de mostaza de Dijon
  1 cucharadita de comino molido
  ½ cucharadita de sal marina
  ½ de cucharadita de pimienta molida
  2 cucharadas de aceite de coco virgen orgánico o de aceite de oliva
      virgen extra

Hornee los camotes a 350 °F [176,7 °C] durante unos 45 minutos o hasta que estén suaves. Remueva del horno y pártalos a la mitad. Cuando estén lo suficientemente fríos para manejarlos, con una cuchara coloque la pulpa en un tazón. Añada los frijoles y la quinoa y macháquelos con un tenedor. Mezcle el resto de los ingredientes, excepto el aceite.

Caliente un sartén grande sobre fuego medio y agregue el aceite. Dele forma a la mezcla en aproximadamente 12 tortas. Cocine las tortas durante unos 5 minutos de cada lado o hasta que formen una corteza dorada crujiente.

Mientras las hamburguesas se están cocinando, haga la Salsa de limón y tahina.

## Salsa (o aderezo) de limón y tahina

Esto sirve como un delicioso aderezo de ensalada al igual que como salsa. Para aderezo, añada un poco más de agua.

¼ de taza de tahina
¼ de taza de agua
¼ de taza de jugo de limón (amarillo) fresco

Mezcle la tahina, el agua y el jugo de limón en una licuadora hasta que esté cremosa. Caliente suavemente una cacerola. Aderece cada hamburguesa con la salsa y tahina.

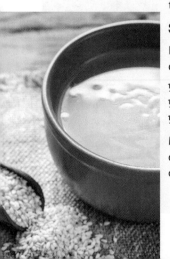

## Croquetas de hierbas y garbanzo con pesto de romero y nuez con hojas doradas a la sidra y habichuelas[14]

### Croquetas de hierbas y garbanzo

"Los participantes de un estudio reciente reportó mayor satisfacción con su dieta cuando se incluían garbanzos, y consumieron menos refrigerios procesados durante las semanas de prueba del estudio cuando consumían garbanzos".[15]

Este es uno de mis platos favoritos de todos los tiempos. Esta receta no solamente es deliciosa; sino satisfactoria.

1 taza de garbanzos, cocidos
⅓ de taza de aceite de oliva virgen extra, para la mezcla
1 taza de quinoa cocida
½ taza de chalotes, cortados en cubos
2 dientes de ajo, finamente picados
½ taza de apio, picado en cubos
½ cucharadita de orégano seco
½ cucharadita de sal marina
1 cucharada de mostaza de Dijon
½ taza de harina de almendra o de pan molido sin gluten
⅓ de harina sin gluten todo propósito o harina de avena
¼ de aceite de coco o de semilla de uva, para freír en sartén

Muela los garbanzos y el aceite de oliva en un procesador de alimentos o machaque en un tazón con una herramienta apropiada. Combine todos los ingredientes en otro tazón, y añada los garbanzos machacados y el aceite. Pruebe para revisar el sabor y déjelo reposar 10 minutos. Si la masa se ve seca, añada más aceite de oliva hasta que pueda formar con facilidad una bolita en su mano. Forme bolitas no mayores a 2 pulgadas [5,04 cm] de diámetro.

Caliente un sartén con ¼ de taza de aceite sobre fuego medio hasta que esté caliente. Fría las croquetas 2 minutos por lado, y si es necesario colóquelas en una plancha para hornear y termine de cocinarlas en el horno a 350 ºF [176,7 ºC] hasta que estén doradas y crujientes en el exterior, pero no secas; unos 5 a 10 minutos.

Reponga el aceite como sea necesario, cambie el aceite si se forman pedacitos dorados (derrame el aceite en un tazón revestido con un colador para que pueda utilizar el aceite una vez más para freír). Rinde 4 porciones.

## Pesto de romero y nuez

Esta es una receta de invierno de pesto; ¡pruébela con col rizada en lugar de perejil! Al llegar el verano, sustituya el romero con albahaca o cilantro (alrededor de ½ taza) para mantener esta receta actualizada con la estación.

1 manojo de perejil
2 ramitas de romero
1 diente de ajo
1 taza de nuez
⅓ de taza de garbanzos o miso blanca
½ cucharadita de sal marina, o al gusto
1 taza de aceite de oliva virgen extra
El jugo de medio limón (opcional)

Combine los primeros seis ingredientes en un procesador de alimentos, derramando lentamente el aceite de oliva sobre él. Ajuste el sabor y la consistencia como desee. ¡Añada el jugo de medio limón para un toque alcalino adicional! Rinde 2 tazas.

## Hojas doradas a la sidra y habichuelas

1 taza de sidra de manzana
¼ de taza de aceite de coco virgen orgánica
1 cucharadita de sal marina
1 cabeza de hojas de berza, sin tallos y picada
2 tazas de habichuelas, sin tallos y picadas
1 cucharada de vinagre de sidra de manzana

Caliente la sidra de manzana en un sartén tamaño mediano sobre flama alta. Permita que la sidra se reduzca a un hervor rápido durante 5 minutos o hasta quedar reducida a la mitad. Añada aceite y sal y revuelva para combinar. Añada hojas de berza, habichuelas y vinagre de sidra de manzana y continúe hirviendo. Baje el calor a bajo y dore durante 5 a 7 minutos. Pruebe y sirva. Rinde 4 porciones.

## Quinoa con Frijoles blancos y pimientos asados

La quinoa es un grano excelente que puede incluir en una dieta vegana porque es alto en proteína.

2 tazas de agua
1 taza de quinoa
½ a 1 cucharadita de sal marina
¼ de cucharadita de pimienta negra molida
1 taza de pimientos rojos asados, cortados en piezas de 1 pulgada [2,54 cm]
¼ de taza de aceite de oliva virgen extra
½ taza de jugo de limón (amarillo), aproximadamente 2 limones grandes

½ taza de piñones

1 taza de hojas de menta fresca, cortadas con las manos

1 zanahoria, cortada a la mitad longitudinalmente y finamente rebanada transversalmente

1 lata de 15 oz. [425 g] de frijoles blancos, como los Great Northern, drenados y enjuagados

En una cacerola mediana lleve el agua a hervir y añada la quinoa, la sal y la pimienta. Cocine unos 15 minutos o hasta que la mayor parte del agua se absorba. Quite del fuego. Cúbralo y déjelo reposar unos 5 minutos, o hasta que toda el agua se absorba.

Mientras que la quinoa se está cociendo, ase los pimientos. Mientras los pimientos se están asando, añada el aceite y el jugo de limón a un pequeño sartén y, sobre calor medio, tueste los piñones, sacudiendo suavemente el sartén ocasionalmente, durante unos 5 minutos, hasta que suelte el aroma y simplemente empiece a dorarse. Añada las zanahorias y los frijoles blancos, y caliente durante otros cinco minutos. Transfiéralo a la quinoa.

Envuelva los pimientos asados con la menta. Ajuste la condimentación al gusto. Sirva tibio. Rinde 6 porciones.

## Wraps de lechuga del sur de la frontera

2 aguacates maduros

3 tomates, picados en cubos

½ jalapeño, cortado en cubos

2 cucharadas de cebolla amarilla, cortada en cubos

3 dientes de ajo fresco, finamente picados

¼ taza de cilantro fresco, picado

Los granos cortados de 1 mazorca de maíz cruda

2 cucharaditas de jugo de lima (limón verde) fresco

6 a 8 hojas de lechuga grandes

En un tazón mediano, machaque los aguacates. Agregue el resto de los ingredientes y mezcle hasta que quede bien integrado. Unte entre 2 a 3 cucharadas de esta mezcla en hojas de lechuga y envuelva.

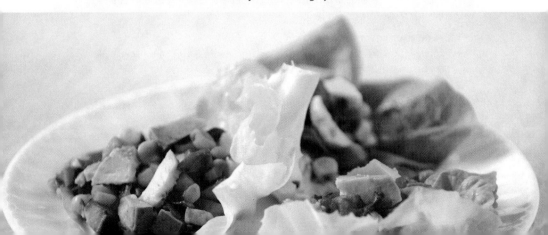

## Enchiladas de calabaza y rúcula[16]

La calabaza delicata es mi favorita en esta receta. Su cáscara amarilla está decorada con tiras color verde y tiene una forma alargada. Una porción de ¾ de taza contiene solo 30 calorías, así que es una excelente opción si quiere adelgazar. Es una buena fuente de vitamina C y carotenos. Añadir rúcula o berro le da un ejemplo de cómo puede combinar alimentos cocidos y vivos.

> 2 calabazas delicata o 1 calabaza bellota o un ¼ de calabaza moscada (o
>     la puede sustituir con alguna otra calabaza, camote o batata)
> 1 taza de arroz integral, cocido
> ½ a 1 taza de rúcula o berro, picado
> 4 a 6 tortillas (de grano integral germinado, espelta o sin gluten)
> 1 cucharada de aceite de coco virgen orgánica
> Sal y pimienta, al gusto.

Hornee la calabaza delicata en un horno precalentado a 400 °F [204,4 °C] durante 30 minutos o hasta que este tierna, pero no suave. Si le añade agua con una profundidad de una pulgada [2,54 cm] a la charola para hornear, se va a cocinar más rápido.

Mientras la calabaza se hornea, cueza el arroz. Cuando la calabaza esté tierna, remuévala del horno y córtela a la mitad. Remueva las semillas y pélela (si está usando calabaza delicata y la piel está tierna, no necesita pelarla). Corte la calabaza en pedazos y mézclela con arroz; añada los condimentos al gusto y póngala aparte, manteniéndola caliente.

En un sartén grande, caliente el aceite. Caliente las tortillas, una a la vez hasta que estén calientes y ligeramente doradas (tenga cuidado de no cocerlas de más, o se pondrán crujientes y no se van a enrollar para hacer una enchilada). Sirva 2 a 3 cucharadas de la mezcla de calabaza con arroz en el centro de cada tortilla, y esparza de un extremo al otro. Añada rúcula sobre esa mezcla y enrolle cada lado hacia el centro. Sírvalas calientes. Rinde de 4 a 6 porciones.

## Salsa de zanahoria con espárrago y guisantes frescos sobre arroz intergal

Esta es una de mis recetas favoritas. Es muy fresca y está hecha de salsa de jugo de zanahoria y verduras de verano.

> 1 taza de arroz integral o quinoa
> 1½ taza de jugo de zanahoria (aproximadamente de 8 a 11 zanahorias)
> ½ taza de nueces de la India, crudas
> 2 cucharadas de miso blanco o amarillo
> 1 lb. [453 g] de espárrago fresco
> ½ taza de guisantes, frescos o congelados
> 2 cebolletas, picadas
> ¼ de taza de mitades de tomate secados al sol marinados, finamente
>     rebanados

2 dientes de ajo, prensados

3 cucharadas de albahaca fresca, finamente picada

Caliente el agua y añada el arroz o la quinoa cuando esté hirviendo; cocínelo según las instrucciones del paquete.

Mientras tanto, procese en su extractor las zanahorias y ponga aparte 1½ tazas de jugo de zanahoria.

En una licuadora o procesador de alimentos combine el jugo de zanahoria, las nueces de la India y el miso; licúe a una velocidad alta hasta que las nueces de la India ya no estén grumosas y la mezcla sea tersa y cremosa.

Corte los extremos de los espárragos. Pique la porción tierna superior en pedazos de 1 pulgada [2,54 cm].

En una sartén de tamaño mediano combine la mezcla del jugo de zanahoria y el espárrago. Llévelo a hervir y luego cocine a fuego lento, revolviendo ocasionalmente durante 2 a 3 minutos. Añada los guisantes y cocine a fuego lento hasta que el espárrago esté tierno, alrededor de 2 minutos. Añada las cebolletas, los tomates secados al sol y el ajo mezclando bien; cocine a fuego lento durante 1 a 2 minutos. Remueva la salsa del calor.

Divida el arroz o la quinoa en 4 porciones. Corone cada porción con alrededor de ¼ de salsa, y espolvoree la albahaca en la parte superior de cada porción. Rinde 4 porciones.

## Cena fácil de lentejas en sartén

Esta receta es fácil y deliciosa. Nunca me quedan sobras.

2 tazas cocidas al vapor de lentejas verdes francesas (puede comprarlas precocidas)

2 tazas de quinoa cocida

2 cucharadas de aceite de coco virgen orgánico o de aceite de oliva virgen extra

1 taza de cebolla, picada

2 a 3 zanahorias, picadas

2 dientes de ajo, finamente picados

2 cucharadas de jengibre, picado

2 lb. [903,2 g] de espinaca fresca, lavada y seca

1 calabaza italiana pequeña, picada

1 a 2 cucharaditas de sal marina celta

Prepare las lentejas según las instrucciones del paquete. Prepare la quinoa según las instrucciones del paquete.

En un sartén grande, derrita el aceite de coco; añada las cebollas y la zanahoria y saltee durante unos 5 minutos o hasta que la cebolla está traslúcida y las zanahorias estén tiernas. Baje el fuego, añada ajo y jengibre, y saltee durante unos 3 minutos. Añada la calabaza italiana y la sal; saltee otros 3 a 4 minutos. Coloque las lentejas cocidas en una sartén y mezcle bien. Añada la espinaca en la parte superior y cubra el sartén con una tapa. Se va a cocer con el vapor. Espere unos 4 a 5 minutos, o hasta que la espinaca marchite [cambie a un color más oscuro, se suavice y encoja ligeramente]. Sirva sobre la quinoa cocida. Rinde de 3 a 4 porciones.

# Recetas de refrigerios

## "Frituras" de col rizada[17]

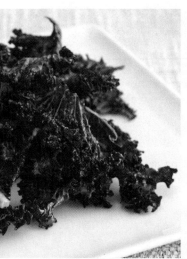

1 puñado de col rizada
¼ de taza de jugo de limón (amarillo) fresco
¼ taza de vinagre de sidra de manzana o de coco
¼ de taza de aceite de oliva virgen extra
½ cucharadita de sal marina celta
2 cucharaditas de ajo, finamente picado o prensado (opcional)
1 pizca de pimienta de cayena

Lave la col rizada, y luego córtela en tiras de 3 pulgadas [7,62 cm] de largo y permita que se seque. Añada el jugo de limón y el vinagre a un tazón. Lentamente, vierta el aceite de oliva, haciéndolo gotear desde una distancia de un pie [30,48 cm] sobre el tazón mientras bate continuamente. Esto creará una emulsión en la que el aceite se combinará bien con los demás ingredientes y no se separará con tanta facilidad.

Entonces añada la sal marina, el ajo picado (si lo está usando) y la pimienta de Cayena. Sumerja la col rizada en la marinada. Sacuda el exceso de marinada y coloque los pedazos de col rizada en planchas para deshidratar. Deshidrate durante 7 a 8 horas a entre 105 y 115 °F [40,56 y 46,11 °C] o hasta que esté crujiente (las "frituras" se encogerán a medida que se deshidratan).

¡Estas "frituras" son tan deliciosas que le apuesto que no va a dejar nada para después!

## Aros de cebolla[18]

3 a 5 cebollas (amarilla, blanca o dulce de Walla Walla)
¼ de taza de jugo de limón (amarillo) fresco
¼ taza de vinagre de sidra de manzana o de coco
¼ de taza de aceite de oliva virgen extra
½ cucharadita de sal marina celta
2 cucharaditas de ajo, finamente picado o prensado (opcional)
1 pizca de pimienta de cayena

Corte las cebollas en rebanadas delgadas y póngalas aparte. Añada el jugo de limón y el vinagre a un tazón. Lentamente, vierta el aceite de oliva, haciéndolo gotear desde una distancia de un pie [30,48 cm] sobre el tazón mientras bate continuamente. Esto creará una emulsión en la que el aceite se combina bien con los demás ingredientes y no se separará con tanta facilidad.

Entonces añada la sal marina, el ajo picado (si lo está usando) y la pimienta de cayena. Añada las rebanadas de cebolla a la emulsión y marine durante varias horas.

Sacuda el exceso de marinada para que los aros de cebolla no estén goteando con marinada. Coloque los aros de cebolla en planchas en el deshidratador, y deshidrate entre 7 y 8 horas a entre 105 y 115 °F [40,56 y 46,11 °C], o hasta que estén crujientes.

## "Frituras" de calabaza italiana deshidratada

Corte la calabaza italiana en rebanadas delgadas, y rocíe con un poco de sal marina celta, al gusto. Usted también puede espolvorear sobre ellas sus condimentos favoritos. Coloque las rebanadas de calabaza italiana en planchas en el deshidratador, y deshidrate unas 12 horas a entre 105 y 115 °F [40,56 y 46,11 °C], o hasta que estén crujientes. Estas son sorprendentemente dulces y deliciosas.

## Queso vegano

Esto es excelente sobre arroz integral o galletas deshidratadas. También hace las veces de un excelente "dip" para verduras.

2 tazas de nueces de macadamia, crudas
¾ de levadura nutricional
1½ cucharaditas de cebolla en polvo
¾ de cucharadita de ajo en polvo
½ cucharadita de sal marina
3 cucharadas de agua
2 cucharadita de salvia, finamente picada (o sustituya con ½ cucharadita de salvia seca)
1 puñado de perejil, finamente picado

Sumerja las nueces de macadamia durante la noche.

Drene el exceso de agua y coloque las nueces, la levadura nutricional, la cebolla en polvo, el ajo en polvo, la sal y el agua en un procesador de alimentos que tenga colocada la cuchilla. Procese hasta que quede cremoso. Añada más agua según se necesite. No obstante, tenga cuidado, ya que con mucha agua la mezcla se puede volver pastosa. Envuelva la salvia en la mezcla de nueces.

Enrolle la mezcla para formar una barra de 10 pulgadas [25,4 cm], y luego haga rodar la barra sobre el perejil finamente picado. Sirva con palitos o galletas de verduras. Rinde 6 porciones.

### Bolitas de crema de almendras[19]

La crema de almendra es una elección más saludable que la mantequilla de maní y es igualmente deliciosa.

16 oz. [453,6 g] de crema de almendra (con trocitos o cremosa)
1 cucharadita de canela
¼ de cucharadita de stevia o ¼ de taza de néctar de coco (o al gusto)
2 tazas de hojuelas de avena o harina de avena
1 taza de hojuelas de coco ralladas sin edulcorar, o nueces finamente picadas

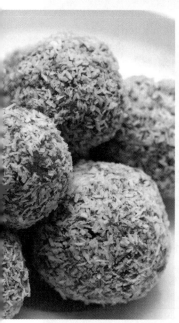

Mezcle la crema de almendra, la canela y el edulcorante en un tazón. Use la avena tal y como esté, o licúela hasta que obtenga una textura polvosa (o bien, utilice harina de avena). Añada la avena a la mezcla de crema de almendra, edulcorante y canela, y mezcle hasta combinarlas, trabajando con las manos. Ajuste la consistencia como sea necesario.

Enrolle la mezcla para formar bolitas pequeñas. Humedezca las manos con frecuencia para evitar que la mezcla se le pegue a las manos. Ruede las bolitas sobre las hojuelas de coco o las nueces picadas. ¡Congele y coma! Rinde 40 bolitas.

Nota: Esta receta rinde mucho, así que puede congelar las bolitas y tomar algunas cuando necesite un refrigerio o tenga antojo de algo dulce. Vale la pena hacerlas todas al mismo tiempo y congelarlas o mantenerlas en la nevera por hasta diez días.

## EL AYUNO DEL HUERTO DEL EDÉN

El *ayuno del huerto del Edén* es una versión del ayuno de Daniel que se compone solamente de plantas perennes; el tipo de plantas que podrían haber crecido en el huerto del Edén. Aunque todavía hay muchos alimentos que puede comer, su selección es más limitada. Muchas recetas del ayuno de Daniel también se pueden aplicar al ayuno del huerto de Edén. Esta es una lista de plantas perennes disponibles hoy. Se cree que en el huerto del Edén había más frutas y nueces, junto con algunas verduras como el berro. Escoja de la lista siguiente:

## Verduras perennes

| | | | |
|---|---|---|---|
| Pataca | Espinaca (Malabar, | Repollo de árbol | Batata |
| Espárrago | Sissoo o Nueva | o berza de árbol | Camote |
| Achicoria italiana | Zelanda) | Berro | Ruibarbo |

## Frutas perennes

| | | | | |
|---|---|---|---|---|
| Manzana | Dátil | Limón | Pera | Durazno |
| Albaricoque | Higo | Lima | Caqui | Kiwi |
| Aguacate | Baya de Goji | Nectarina | Ciruela | Grosella |
| Zarzamora | Uva | Aceituna | Frambuesa | |
| Cereza | Baya Negra | Naranja | Fresa | |

## Leguminosas perennes

Frijol (alado o ayocote)

## Granos de cereal perennes

Arroz silvestre

## Nueces perennes

| | | | |
|---|---|---|---|
| Almendra | Avellana | Pecana | Nuez |
| Castaña | Macadamia | Pistache | |

## Hierbas perennes

| | | | |
|---|---|---|---|
| Alfalfa | Rábano picante | Menta | Romero |
| Albahaca | Cebolla (cebolla cabezona, | Orégano | Salvia |
| Cebollino | chalote, cebolla egipcia, | Perejil | Tomillo |
| Hinojo | cebollín, cebolleta o nira | Lavanda | Jengibre |
| Ajo | verde hierba) | Citronela | |

# Capítulo 9

# LA EſPIRITUALIDAD DE AYUNAR

### con el Rvdo. John Calbom

Ayunar es el alimento del alma.
—JUAN CRISÓSTOMO

EL 6 DE marzo de 2016 quedará inscrito en mi libro de historia personal como uno de los días más desafiantes de mi vida. Mi disco duro se averió. Y no solamente dejó de funcionar, todo se perdió. Entonces descubrí que mi disco de respaldo también había fallado en respaldar mi trabajo en sus últimos intentos. De hecho se perdieron dos años de trabajo, incluyendo el trabajo inicial de este libro.

Era domingo, un día después del servicio memorial del padrastro de mi marido. Estábamos en Gig Harbor, Washington, en casa de su hermana, preparándonos para conducir de regreso a casa a Coeur d'Alene, Idaho. Abrí mi computadora portátil para poder ver algunos mensajes de correo electrónico mientras avanzábamos. La pantalla estaba congelada. La apagué y la volví a encender. Ya había seguido esa secuencia antes. Pero esta vez me dio un mensaje extraño y nada funcionaba.

Programé una cita en el área de asesoría técnica de la tienda de cómputo mientras íbamos por la carretera; siempre habían arreglado todo en el pasado. Fuimos directamente allí antes de ir a casa.

Y me enteré de las malas noticias.

Me sentí entumecida el resto del día; como si hubiera perdido a una amiga querida.

Me senté en el silencio de mi oficina esa noche, y me hice las preguntas que siempre me hago en los momentos desafiantes: *¿Qué significa esto? ¿Qué puedo aprender?* Y luego, me amaneció: el disco duro se averió un domingo. ¿No había estado batallando para simplemente descansar el día de reposo, o el sabbat, como también es conocido? Para los cristianos, el día de reposo es el domingo; para los judíos corre desde el atardecer del viernes al atardecer del sábado.

Acuérdate del sábado, para consagrarlo.

—ÉXODO 20:8, NVI

Marci Alborghetti cita a una mujer judía en *Daily Guideposts 2016*: "[El sabbat es] un periodo de veinticuatro horas durante el cual admitimos que no somos tan importantes como pensamos, y el mundo de Dios continúa sin nosotros".[1] ¿Qué tan importante pensaba que era yo y qué tan importante pensaba que era mi trabajo? Yo iba fielmente a la iglesia, pero allí era donde se terminaba el descanso. El resto del día yo trabajaba. Siempre pensaba que tenía mucho que hacer: correo que responder, un boletín que escribir para mi mensaje electrónico de los lunes y, usualmente, un libro que escribir...y una y otra cosa. Típicamente, muchas veces antes de orar, comenzaba mis días de trabajo respondiendo correo electrónico, y terminaba el día haciendo lo mismo justo antes de caer en cama, exhausta. Mi vida se sentía desordenada la mayor parte del tiempo, y especialmente en mi día de reposo.

Abraham Joshua Heschel escribió que el día de reposo es "un palacio que edificamos en el tiempo".[2] Como dice un artículo: "No es un día de reposo antes de trabajar; uno trabaja con el fin de experimentar este día de elevación [...] Incluso las vidas exitosas necesitan estos santuarios".[3] Mi día de reposo cobró un nuevo significado. ¡Qué mensaje; qué lección! Ahora hago mi máximo esfuerzo para comenzar cada día con oración y lectura devocional antes que cualquier otra cosa.

Esto me llevó a pensar en ayunar a la luz del ajetreo y activismo en el que todos quedamos atrapados de vez en vez; o todo el tiempo. En *Wisdom From the Monastery* [Sabiduría del monasterio], Peter Seewald dice: "Cuando ayunamos soltamos todo; todas las cosas que hemos arrastrado con nosotros, todas las cosas que se aferraron y se nos adhirieron. El peso bajo el que estábamos colapsando era nuestro".[4]

De vez en vez, todos necesitamos ayunar de trabajo, ajetreo, sobrecarga, una conducta frenética y tratar de lograr demasiado. Todos necesitamos un día de reposo y una vida que esté en orden con intervalos de descanso. Esto es parte de la espiritualidad de ayunar; parte de una vida ordenada.

Pero reposar es todavía más crucial cuando nos embarcamos en un periodo de ayuno. Este es el momento de desacelerar y dejar ir algunas cosas. Los correos electrónicos esperarán, así como la devolución de llamadas. Todos los "debes hacer esto" se pueden acumular durante un ratito. Todavía puede lograr hacer su trabajo, pero deberá dedicar más tiempo a orar, meditar, leer y relajarse (¡sí, relajarse está permitido en el siglo veintiuno!). Este es el momento de aquietar su corazón y su mente y escuchar a su alma.

## DEJE IR EL EMPUJE

¿Qué significa tener empuje? La versión en línea del *Merriam-Webster's Dictionary* dice que *empuje* significa "tener una cualidad compulsiva o urgente".[5]

Yo había estado actuando con empuje durante bastante tiempo. Creo que todo comenzó cuando una amiga me dijo que debería asegurarme de que, antes de hacer una aparición en cierto programa, mi sitio web estuviera funcionando bien y que pudiera manejar una gran cantidad de tráfico. Me dijo que necesitaba un buen sistema de captura de correos electrónicos para hacer crecer mi lista de personas a las que les enviaba mi boletín y responderles a las personas lo más pronto posible para no perderlas. Además, mi amiga me dijo que otra amiga suya había aparecido en el mismo programa en el que yo iba a aparecer y que había tenido una gran respuesta, pero que su sitio web no lo pudo manejar y dejó de funcionar: perdió a todas las personas potenciales que podrían haber acudido a ella gracias a ese programa. Esto se alojó en mi cerebro como el timón de un barco y dirigió mi vida turbocargada desde ese momento en adelante.

De hecho, creo que nunca lo apagué. Hice ese programa, y luego más programas, tomé la pista para correr, y nunca vi hacia atrás, hasta que mi vida al parecer chocó junto con mi disco duro. Un par de semanas después de que se averió mi disco duro, mi sitio web fue intervenido y también dejó de funcionar. Luego se cayó tres veces después de eso. Todo llegó a un alto en seco; justo durante la Cuaresma, la época de ayuno de la Iglesia. Me tuve que preguntar: "¿Qué he estado haciendo? ¿De qué se ha tratado todo esto?". El empuje está ahora a la cabeza de mi lista de cosas de las que necesito ayunar.

¿También necesita ayunar del empuje? ¿Del ajetreo? ¿De llenar demasiado el plato de su vida? ¿Necesita ayunar de lo que suele poner en su mente? ¿Del tipo de lecturas que hace? ¿Del tipo de programas de TV que ve? ¿Cuánto de su tiempo está dedicado a ello? Dejar ir esto de vez en vez es parte de la espiritualidad de ayunar: la sanidad de nuestras vidas.

Hágase estas tres preguntas:

+ ¿Cuál es mi intención para ayunar?
+ ¿Qué quiero lograr con un ayuno?
+ ¿Qué espero cambie en mi vida y sea transformado en mi alma, así como en mi cuerpo, mientras ayuno?

## Para su consideración

Ahora es el momento de examinar su vida. ¿Hay áreas en las que pueda ayunar espiritualmente, dejar ir y encontrar renuevo? Aunque esta lista no es exhaustiva, considere estas áreas y añada la suya propia:

+ Vivir con una personalidad falsa, o no ser quien es usted realmente.
+ Vivir consumido por avanzar, o estar enfocado en acumular cosas.

+ Demostrar injusticia hacia otros o tratar a los demás con poca amabilidad (en las tradiciones religiosas, ayunar es un tiempo de gozo y de mostrar amabilidad especial hacia los demás).

+ Ser deshonesto, o no ser honesto con usted mismo y con los demás en todo momento.

+ Gratificarse a uno mismo, y no solo con la comida (no obstante, ayunar sacará a flote los gustos que se da y sus adicciones).

+ Estar consumido por el interés en usted mismo o que le falte preocupación por las necesidades de los demás.

+ Buscar placer, o vivir para los momentos buenos, o para la buena vida.

+ No dar cuando ve a personas en necesidad (nuevamente, en las tradiciones religiosas, ayunar es un tiempo de dar limosna).

+ Que le falte la paz, estar irritable y sentir agitación.

## "TERRA FIRMA" ESPIRITUAL

"Firma" significa *sólida*. Y como quiero que este capítulo sobre la espiritualidad del ayuno esté desarrollado sobre tierra firme, le he pedido a mi marido, el Rvdo. John Calbom, que escriba el resto de este capítulo. Él es sacerdote ortodoxo ruso (sí, ¡se pueden casar!), psicoterapeuta y especialista en *cardio-biofeedback*. El Rvdo. John, es la mejor fuente que conozco para abordar la espiritualidad del ayuno. Entre su título en teología y su experiencia práctica como sacerdote en una iglesia que ayuna periódicamente a lo largo del año, él es mi "terra firma" para esta parte de la travesía del ayuno. Se encuentra en buenas manos a medida que disfruta el resto de esta travesía espiritual.

## UN REGRESO A LA FUENTE DE VIDA

Después de que Adán y Eva desobedecieron a Dios, su primer instinto fue tratar de separarse del Creador para ser su propio dios y esconderse de Él (Génesis 3:8–10). En otras palabras, abrazaron la ilusión de que podían vivir separados de su Creador. No solo eso, sino que además se escondieron *detrás* de las cosas de la creación, es decir, los árboles del huerto: "Y oyeron la voz de Jehová Dios que se paseaba en el huerto, al aire del día; y el hombre y su mujer se escondieron de la presencia de Jehová Dios entre los árboles del huerto" (v. 8). Dios entonces llamó a Adán y a Eva para que salieran de su escondite. Les hizo ropas para cubrirlos de su desnudez (v. 21) y les prometió que les enviaría un redentor (v. 15).

Desde que Adán y Eva, nuestros primeros padres, escogieron ser los dioses de sus propias vidas, la humanidad ha intentado vivir separada de Dios, usando las cosas de la creación para esconderse de Él. Pero estar separado de la Fuente de vida—o creer la ilusión de estar separado—no es un buen lugar donde estar, ya que significa que nuestra supervivencia depende de nuestras propias manos. Considere solo algunas de las patologías que surgen de un sentido de separación de la Fuente de vida:

+ Estar separados de la Fuente de vida es asumir la carga de nuestra propia supervivencia. Vivir en un estado de supervivencia activa la parte "reptiliana" del cerebro, con el resultado de que la gente es vista como objetos a ser usados o amenazas a ser evitadas.

+ Estar separado de la Fuente de vida significa que depende de nosotros usar las cosas de esta cultura (alimentos, sexo, dinero, recreación otras personas) para nuestra supervivencia emocional, psicológica y mental.

+ Estar separado de la Fuente de vida es necesitar desesperadamente que los demás nos validen con el fin de darnos la seguridad que no podemos generar nosotros mismos. Por lo tanto, las relaciones se convierten en un campo minado de estrés, ya que estamos esperando de los demás lo que solo Dios puede proveer.

+ Estar separado de la Fuente de vida es continuamente temer a la muerte y tratar de mitigar el aguijón de la muerte por medio de conductas inadaptadas como comer por emoción y sobrevivir a las expensas de otras personas.

+ Estar separado de la Fuente de vida significa que la carga de dar significado a nuestra vida o de demostrarle a los demás que nuestra vida tiene dignidad, depende de nosotros.

+ El sentimiento de separación de la Fuente de vida nos lleva a usar las cosas de esta cultura como formas de vida sustitutas. Tratamos de mejorar la cantidad o la calidad de vida y con ello mitigar el dolor de nuestra muerte próxima por medio de acumular cosas buenas para nosotros mismos.

Estos son solamente algunos ejemplos de cómo perdemos nuestro sendero espiritual por medio de estar separados de Dios. Cada día experimentamos los resultados de no ser inmortales, de los principios de muerte que trabajan en nosotros. Como David Fontes observó, nuestros primeros padres "fueron de la *vida eterna* a *la vida de supervivencia* a causa de su pecado de desobediencia".[6] Pero las buenas noticias son que no necesitamos quedarnos en este estado desordenado. Por medio de la encarnación y de la muerte salvadora de Cristo, a la humanidad se le ha dado de vuelta lo que perdió en el huerto, es decir: la vida eterna (Juan 10:10). Muchas personas piensan que vida eterna simplemente significa ir al cielo al morir. Aunque ir al cielo es parte del panorama, la vida eterna también significa recolectarse con la Fuente de vida *en este momento* en el presente.[7] Podemos comenzar a experimentar la seguridad y paz de estar unidos con Dios, de conectarnos de nuevo a la Fuente de vida.

Pero, ¿esto qué significa en la práctica? Para empezar, significa que en lugar de esconderse de Dios como lo hicieron Adán y Eva, podemos dejar a Dios hacer aquello en lo que es especialista: cuidar de nosotros. Recuerdo que después de que Dios llamó a Adán y a Eva para que salieran de su escondite, les hizo túnicas de pieles para cubrir su desnudez y más tarde les proveyó un medio para restaurar su relación con Él. Nosotros también podemos regresar a Dios en toda nuestra vulnerabilidad y permitirle cuidar de nuestras necesidades. En lugar de escondernos detrás de lo que Dios ha hecho, recurriendo a las cosas de la creación para nuestra supervivencia mental, emocional y espiritual, podemos confiar en que Dios satisfaga nuestras necesidades. Podemos relajarnos y dejar ir, liberados de la carga de tratar de ser nuestro propio dios. A medida que hacemos esto, Dios puede ayudarnos a trabajar en la toxicidad del alma que hemos acumulado mediante pasar tanto tiempo en modo de supervivencia.

Cuando todo parece empezar a ir mal para nosotros, es fácil volver a ese modo de supervivencia. Cuando sentimos dolor, incertidumbre, vulnerabilidad, temor y confusión, o cuando permanecemos impedidos por las consecuencias de fracasos pasados, es fácil creer que Dios es un director general incompetente. Cuando otras personas nos maltratan, abusan de nosotros y hablan negativamente de nosotros, se necesita mucha fe para creer que Dios nos ayudará a usar todo para nuestro bien.

Durante los tiempos difíciles la tentación es sentir como si estuviéramos separados de Dios y, por lo tanto, que nuestra supervivencia mental, emocional y psicológica depende de nosotros. Si cedemos a este impulso—y retomamos el control de nuestra supervivencia en lugar de confiar en Dios—entonces todo tipo de conductas inadaptadas emergen.

Cuando estamos solitarios o nos faltan relaciones saludables, la tentación es sobrevivir por medio de formar conexiones desordenadas con personas por medio del control, la competencia, la lisonja, la posesividad, la lujuria o la alcahuetería. Cuando otras personas nos lastiman, nos maltratan o abusan de nosotros, la tentación es sobrevivir por medio de endurecernos, volviéndonos invulnerables o adaptando diferentes mecanismos de defensa. Cuando nos lastimamos a nosotros mismos a través de nuestras propias acciones y pensamientos, la tentación es sobrevivir mediante la negación, o por medio de imponer nuestras propias narrativas a la realidad para hacernos sentir mejor. Cuando creemos las mentiras acerca de nosotros mismos que nos hacen sentir indignos, la tentación es validarnos a nosotros mismos por medio de comportamientos como la competencia, el control, la manipulación o la agresión. Cuando estamos aburridos o cuando nuestra vida parece carecer de sentido o propósito, la tentación es sobrevivir por medio de llenar nuestra vacuidad con placeres superficiales como la comida, los correos electrónicos o los mensajes de texto, la TV, los juegos de video o las redes sociales. Sin importar lo inocentes que puedan ser en sí mismos estos placeres, nunca pueden satisfacer los anhelos del corazón. Como mecanismos de supervivencia, estas conductas y emociones inadaptadas alimentan la ilusión de que podemos existir separados de Dios y que la Fuente de vida se puede encontrar en las cosas de la creación en lugar de en el Creador.

Los dos mecanismos primarios de supervivencia son los que están conectados con el cuerpo: la comida y el sexo. Una vez que la humanidad se separa de la Fuente de vida, el cuerpo comenzó a acercarse hacia la comida y el sexo en una manera amplificada, ya que es por medio de estas cosas que sobrevivimos, individualmente y como especie. Incluso cuando no estamos hambrientos, nuestro estómago y nuestro cerebro todavía nos envían el mensaje: "Necesito comida en este momento para sobrevivir", Cuando respondemos a los impulsos del cuerpo, comemos más de lo que necesitamos, lo cual da como resultado comer de más y obesidad.

En una manera similar, si un hombre camina por la calle y ve a una mujer hermosa, su cuerpo con frecuencia va a gritar: "¡La necesito para sobrevivir!". Sin importar que tenga o no la oportunidad o la intención de gratificar su lujuria, e incluso si solamente es un sentimiento pasajero, el cuerpo está enviando un mensaje sumamente claro: *Estoy separado de mi Creador y, por lo tanto, requiero las cosas de la creación para mi supervivencia*. Esto lleva a la gratificación en exceso del apetito sexual por medio de trastornos como la pornografía, la inmoralidad y la lujuria. Al igual que con Adán y Eva en el huerto lo que parece de "buen aspecto y era deseable" (Génesis 3:6, nvi) lleva al sentimiento de separación por el cual nos alejamos de Dios y nos escondemos detrás de las cosas creadas (v. 8).

Cuando ayunamos tenemos la oportunidad de salir de nuestro escondite y llegar a la raíz de nuestros pensamientos, nuestras emociones y nuestras acciones tóxicas. Al decidir abstenernos de ciertos alimentos durante un periodo de ayuno, estamos haciendo una poderosa proclamación de que nuestra supervivencia no depende de las cosas de esta cultura. Cuando nuestro cuerpo está clamando por comida, sexo o entretenimiento y escogemos volvernos a Dios en lugar de a nuestros apetitos, estamos proclamando que nuestra supervivencia depende solamente de Dios. Congruentemente, los periodos de ayuno son momentos oportunos para que busquemos la vida del Creador más que la creación. Son momentos para dejar de tratar de suplir nuestras necesidades sin Dios. Ayunar es un tiempo de volverse a conectar con la Fuente de vida, salir del modo de supervivencia y confiar en Dios.

Ayunar es una travesía hacia la recuperación y la sanidad espiritual. Esta es una oportunidad para restablecer una relación correcta entre su espíritu, su alma y su cuerpo. No obstante, la sanidad espiritual no viene automáticamente por simplemente dejar de lado ciertos alimentos. Más bien, podemos volvernos a Dios y buscar un ayuno *espiritual* así como un ayuno *físico*.

## ¿Por qué un ayuno espiritual?

Los estadounidenses gastan sumas desmedidas en su cuerpo. Desde los productos de higiene personal, pasando por los peinados hasta los servicios de acondicionamiento físico, no reparamos en gastos. ¿Pero qué pasaría si le prestáramos tanta atención a nuestra vida interna como a nuestra vida externa? ¿Y si fuéramos tan devotos a la salud de nuestra alma como lo somos con nuestra salud física y bienestar?

Estas son las preguntas que el ayuno nos alienta a hacernos. Ayunar es ciertamente bueno para nuestro cuerpo; sin embargo, las ventajas físicas son secundarias a las recompensas espirituales. Cuando ayunamos se nos invita a dar un paso atrás de nuestra vida acelerada y ocuparnos de nuestra vida interna. Ayunar nos invita a activar nuestro propio médico interno para temporalmente dejar de enfocarnos en satisfacer los deseos corporales y enfocarnos en las necesidades de nuestra alma.

Abajo hay algunos de los beneficios espirituales derivados de periodos de ayuno. Algunos de estos beneficios se pueden experimentar de inmediato, siendo que otros solo emergen después de años de rutinas de ayuno regular.

+ Ayunar ayuda a desacelerar la mente para que nos podamos enfocar en las cosas del mundo espiritual. Al mismo tiempo se agudizan las funciones mentales.
+ Las temporadas de privación voluntaria nos recuerdan acerca de todo por lo que tenemos que estar agradecidos. Durante los periodos de ayuno con frecuencia somos habilitados para apreciar mejor algunas de las bendiciones que de otra manera habríamos dado por sentadas.

- El hambre y el cansancio que acompañan al ayuno (especialmente al inicio) nos brindan la oportunidad de identificarnos con el pobre y el menesteroso y experimentar la bendición de Cristo sobre los que son "pobres en espíritu" y "los que lloran" (Mateo 5:3–4).

- La lucha involucrada en el ayuno es una oportunidad para seguir al apóstol en disciplinar nuestro cuerpo para ponerlo "en servidumbre" (1 Corintios 9:27). Esto desarrolla habilidades valiosas que se pueden utilizar para vencer varias tentaciones físicas como la lujuria o comer de más.

- Cuando las funciones del cuerpo se desaceleran mediante la falta de alimentos, somos mejor habilitados para levantarnos por encima de nuestras vidas aceleradas y la tiranía de lo urgente. Esto nos da la oportunidad de atender nuestro bienestar mental y emocional a través de ayunar de pensamientos y sentimientos tóxicos (para más sobre esto, vea el capítulo 10).

- Nuestra cultura nos está diciendo constantemente que necesitamos varias cosas o experiencias para ser felices. Ayunar nos invita a desafiar esta narrativa. Es tiempo de preguntarse: "¿Es Dios suficiente?".

- Ayunar subraya la verdad de que existe una interconexión entre el cuerpo y el alma. Nos recuerda que lo que hagamos en nuestro cuerpo tiene implicaciones espirituales.

- Ayunar está asociado con ser humilde. Si se realiza con la actitud correcta, ayunar puede llevar a un incremento en humildad.

- Ayunar nos faculta para vernos a nosotros mismos más claramente. Bernhard Müller dijo: "La gente que ayuna puede ver las cosas con más claridad y puede, cuando es necesario, cambiar su camino con mayor facilidad y establecer un nuevo curso. Los pequeños pasos difíciles que hay que tomar para ayunar nos permiten gradualmente considerar nuevas posibilidades de vida en el futuro. Qué tan lejos esas experiencias puedan llevar a la persona que está ayunando varía según el individuo".[8]

- Ayunar es un testimonio poderoso del hecho de que los alimentos no tienen control sobre nosotros; podemos controlarlos.

Ayunar nos ofrece la oportunidad de volvernos a alinear con Dios por medio de dejar ir dioses falsos. Con frecuencia no es hasta que comenzamos a ayunar que podemos reconocer los dioses falsos de nuestra vida que nos controlan. Como observó Richard Foster: "Más que ninguna otra disciplina, ayunar revela las cosas que nos controlan. Este es un beneficio maravilloso para el verdadero discípulo que anhela ser transformado a la imagen de Jesucristo. Cubrimos lo que está dentro de nosotros con alimentos y otras cosas".[9]

Un dios falso que suele controlarnos es la comida. Como la comida es necesaria para nuestra supervivencia física, es fácil comenzar a pensar que la comida misma es lo que nos da vida, que los alimentos nos habilitan para florecer y que la comida satisface nuestra alma. En breve, es fácil tratar a los alimentos como a un dios. Correspondientemente, pensamos que tenemos que satisfacer nuestro deseo por comida a cualquier costo, incluso si eso significa sacrificar nuestra salud y bienestar. Aunque pocos de nosotros podríamos pensar en la comida como un dios, con frecuencia actuamos como si lo fuera.

Nuestra valoración idólatra de la comida se ajusta confortablemente con la obsesión de nuestra cultura con el cuerpo. Por medio de cosas como las carteleras, los comerciales de televisión y diferentes tipos de anuncios se nos dice en incontables manera que la felicidad y la satisfacción son el resultado de tener satisfechas nuestras necesidades corporales. Como señaló Susan Gregory: "En una cultura de gran afluencia es fácil rendirse a los caminos del mundo [...] los caminos egoístas de nuestra sociedad. 'Si lo quiero lo compro. Si tengo apetito por ello, [me] lo como'. Y esa mentalidad tiene a millones de personas en una vida [de] deuda, enfermedad y obesidad".[10] La mentira de que el verdadero gozo proviene de satisfacer nuestras necesidades corporales yace en la raíz de comer para consolarse, así como de la mayoría de las demás adicciones y trastornos de nuestra sociedad.

Ayunar ayuda a voltear esto, ya que subraya las palabras de Dios: "No sólo de pan vivirá el hombre" (Deuteronomio 8:3; vea también Mateo 4:4). Cuando las conductas y mentalidades de autogratificación se vuelven habituales, la disciplina del ayuno nos llama a un camino más alto. Nos desafía a conectarnos con la Fuente de vida máxima, que no es la comida, sino Dios mismo. Ayunar es un momento de comenzar una nueva travesía sin que la comida satisfaga nuestras necesidades emocionales.

Nada de esto es para insinuar que la comida sea intrínsecamente mala. A lo largo de la historia, la comida es tratada como un regalo; como algo bueno que Dios ha creado. Pero incluso las cosas buenas pueden volverse un problema cuando se convierten en medios de autogratificación. El ayuno es un tiempo para recordar que nuestro deseo por la comida y otras alegrías de este mundo son meramente nimiedades. Este es un punto que John Piper mencionó en la introducción de su excelente libro *Hambre de Dios: cómo desear a Dios por medio de la oración y el ayuno:*

El mayor enemigo del hambre de Dios no es el veneno, sino la tarta de manzana. No es el banquete del inicuo lo que embota nuestro apetito por el cielo, sino mordisquear incesantemente a la mesa del mundo. No es el video para adultos, sino esa baba de trivialidad en horario estelar que bebemos todas las noches. De todo el mal que Satanás puede hacer, cuando Dios describe lo que nos mantiene alejados de la mesa del banquete de su amor, es una hacienda, una yunta de bueyes y una esposa (Lucas 14:18–20). El mayor adversario del amor a Dios no son sus enemigos, sino sus regalos. Y los apetitos más letales no son por el veneno del mal, sino por los placeres simples de la Tierra. Porque cuando estos reemplazan el apetito por Dios mismo, la idolatría es apenas reconocible, y casi incurable.[11]

## Está en el Libro

La Biblia está llena de ejemplos de personas que se conectaron con Dios por medio de ayunos. Considere solo algunos:

- Moisés ayunó cuarenta días y noches antes de recibir las tablas de la Ley de manos de Dios (Éxodo 34:28).
- Cuando el rey Josafat se enteró de que una gran multitud de enemigos venían contra el pueblo de Judá "humilló su rostro para consultar a Jehová, e hizo pregonar ayuno a todo Judá" (2 Crónicas 20:3).
- Los habitantes de Nínive evitaron el desastre inminente con un periodo de ayuno (Jonás 3:5–10).
- El profeta Elías ayunó cuarenta días y noches en el desierto para prepararse para una misión importante (1 Reyes 19).
- Después de que la reina Ester se enteró del plan que Amán había ideado para asesinar a todos los judíos que vivían en Persia, dio instrucciones a su pueblo de observar un ayuno estricto. Se abstuvieron de comer y beber durante tres días y noches (Ester 4:16). Dios honró su tiempo de ayuno y oración, y los liberó.
- Antes de que Jesús comenzara su ministerio público, ayunó durante cuarenta días. El ayuno lo fortaleció para resistir la tentación y lo preparó para su ministerio (Mateo 4:1–11).
- Cuando los discípulos de Cristo le preguntaron por qué no habían podido echar fuera un demonio de un niño, Él les dijo: "Pero este género no sale sino con oración y ayuno" (Mateo 17:21).
- El centurión Cornelio recibió la verdad de Dios por medio del apóstol Pedro, la cual le fue revelada después de un tiempo de oración y ayuno (Hechos 10:30).

## EL AYUNO EN LA IGLESIA PRIMITIVA

Ayunar desempeñaba un papel importante en el judaísmo antiguo. En particular, ayunar era una manera en que los fieles judíos del primer siglo recordaban que aunque vivían en su patria antigua, seguían en un estado de exilio espiritual, esperando al Libertador prometido.

En la época en que Jesús nació, en el templo judío vivían hombres y mujeres que dedicaban sus vidas enteramente a orar y ayunar. Esto fue el antecedente de lo más tarde se convertiría en la tradición cristiana del monacato. Leemos de una persona así en la narrativa de Lucas de la infancia de Jesús. Cuando Jesús tenía ocho días de nacido, María y José lo llevaron a ser circuncidado en el templo, según la costumbre prescrita por Moisés. Mientras que María y José estaban en el templo una anciana llamada Ana quien servía "de noche y de día con ayunos y oraciones" (Lucas 2:37).

Los documentos más tempranos de la era cristiana muestran que los cristianos continuaron con la práctica judía del ayuno. El libro de Hechos hace muchas referencias a la práctica cristiana del ayuno. Por ejemplo, fue solamente después de un periodo de ayuno que el Espíritu Santo dio la instrucción de apartar a Pablo y a Bernabé para la obra misionera (Hechos 13:2). Durante su viaje misionero para nombrar ancianos en las diferentes iglesias, Pablo y Bernabé oraban "con ayunos" adondequiera que iban (Hechos 14:23).

Uno de los textos cristianos que sobreviven fuera del Nuevo Testamento es un tratado llamado el *Didaché* o *La enseñanza de los doce apóstoles*. Esta obra anónima, que los eruditos creen data del primer siglo, fue usada para la instrucción de los catecúmenos (los que se estaban preparando para el bautismo). Instruye a los cristianos a ayunar dos veces a la semana, los miércoles y los viernes, una práctica que ha continuado hasta este día en muchas de las ramas más antiguas de la cristiandad.[12]

Entre los otros primeros textos cristianos hay frecuentes referencias al ayuno. En su estudio del ayuno en la iglesia temprana, Joan Brueggemann Rufe menciona solo algunas de las muchas ocasiones en las que los primeros cristianos ayunaban:

> *Estos textos cristianos tempranos muestran a los cristianos ayunando en preparación al bautismo, para llorar y conmemorar la muerte de Jesús [ . . . ] para resistir mejor la tentación, para obtener revelación, como parte de la observación de las estaciones, en respuesta a la persecución y para cuidar de los pobres, abordar las necesidades de la comunidad y apoyar sus metas.*[13]

Ayunar no era fácil para los primeros cristianos. De hecho, el ayuno es mencionado en la Escritura con la frase "afligiréis vuestras almas" (Levítico 16:29–31; 23:27–32; Números 29:7; 30:13). Pero aunque el ayuno era una dificultad, los primeros cristianos lo abrazaron con alegría como una manera de aplicar la exhortación paulina: "Es necesario que a través de muchas tribulaciones entremos en el reino de Dios" (Hechos 14:22).

En los primeros días de la iglesia, los cristianos no necesitaban muchos recordatorios de que la vida espiritual es trabajo duro. Después de todo, estaban siendo asesinados a la derecha, a la izquierda y por el centro. "Muchos mártires eran quemados, confinados o decapitados diariamente delante de nuestros ojos", escribió el padre de la iglesia Clemente de Alejandría (c. 150 a. C.–215 d. C.).[14] La persecución de los cristianos culminó en un decreto del emperador Septimius Severus (145–211) en 202 que declaraba una ofensa criminal que una persona se convirtiera al cristianismo.[15]

A pesar de esta oposición en aumento, la iglesia siguió creciendo, produciendo tanto convertidos como mártires en grandes cantidades. No era que la iglesia estuviera creciendo a pesar de la persecución; estaba creciendo *gracias* a la persecución. Por un tipo de lógica espiritual extraña, entre más sufría la iglesia, se volvía más fuerte. Esto llevó al padre de la iglesia, Tertuliano (160–220), a comentar en su obra *Apologeticus*: "Entretanto crece la frecuencia con la que somos segados por ustedes, crecemos más en número; la sangre de los cristianos es una semilla".[16] A medida que el cristianismo se expandió, las autoridades romanas ideaban maneras más creativas y horrendas de torturar a los cristianos esperando forzarlos a renunciar a su fe en Cristo. Para obtener valentía en la presencia de tantas penurias, los primeros cristianos ayunaban y oraban.

Entonces sucedió lo impensable. El emperador se volvió cristiano. En 313 el emperador Constantino emitió el Edicto de Milán, en el que oficialmente detuvo la persecución de los cristianos. Alrededor de la misma época, Constantino públicamente se proclamó a sí mismo como cristiano. De pronto, se volvió popular ser creyente. Constantino murió en 337, pero su legado continuó. El emperador Teodosio, quien gobernó de 379 a 395, fue todavía más allá e hizo del cristianismo la religión oficial del estado. Y el cristianismo se volvió fácil.

Los que podían recordar los días de la persecución, sabían que aunque era una bendición ya no ser cazados y asesinados, también era un desafío. Ahora era posible ser laxos y regalones. Uno podía adorar a Cristo y todavía vivir una vida cómoda, persiguiendo los ídolos del poder, el prestigio y las comodidades del cuerpo. En resumen, la iglesia estaba en peligro de convertirse bastante en algo semejante a la cultura a su alrededor. ¿Qué no Jesús dijo que el camino al Reino de los Cielos era a través de la pobreza de espíritu (Mateo 5:3), de llorar (v. 4) y de la persecución (vv. 11–12)?

Fue en este punto de la historia de la iglesia que el ayuno tomó un significado todavía mayor. Ayunar se convirtió en una manera en que los cristianos voluntariamente se negaban a sí mismos y, por lo tanto, experimentaban el tipo de crecimiento espiritual que viene gracias a la adversidad. Ayunar y otro entrenamiento ascético autoinfligido se convirtió en una manera en que los cristianos rechazaron la vida de comodidad y reintrodujeron la lucha en su travesía espiritual. Como dijo Juan Crisóstomo (c. 349–407) en un sermón sobre Hebreos: "Mortifique su cuerpo; crucifíquelo, y usted recibirá la corona de los mártires. Que lo que hizo la espada por los mártires, lo haga su propia voluntad por usted".[17]

## Ayunar para la mente

"Todos los poderes puramente mentales del hombre mejoran al ayunar. La habilidad de razonar es incrementada. La memoria es mejorada. La atención y la asociación son agudizadas. Las llamadas fuerzas espirituales del hombre—intuición, compasión, amor, etc.—son todas incrementadas. Todas las cualidades intelectuales y emocionales del hombre reciben una nueva vida. En ningún otro tiempo pueden las actividades intelectuales y estéticas ser tan exitosamente perseguidas como durante un ayuno".[18]

A lo largo del tercer siglo muchos hombres y mujeres cristianos se mudaron al desierto egipcio para participar en ayuno y otras prácticas espirituales. Uno de esos hombres fue Antonio el Grande (251–356), un terrateniente acaudalado quién vendió todas sus posesiones y se mudó al desierto para abrazar una vida de ayuno y oración. La dieta de San Antonio consistía solamente en pan, sal y agua, y no comía más que una vez al día, y algunas veces dejaba pasar tres o cuatro días sin hacer su comida diaria.

San Antonio nunca tuvo la intención de volverse famoso. No obstante, un padre de la iglesia, Atanasio de Alejandría (c. 296–373) escribió el libro, *Vida de Antonio*, que se convirtió en un éxito de ventas. Este libro ampliamente leído provocó que incontables hombres y mujeres se fueran voluntariamente al exilio en el desierto para imitar a San Antonio y pasar su vida buscando a Dios. Por medio de la práctica de los ayunos frecuentes los moradores del desierto podían experimentar los mismos beneficios espirituales que habían estado previamente disponibles para la iglesia perseguida.

Paradójicamente, al abrazar la pobreza y el ayuno y rechazar la autogratificación, estos hombres y mujeres del desierto eran capaces de destacarse en gratitud a Dios por sus dones espirituales. Cornelius Plantinga Jr. observó cómo estos moradores del desierto revelaban una extraña lógica espiritual de que no comer lleva a una mayor gratitud y a un apetito por Dios incrementado:

> La autogratificación es el enemigo de la gratitud y la autodisciplina suele ser su amiga y su generadora. Esta es la razón por la que la gula es un pecado mortal. Los primeros padres del desierto creían que los apetitos de la persona están vinculados: los estómagos llenos y los paladares hastiados embotan nuestra hambre y sed de justicia. Echan a perder el apetito por Dios.[19]

Bernhard Müller describió algunas de las actividades espirituales que mantenían ocupados a estos moradores del desierto:

> Los primeros ermitaños o "padres del desierto", estaba buscando tres cosas en el desierto: oración, ayuno y estar a solas. Sus moradas eran incómodas y confinadas, su ropa era sencilla, dormían poco y comían de manera simple y poco frecuente entre periodos de ayuno de todo el día. Se reporta que estos hombres batallaban "todos los días como atletas, y que como resultado tenían éxito en controlar su necesidad corporal por comida, logrando la pobreza absoluta, verdadera humildad y santificación del cuerpo".
> …no era poco usual que la gente considerara su ser interior como un campo de batalla real en el que el mayor enemigo era su propia voluntad.[20]

A medida que las comunidades de oración se levantaron en el desierto, gradualmente se extendieron por todo el mundo cristiano, haciendo que fuera posible que hombres y mujeres siguieran el ejemplo de Ana, quien servía "de noche y de día con ayunos y oraciones" (Lucas 2:37). Cuando el Imperio Romano Occidental comenzó a ser invadido por bárbaros a finales del siglo IV, estas comunidades ayudaron a preservar la estabilidad, mantuvieron el aprendizaje y brillaron como faros en medio de las tinieblas.

Las comunidades monásticas se extendieron, pero también los líderes de la iglesia que habían sido entrenados en los monasterios ayudaban a los cristianos ordinarios a comenzar a poner orden en su vida por medio de las disciplinas de la oración y el ayuno.[21] Al mismo tiempo, se les aconsejaba a las personas a que no exageraran en su celo. Por ejemplo, San Antonio advertía que "hay algunos que debilitan su cuerpo por medio del ayuno; ellos están lejos de Dios porque no ejercen moderación".[22]

Al considerar a la iglesia temprana desde el punto de ventaja de nuestras vidas cómodas del siglo veintiuno, quizá encontremos extraño que tantos hombres y mujeres escogieran abrazar este estilo de vida austero. No obstante, los primeros cristianos nos enseñan que las penurias—sean por medio de la persecución, del ayuno o de otros medios—son buenas para el alma. A través de la adversidad Dios puede fortalecer nuestra fe, obrar paciencia en nuestro corazón, longanimidad y un deseo por la vida venidera.

En muchas partes del mundo el día de hoy ser cristiano es invitar la persecución e incluso la muerte. Aunque generalmente no experimentamos estas adversidades en Occidente, enfrentamos otros desafíos. Un desafío es que al vivir una vida desahogada y cómoda, podemos volvernos complacientes y apáticos. Ayunar es una manera de revertir esta tendencia y de recordarnos a nosotros mismos que la vida espiritual es de disciplina y trabajo espiritual. Al igual que los primeros cristianos que huyeron al desierto después de la cristianización del Imperio Romano, ayunar nos habilita para identificarnos con los que sufren en otras partes del mundo.

## Cómo activar al "médico interno"

Cuando Ron Lagerquist tenía dieciocho años, abandonó su vida como drogadicto y se convirtió en cristiano. En los primeros años después de su conversión, Ron pasó horas estudiando la Escritura y cantando canciones a Dios de rodillas.

Para el momento en que estaba en sus veintes los afanes de la vida habían tomado el control a pesar de que Ron todavía era cristiano. Nos cuenta cómo "lentamente a lo largo del tiempo, una vida de espiritualidad fue reemplazada por estar atareado. Las preocupaciones diarias asfixiaron a muerte la intimidad con mi Padre. Sucedió con tanta lentitud que ni siquiera lo noté".[23] Para llenar el vacío, Ron recurrió a la comida chatarra:

> Un delgado y fuerte cuerpo adolescente se transformó en una pera demasiado madura. La oración fue reemplazada por ocho diferentes tipos de barras de chocolate apiladas en mi cajón. El Ministerio en las Calles fue reemplazado con Hockey del Sábado por la Noche, suplementado por una bolsa grande de papas fritas con sal y vinagre y cacahuates garapiñados, la lectura de la Biblia fue sustituida por un bote de dos kilogramos [4,4 lb.] de helado sabor mantequilla. Mis provisiones secretas y yo nos encontrábamos regularmente en intensos momentos de escape por la intimidad que se había secado. Sin saberlo en

ese tiempo, había reemplazado la drogadicción de mis primeros
años con un tipo diferente de adicción: la comida chatarra.[24]

Después de soportar trece años de "una lenta edad de hielo espiritual",[25]
Ron descubrió el ayuno. Al remover las muletas de la comida chatarra que
habían cubierto su vacuidad, Ron pudo nuevamente enfrentarse a sí mismo:

> Una vez que se fueron las muletas de la comida chatarra, tuve
> que creer que Jesús nutriría el dolor vacío en mi interior [...]
> Los primeros días del ayuno principalmente tuvieron que ver
> con remordimiento y arrepentimiento. Como olas poderosas, la
> gracia de Dios lavó cada remordimiento dejando una frescura
> de espíritu. Mi oración cambió. Se volvió más profunda y más
> larga. Mi deseo por comida chatarra y TV menguó. Comencé
> a deleitarme de nuevo en leer la Biblia y en meditar en el Señor.
> La visión que recibí años atrás comenzó a quemar de nuevo.
> Comencé a acercarme a la gente en una manera que nunca había
> conocido antes. En lugar de ser malhumorado, había un amor
> más profundo y una compasión que florecían en mi corazón.
> Estos sentimientos despertados me recordaron una juventud ol-
> vidada, me sentí [...] espiritualmente vivo.

Ron dijo que experimentó síntomas de desintoxicación de tanta cafeína,
sal, *hot dogs* y papas fritas. Hubo días en los que se sintió enfermo y con
dolor de cabeza, tenía dificultades para pensar y concentrarse y estaba
emocionalmente indispuesto. Pero con el tiempo los síntomas negativos se
fueron y fue renovado.

Lo que experimentó Ron al inicio de su experiencia de ayuno—confusión, agitación y depresión—es típico. Durante un ayuno el cuerpo desvía
la energía que normalmente usaría para la digestión (alrededor de 30%) y
la canaliza a sanidad.[26] A medida que los procesos de sanidad inician, las
toxinas son liberadas. Por eso es típico tener mal aliento o sudar al ayunar,
especialmente si está ayunando por primera vez.

Pero así como las toxinas físicas salen a la superficie para poder ser eliminadas, las toxinas espirituales también salen a la superficie en un proceso que el Dr. Buchinger ha llamado "una especie de desenmarañar o
soltar una estructura espiritual tensa".[27] Como consecuencia, es normal
que el ayuno lo haga sentirse peor antes de que empiece a sentirse mejor.
Cuando ayunar trae las toxinas espirituales a la superficie, es momento de
reconocer las adicciones, compulsiones y temores que previamente podrían
haber estado disfrazadas para usted.

## Lo que revela el ayuno

"Si la arrogancia nos controla, será revelado casi inmediatamente al ayunar. David dijo: 'Lloré afligiendo con ayuno mi alma' (Salmo 69:10). El enojo, la amargura, los celos, la contienda, el temor; si están dentro de nosotros saldrán a la superficie durante el ayuno. Al principio vamos a razonar que nuestro enojo se debe al hambre; y entonces nos damos cuenta de que estamos enojados porque el espíritu de enojo está dentro de nosotros. Nos podemos regocijar en este conocimiento porque sabemos que la sanidad está disponible por medio del poder de Cristo".[28]

"Las pasiones—señaló el monje del siglo sexto, Isaac de Siria—son como perros, acostumbrados a lamer la sangre de la carnicería; cuando no se les da su comida de siempre, se levantan y ladran".[29] Prepárese para que el ayuno haga que sus pasiones comiencen a ladrar. Algunas veces una persona que comienza a ayunar experimentará cambios de humor violentos y pesadillas. Nuevamente, esta es la manera en que el alma trae a la superficie problemas sin resolver para que pueda tratar con ellos. Bernhard Müller experimentó esto en una peregrinación a un monasterio en Alemania, como está contado en el libro *Wisdom From the Monastery* [Sabiduría del monasterio]. Comparte que el monje que lo estaba guiando le explicó que "cuando uno ayuna no solamente pasa por una desintoxicación física, sino también espiritual".[30] Y continúa:

> Las pesadillas y los cambios de humor eran señales de que había problemas sin resolver que estaban siendo sacados a la superficie y que necesitaban ser clarificados. Ahora podía entender que el ayuno prevenía la enfermedad en el sentido más verdadero de la palabra: yo podía ver que no solo mi cuerpo se estaba deshaciendo de las toxinas, sino cómo yo estaba pasando por una "limpieza de primavera" espiritual.[31]

A medida que las toxinas salen a la superficie durante el ayuno, enfrentamos una decisión importante: o confrontamos nuestros demonios internos y avanzamos hacia la sanidad, o podemos rendirnos a la toxicidad espiritual y volvernos malhumorados, irritables y mezquinos. En *A Diary of a Russian Priest* [El diario de un sacerdote ruso] el Rvdo. Alexander Elchaninov cuenta una historia que ilustra este punto. Un crítico del ayuno le comentó que el ayuno hacía que su obra sufriera y que la gente se volviera irritable. El crítico señaló que durante la Semana Santa—el tiempo en el que los cristianos ortodoxos rusos observan los ayunos más estrictos—la gente tenía más mal humor que en cualquier otro momento del año. El padre Alexander respondió: "Tiene toda la razón [...] si no es acompañado de oración y un incremento en la vida espiritual, meramente lleva a un estado de irritabilidad incrementado".[32]

## Conozca los síntomas

"Es bueno conocer el proceso por el cual su cuerpo pasa a través del curso de un ayuno más largo. Los primeros tres días suelen ser los más difíciles en términos de incomodidad física y dolores de hambre. El cuerpo está comenzando a deshacerse de las toxinas que se han acumulado a lo largo de los años por malos hábitos alimenticios, y no es un proceso confortable. Esta es la razón por la que la lengua se recubre y el mal aliento. Que estos síntomas no lo perturben; en lugar de ello, agradezca el incremento en la salud y el bienestar que vendrá como resultado. Usted quizá experimente dolores de cabeza durante este tiempo, especialmente si es un ávido bebedor de café o té. Esos son síntomas de abstinencia suaves que pasarán aunque pueden ser bastante desagradables por un tiempo".[33]

## LA ACTITUD CORRECTA

El año era 1570, y el zar Iván el Terrible se estaba preparando para avanzar en contra de su propio pueblo en Pskov, ya que sospechaba que lo habían traicionado. Enfrentando el asesinato inminente de toda su comunidad, la gente de Pskov se reunió a orar durante el primer sábado de Cuaresma.

En la ciudad de Pskov vivía un mendigo llamado Nicolás que vivía debajo del campanario de la iglesia. Aunque todos lo llamaban "el Tonto", Nicolás era conocido por su gran sabiduría. Cuando se enteró del plan de Iván el Terrible para destruir la ciudad, trató de detener al zar, pero sin lograrlo.

Iván se creía un hombre espiritual, así que aceptó la invitación de visitar a Nicolás en su celda (una celda es un cuarto pequeño utilizado por un ermitaño o un monje). A la llegada de Iván, Nicolás le ofreció al zar un pedazo de carne.

—Soy cristiano y no como carne durante la Cuaresma —respondió Iván.

Nicolás dijo: —Pero usted bebe sangre humana.

Convencido por las palabras de Nicolás, el zar le ordenó a sus hombres que volvieran y dejaran a la gente de Pskov en paz.[34]

Esta historia ilustra el punto importante de que el ayuno, por sí solo, no sirve de mucho. Para tener valor, el ayuno debe combinarse con fe y amor fraternal. Jesús les dijo algunas de sus palabras más duras a los líderes religiosos de su propio día quienes hacían grandes alardes de sus ayunos mientras dejaban a un lado los asuntos de más peso de la ley (Mateo 6:16–18).

En una manera similar Basilio de Cesarea condenó a los hipócritas del siglo IV que ayunaban mientras calumniaban y criticaban a sus hermanos y hermanas. "No devoran carne —dijo—, pero devoran a su hermano".[35]

Es fácil para nosotros caer en la misma trampa cuando ayunamos. La trampa es pensar que nos estamos ganando un favor espiritual al mismo tiempo de dejar de lado la demostración del amor. Ayunar tiene que ver con mucho más que solamente abstenerse de alimentos. Los periodos de ayuno son tiempos en los que hemos de ser especialmente receptivos de la gracia de Dios y luego reciprocar esa gracia a la gente a nuestro alrededor. Los periodos de ayuno nos dan la oportunidad de volver a evaluar lo que es importante en nuestra vida y abstenernos de nuestras pasiones, adicciones e indulgencias. Si nos abstenemos de alimento, pero no nos abstenemos de nuestro ajetreo o adicciones típicas, como comprar por internet, entonces nuestros ayunos tienen poco valor espiritual. Como comentó Juan Crisóstomo sobre ayunar: "Consiste no en abstenerse de comida, sino en sustraerse de las prácticas pecaminosas—y añadió—: que no solo la boca ayune, sino también el ojo, el oído, los pies, las manos y todos los miembros de nuestro cuerpo. Que las manos ayunen siendo purificadas de rapiña y avaricia. Que los pies ayunen, al cesar de correr hacia espectáculos ilícitos. Que los ojos ayunen, siendo enseñados a nunca fijarse groseramente sobre los rostros bien parecidos".[36]

Hay un Triodion (libro de servicio) que se lee durante la primera semana de Cuaresma en las iglesias ortodoxas orientales que llega al mismo punto:

> Al ayunar de alimentos, abstengámonos también de toda pasión
>     [...]
> Observemos un ayuno aceptable y agradable al Señor.
> El verdadero ayuno es deshacerse de todo mal,
> Controlar la lengua, reprimirse del enojo,
> Abstenernos de lujuria, calumnia, falsedad y perjurio.
> Si renunciamos a estas cosas, entonces nuestro ayuno no es
>     verdadero ni aceptable a Dios.
> Mantengamos el ayuno, no solo mediante refrenarnos de comer,
> Sino a través de volvernos extranjeros a todas las pasiones del
>     cuerpo.[37]

Si no es acompañado por la vida espiritual—oración, compasión, dar, perdón—ayunar pierde su valor espiritual. Recuerde, al igual que ayunar trae las toxinas espirituales a la superficie, tenemos la opción de abordarlas o dejar que nuestras pasiones nos gobiernen.

Los tipos de pasiones más comunes que emergen durante un ayuno son las que están conectadas con pensamientos y emociones desordenados. Por eso es que el siguiente capítulo le brindará técnicas paso a paso para desintoxicar su mente y sus emociones y recuperar el control sobre lo que usted piensa y cómo se siente. Las buenas noticias son que no tiene que ser víctima de los pensamientos tóxicos y de las emociones fuera de control. Usted puede ayunar de las emociones y los pensamientos tóxicos, y dejarlos ir para siempre.

## Capítulo 10

# AYUNE DE EMOCIONES Y PENSAMIENTOS TÓXICOS

## con el Rvdo. John Calbom

*El ayuno limpia el alma, eleva la mente, sujeta la carne al espíritu, deja el corazón contrito y humillado.*
—SAN AGUSTÍN

AYUNAR ES UN tiempo para considerar todo; no solo lo que comemos y bebemos, sino también lo que pensamos y sentimos. He estado meditando con respecto a esto mismo a medida que considero ayunar más a profundidad y me hago la pregunta: ¿Qué bien nos hace evitar toda la comida chatarra, el alimento sólido, la carne, los lácteos, los dulces, el alcohol, el café y los refrescos, si albergamos emociones y pensamientos tóxicos en nuestra mente y en nuestro corazón?

En las secuelas del ataque del ladrón que compartí con usted en la introducción, no solo tuve lesiones severas; también experimenté heridas internas devastadoras. De hecho, las fracturas internas de mi ser parecían más desconsoladoras que las abiertas en mi cuero cabelludo, los discos hechos añicos de mi nuca y los huesos destrozados de mi mano derecha. Lo llamé mi tsunami emocional. Había dolor atorado en las hendiduras de mi alma. Me senté en el piso en la esquina de mi habitación un día, meciéndome hacia adelante y hacia atrás, abrumada por el momento interior y pensando seriamente escaparme a lo profundo de mi interior donde ya no pudiera sentir el dolor.

De la materia de Introducción a la Psicología que había tomado, sabía que lo que estaba contemplando era un estado catatónico. Recuerdo que mi profesor dijo que era difícil hacer que las personas salieran de ese estado una vez que entraban en él. Una voz interior me susurró: "Resiste un día más". Y cada día escuché esa voz de nuevo, a medida que un día a la vez se convirtió en semanas y en meses.

La gracia vino a mi vida. Conocí a tres damas—mis ángeles de la cocina, como las llamaba—quienes oraban por mí en la mesa de la cocina una vez a la semana. Poco a poco, una emoción y un pensamiento a la vez, dejé ir las emociones y los pensamientos tóxicos. Fue mi salvación de la destrucción completa de mi vida.

En un grupo de ayuda de Víctimas de Crímenes Violentos me enteré de que muchas víctimas de crímenes violentos como el que yo había experimentado se suicidan. En lugar de la muerte escogí la vida. La escogí por medio de dejar ir la comida chatarra del alma, un pequeño pedazo a la vez. Fue el ayuno más significativo que he realizado en muchos aspectos. Sé que no estaría aquí escribiendo esta sección de mi libro sobre del ayuno, si no fuera por este proceso de ayuno emocional y mental por el que pasé: un proceso de dejar ir.

Muchas personas dicen que no pueden dejar ir ciertas emociones y pensamientos. Están tan enojadas por las ofensas cometidas en su contra: la pérdida, el abuso, la atrocidad, el abandono, la traición, el trauma, la herida. A otras personas les han sucedido cosas mucho peores de las que me sucedieron a mí. Sin embargo, sé que el único camino a la vida y a la libertad es dejar ir las emociones y los pensamientos tóxicos que nos mantienen cautivos.

Seguir adelante no cambia el resultado. Quizá nos sintamos embotados por un momento...pero no somos libres cuando somos atados por pensamientos y sentimientos internos destructivos. Podemos ser libres incluso si somos aprisionados, difamados, abandonados, traumatizados o sufrimos abuso. Me encantan las palabras poderosas de Etty Hillesum, una mujer judía nacida en Holanda quien vivió en la Amsterdam ocupada por los nazis y que fue ejecutada en Auschwitz:

> Esta mañana di la vuelta en bicicleta alrededor de la Estación del Puerto disfrutando el amplio toque del cielo en la orilla de la ciudad y respirando el aire fresco, no racionado. Y por todos lados hay letreros prohibiendo que los judíos transiten los senderos y el campo abierto. Pero arriba, el estrecho sendero que se nos ha dejado se estira hacia el firmamento, intacto. No nos pueden hacer nada, realmente no pueden. Pueden acosarnos, pueden robarnos nuestros bienes materiales, nuestra libertad de movimiento, pero nosotros mismos renunciamos a nuestros mayores activos por nuestro consentimiento mal enfocado. Por nuestros sentimientos de ser perseguidos, humillados y oprimidos. Por nuestro odio. Podemos, por supuesto, estar tristes y deprimidos por lo que se nos ha hecho; eso es solamente humano y entendible. No obstante, nuestra lesión más grande es la que nos infligimos a nosotros mismos.[1]

Al recordar mi vida, creo que siempre tuve una vida maravillosa (¡de hecho, *¡Qué bello es vivir!* es una de mis películas favoritas de todos los tiempos!). Pero otras personas podrían decir que no parece tan maravillosa desde su punto de vista. Como también mencioné en la introducción, mi hermano murió al nacer cuando yo tenía dos años. También contraje polio bulbar a los dos años y casi muero. Mi madre fue diagnosticada con cáncer de mama cuando yo tenía cuatro años y murió cuando yo tenía seis. Viví con mis abuelos maternos, y mi amado Abuelo John murió cuando yo tenía nueve. Perdí a mi padre cuando tenía trece, no porque haya muerto sino por una terrible tragedia que tomaría todo un capítulo contar. Fui a vivir con una tía y un tío al año siguiente porque mi abuela, a los ochenta y seis, estaba demasiado anciana para seguir cuidando de mí. Unos pocos años después murió. Estaba tan enferma a finales de mi segunda década de vida con fatiga crónica y fibromialgia que ya no podía trabajar. Fui atacada por el ladrón un año después de haberme recuperado de esos padecimientos y fui dejada por muerta.

Pero, ¿ha sido una vida de dolor y sufrimiento? No, sino lo opuesto, desde mi punto de vista. Comparto las palabras de Catalina de Siena: "Todo el camino al cielo es cielo". Todo es una decisión. Las perspectivas de nuestra vida dependen de nosotros.

Ayunar es su tiempo para dejar ir todas las emociones dañinas y todos los pensamientos que lo lastiman; como dice la canción "Libre soy" de la película *Frozen*. Usted realmente puede ayunar de esta basura tóxica. Soltarlo todo no suele llegar de la noche a la mañana, sino en pequeños pasos y etapas. Es el antiguo ejemplo de pelar la cebolla una capa a la vez. ¡Créame cuando le digo que lo puede hacer! Es liberador, restaurador y recompensante.

Rebecca Ondov comparte una gran analogía de dejar ir las emociones que lo lastiman. Ella cuenta la historia en la revista *Guideposts* de cuando le entregó un pesado rollo de reja de alambre a su amiga Lou. Había necesitado un montacargas para meter el rollo de reja de alambre a su camión. ¿Pero cómo lo iban a sacar del camión, solo ella y su amiga? Pero esa no era su única carga ese día. Sentía como si un peso de dos toneladas estuviera rodando dentro de su alma, al igual que ese rollo de reja de alambre en la parte trasera de su camión, porque una amistad se había descarrilado.

Justo en ese momento tuvo un pensamiento alocado: "Pisa el acelerador y avanza hacia el sitio de descarga, luego frena súbitamente". Eso lanzó el rollo de reja de alambre fuera del camión, el cual cayó en el sitio donde Lou quería que estuviera.

Rebecca sintió como si su espíritu le dijera que eso era lo que ella necesitaba hacer con su amistad rota y las emociones acumuladas en su alma que la estaban partiendo en dos. Ella le entregó su carga a Dios, y gradualmente la herida y la amistad rota sanaron.[2]

¡Podríamos simplemente "pisar el acelerador" y dejar que salgan volando las emociones dañinas de nuestra alma en una sola proyección rápida, como el rollo de reja de alambre de Rebecca! Algunas veces podemos hacerlo, pero en muchas otras se requiere paciencia, persistencia y trabajo.

Ayunar es un momento excelente para que usted realice su trabajo en el alma: *alma* significa: mente, voluntad y emociones.

Una vez más lo dejo en las buenas manos de mi esposo, el Rvdo. John, durante el resto de este capítulo con el fin de que considere el ayuno que usted puede hacer para ser libre plenamente en su interior. Mi marido, quien es psicoterapeuta y sacerdote, ha dedicado su vida a ayudar a las personas a ser libres de sus cargas, ventilar sus emociones tóxicas y sus heridas internas. Él lo guiará en su travesía de ayuno emocional y mental también.

## CÓMO LAS EMOCIONES Y LOS PENSAMIENTOS TÓXICOS AFECTAN SU CUERPO

No somos nuestros pensamientos y emociones. Pero si usted se ha acostumbrado a vivir en modo de supervivencia, entonces es probable, que usted haya acumulado un residuo de pensamientos, emociones y hábitos tóxicos. También es probable que usted esté experimentando los efectos de los pensamientos tóxicos a lo largo de su cuerpo.

"Su cuerpo cree cada palabra que usted dice", escribe Candace Pert en *Molecules of Emotion* [Moléculas de emoción]. Barbara Levine batalló con un tumor cerebral inoperable que la llevó a descubrir "pensamientos semilla" y "creencias básicas" que vinculan la mente y el cuerpo de la persona. Ella rastreó frases comunes como "eso me rompe el corazón" y "es un dolor en el hígado" como las creencias subyacentes sobre las que están basados los síntomas que causan.[3]

Muchos de nosotros no reconocemos las creencias subyacentes que nuestros cuerpos creen o los mensajes que nuestros cerebros están enviando constantemente a lo largo de nuestro sistema. El físico y psicólogo, Dr. Buryl Payne, explica el poder tan difundido de nuestros pensamientos a lo largo de todo el cuerpo:

> Sabemos que los pensamientos generados en el cerebro activan secreciones hormonales y otros centros nerviosos dentro del cuerpo. Los pensamientos, codificados como impulsos neuronales, viajan a lo largo de los axones nerviosos, activando músculos y glándulas en una manera semejante a la que los mensajes telefónicos viajan por los cables en el ámbito de las señales eléctricas. Experimentos con el GSR, un instrumento de biofeedback, colocado en los dedos o en los dedos de los pies, claramente demuestra que la actividad mental llega a las extremidades del cuerpo.[4]

La noción de que los pensamientos tienen ramificaciones físicas puede parecer obvia para muchos. ¿Ha notado que tiene más energía y en general se siente mejor cuando sus pensamientos de caracterizan por compasión, amor, aprecio y gratitud contra sus pensamientos que están obsesionados con preocupación, amargura, temor o ansiedad? Aunque experimentamos los efectos físicos de las emociones y los pensamientos tóxicos todos los días, solo ha sido recientemente que la comunidad médica ha comenzado a tomar en serio la conexión entre los pensamientos, las emociones y la salud física. En su prólogo a *The HeartMath Solution* [La solución de las matemáticas cardiacas], el Dr. Stephan Rechtschaffen dijo que "la división entre cuerpo y mente [es] tan generalizada en la medicina hoy en día", y señaló:

> *Hemos separado el papel de nuestros pensamientos y tensiones diarias de los efectos que producen en el cuerpo físico. A lo largo de su entrenamiento médico, a los médicos se les habla acerca de las causas bacterianas, metabólicas, tóxicas u otras de los padecimientos; sin embargo, la relación de nuestros pensamientos y emociones y cómo afectan el cambio físico es en su mayor parte ignorado. Esto ha llevado en una gran medida a un modelo médico que puede ser deshumanizante, que se enfoca solo en las manifestaciones físicas de la enfermedad, perdiendo de vista, así, a la persona completa.[5]*

Aunque la comunidad médica sigue dominada por un acercamiento truncado al ser humano, muchos practicantes de medicina están llegando a reconocer la necesidad de enfocarse en toda la persona. En nuestro libro *The Complete Cancer Cleanse* [La limpieza completa de cáncer], compartimos algunas de las últimas investigaciones médicas sobre cómo los pensamientos tóxicos afectan el cuerpo, incluyendo la investigación que muestra que las emociones y los pensamientos tóxicos son tan destructivos para nuestra salud como las malas elecciones de alimentos y el aire contaminado.[6] Desde que escribimos ese libro las investigaciones científicas han continuado avanzando. Muchos investigadores ahora están sugiriendo que entre 75 y 98% de las enfermedades pueden, de hecho, originarse en nuestros pensamientos.[7] Ahora es claro que cuando tenemos pensamientos negativos, cuando rumiamos sobre recuerdos malos, cuando nos enfocamos en las emociones negativas o fijamos nuestra atención en lo que está mal en nuestra vida, de hecho hacemos que proteínas negativas sean liberadas en la sangre.[8]

En contraste, cuando nos enfocamos en las cosas positivas, cuando dejamos ir las cosas que no podemos controlar, cuando tenemos compasión por personas que nos han lastimado o nos han hecho cosas que son molestas, y cuando nos enfocamos en lo que es bueno en el mundo y en otros, podemos de hecho afectar la composición de nuestro ADN y convertirnos en personas más saludables.[9]

Esto no es solo teoría. Cherie y yo personalmente hemos sido testigos de los resultados sanadores de dejar ir las emociones y los pensamientos tóxicos. Muchas personas que acuden a nuestros retiros de bienestar con jugos y alimentos crudos han sido ayudadas por este proceso. Algunos que vienen están enfermos, mientras que algunos otros sufren de enfermedades que amenazan su vida. A medida que les enseñamos a los que vienen a nuestros retiros cómo dejar ir las emociones y los pensamientos tóxicos, muchas personas han encontrado libertad de lo que los ha estado aquejando durante años, y hemos visto muchos milagros. Ellos dejan ir lo que los está bloqueando y lo que está evitando que las energías de Dios que dan vida los alcancen. Las personas han experimentado liberación de las emociones y los pensamientos tóxicos que habían estado cargando durante años.

¿Por qué las emociones y los pensamientos tóxicos tienen tal efecto en la salud de nuestro cuerpo? Una de las razones es que los pensamientos y los recuerdos, de hecho, tienen un componente físico y están almacenados en las neuronas dentro del cerebro. Eso significa que cada pensamiento que usted piensa, cada recuerdo que usted forma, está localizado en alguna parte de su cerebro. En realidad, las neuronas que almacenan sus pensamientos componen alrededor de 15% de nuestras células cerebrales.[10]

Ahora bien, lo realmente sorprendente acerca de esto es que cuando estos pensamientos y recuerdos son tóxicos, las células cerebrales no son saludables; de hecho, se ven distintas de las células saludables. En el libro de la Dra. Caroline Leaf, *Switch On Your Brain* [Conecte su cerebro], viene una imagen de cómo luce un recuerdo saludable comparado con un recuerdo poco saludable.[11] Además, la composición de las células cerebrales tóxicas envía impulsos eléctricos negativos al resto del cuerpo, generando estrés y comprometiendo el sistema inmune.

Una de las maneras en las que el cerebro se comunica con el resto del cuerpo es a través de nuestra sangre. Como explicamos en nuestro libro anterior, *Juicing, Fasting and Detoxing for Life* [Llénese de vida con jugos, ayunando y desintoxicándose]:

> Los leucocitos tienen sitios receptores para los neuropéptidos, y cuando nuestros pensamientos son negativos, la comunicación de los mensajeros (neuropétidos) puede interrumpir la salud de nuestras células inmunes. Se ha descubierto que las emociones y los pensamientos negativos reducen la producción y la actividad de las células T y sueltan hormonas de estrés. Algunos

neuropéptidos pueden incluso disparar la metástasis de células cancerosas. De igual manera, otros ayudan a mantener su cuerpo saludable.

Las sustancias químicas producidas por las emociones tóxicas se alojan en nuestros músculos y podemos experimentar dolor de cuello y espalda o en otras partes de nuestro cuerpo. Podemos experimentar debilidad o perturbaciones intestinales como una mala digestión, constipación o diarrea. Los efectos de las emociones negativas también se almacenan en el hígado y los riñones y pueden afectar su función y bloquear un funcionamiento pancreático apropiado. Las emociones poco saludables también pueden provocar inhibición cognitiva, lo cual afecta nuestra capacidad para comprender, pensar y tomar decisiones racionales. Y los recuerdos traumáticos pueden disparar reacciones alérgicas. La lista puede seguir y seguir, pero el punto es recordar que las emociones negativas afectan al cuerpo, producen toxicidad y pueden ser devastadoras para nuestra salud.[12]

Afortunadamente, usted no tiene que ser un científico para decir si un recuerdo o un patrón de pensamiento es tóxico o no. Si el pensamiento le roba el gozo, si lo lleva al estrés, si cautiva su paz mental o si provoca que sea más difícil perdonar a alguien, entonces el pensamiento es probablemente tóxico.

Los ejemplos del pensamiento tóxico serían algunos de los mecanismos de defensa y supervivencia que mencioné al inicio del capítulo anterior. Cuando tratamos de sobrevivir en un estado de separación de nuestro Creador, activamos la parte "reptiliana" del cerebro y vivimos día a día en la orientación de pelear o huir, que es una respuesta de estrés.

Algunos otros ejemplos de pensamientos tóxicos fueron dados en un artículo excelente que fue publicado por el Taylor Study Method, titulado: "How Peace of Mind Is a Skill That Can Be Developed With Practice" [Cómo la paz mental es una habilidad que se puede desarrollar con práctica]. En el artículo, Robin Phillips describe el cerebro como "el teatro del estire y afloja constante entre los aspectos positivos negativos nuestros".[13] Phillips continúa:

> Entre más alienten nuestros pensamientos el lado negativo en este estira y afloja, más nos sentiremos cargados y de hecho empeorará nuestro sufrimiento. El estira y afloja entre lo negativo y lo positivo finalmente determina si nuestra vida estará llena de gozo, gratitud y un sentido de esperanza o si su vida caerá bajo el peso de la queja, el estrés y un sentido de ansiedad con respecto al futuro.[14]

Imagínese que usted conoce a una mujer cuyo novio siempre la está criticando y diciéndole que es una tonta, que no es capaz de seguir adelante, que nadie la quiere y que no es lo suficientemente bonita. ¿Qué le diría a esta persona? Obviamente le diría que rompiera con este novio negativo o por lo menos que le diga que no va a seguir con él si continúa con ese comportamiento. Aunque ese es el consejo que usted le daría a alguien más, cuando se trata de usted, ¿presta atención al incesante monólogo negativo sobre usted mismo que es igual de malo? El monólogo de negativismo no está proviniendo de otra persona, sino de su propio cerebro. Pero en lugar de "romper" con su cerebro negativo, le presta atención. Si usted cree que estoy exagerando, hágase las preguntas siguientes:

+ ¿Su cerebro amplifica sus defectos al mismo tiempo de minimizar lo bueno acerca de usted?[15]
+ ¿Pasa más tiempo pensando en lo que está mal en su vida en lugar de en lo que es positivo?[16]
+ ¿Su mente empeora las adversidades mediante repasarlas una y otra vez?[17]
+ ¿Sufre innecesariamente por imaginar escenarios futuros que quizá nunca se realicen?[18]
+ ¿Le permite a su cerebro caer víctima de errores comunes de pensamiento como pensar en todo o nada, generalizar demasiado, catastrofizar y leer la mente?[19]
+ Cuando se levantan desafíos en su vida, ¿su mente le envía mensajes derrotistas o analiza estrategias para ayudarlo a levantarse sobre la situación?[20]
+ ¿Se critica a sí mismo? ¿Tiene pensamientos que le dicen que no es suficientemente bueno, inteligente, talentoso, bien parecido o capaz?

Si usted está leyendo esas preguntas y está pensando: "Sí, ese soy yo", no se desaliente. Tanto la Biblia como la ciencia moderna muestran que no necesita permanecer en un estado desordenado de la mente. Como el cerebro es un organismo vivo, constantemente está cambiando con base en cómo lo usemos (un fenómeno conocido como *neuroplasticidad*).[21] Eso significa que usted puede comenzar hoy a volver a entrenar su cerebro por medio de dejar ir toda la negatividad. Usted puede formar nuevos canales neuronales positivos en su cerebro que lo guíen a la paz, el gozo y la salud.

## El poder de un pensamiento

"El ADN de la placenta humana (la forma de ADN más prístina) fue colocado en un contenedor en el que se pudieran medir los cambios en el ADN. Se le hizo entrega de un frasco con ADN a cada uno de veintiocho investigadores capacitados. Cada investigador había sido entrenado en cómo generar y sentir sentimientos y cada uno de ellos tenía emociones fuertes. Lo que se descubrió fue que el ADN cambió su forma según los sentimientos de los investigadores:

"1. Cuando los investigadores sentían gratitud, amor y aprecio, el ADN respondía por medio de relajarse y las cadenas se aflojaban. El largo del ADN se volvía mayor.

"2. Cuando los investigadores sentían enojo, temor, frustración o estrés el ADN respondía por medio de apretarse. Se volvía más corto y apagaba muchos de nuestros códigos de ADN. La desconexión de los códigos de ADN era revertido y los códigos eran vueltos a encender cuando los investigadores tenían sentimientos de amor, gozo, gratitud y aprecio".[22]

## USTED PUEDE CONTROLAR SU CEREBRO Y SUS EMOCIONES

Generalmente no se nos dificulta reconocer que muchos de los problemas que enfrentamos en nuestro cuerpo son cosas que podemos controlar por medio de decisiones saludables. Por ejemplo, si alguien tiene un problema con el manejo del peso o baja energía, estos son problemas que se pueden abordar usualmente a través de decisiones saludables como el ejercicio, la buena nutrición, los suplementos nutricionales, hacer jugos, ayunar y desintoxicarse.

Sin embargo, cuando se trata del cerebro con frecuencia no apreciamos que nuestros pensamientos pueden ser controlados por decisiones adecuadas. Por ejemplo, con frecuencia suponemos que nuestro cerebro nos controla y que somos una víctima pasiva de los pensamientos tóxicos, incluyendo recuerdos dolorosos, meditación inútil y un estrés continuo con respecto al futuro. Como no entendemos el poder que Dios nos ha dado para controlar nuestra mente, con frecuencia respondemos al estímulo mental por medio de tomar cada pensamiento y darle cabida antes de que otro tome su lugar.

## "Pienso, luego, existo"

La Europa del siglo diecisiete era una época de gran incertidumbre. La agitación política, las innovaciones filosóficas y religiosas, y una serie de guerras letales dejaron a los europeos con pocas verdades de las que todavía pudieran estar seguros. Fue en este clima de incertidumbre que el filósofo y matemático francés, René Descartes (1596–1650), buscó encontrar un nuevo método de lograr la certeza; el método perfecto con el cual todos pudieran estar de acuerdo, a pesar de cualquier otra diferencia que pudiera dividirlos.

*En su obra clásica Discurso del método,* Descartes propuso que el punto de inicio para el método debería ser bloquear todo estimulo del mundo material. La mente y la materia deberían estar completamente separadas. Solo por medio de desvincularse a sí mismo de las cosas del mundo físico, Descartes podría tener confianza de que su mente estaría libre de trabas. Por medio de un proceso de puro razonamiento Descartes eventualmente dedujo su propia existencia con su famoso *Cogito ergo sum* ("Pienso, luego, existo").

Pedazo a pedazo dedujo la legitimidad del mundo físico y encontró un lugar para él dentro de su sistema racionalista. No obstante, es crucial que el proceso con el que comenzó—separar el mundo de lo material del mundo de la mente—continuó coloreando su perspectiva del mundo, que estaba dominada por lo que el historiador Richard Popkin llamó una "distinción metafísica entre la mente y la materia".[23] Los filósofos que siguieron la estela de Descartes siguieron siendo influenciados por su filosofía, que llegó a ser conocida como el "dualismo cartesiano". La noción de que aunque la mente y el cuerpo interactúan, son sustancias totalmente distintas, era central en su filosofía.

Muchos de nosotros inconscientemente suponemos cierta forma de dualismo cartesiano, por el que consideramos a la mente y al cuerpo entidades completamente separadas. Correspondientemente, con frecuencia subestimamos la magnitud con la que nuestros pensamientos afectan nuestro cuerpo. En una manera similar fallamos en apreciar la magnitud en la que el cerebro es un órgano físico que podemos controlar tanto como controlamos nuestros pies y manos. Fallar en reconocer que el cerebro pertenece a la misma categoría que el cuerpo significa que con frecuencia nos tratamos a nosotros mismos como víctimas del pensamiento tóxico en lugar de reconocer que podemos controlar nuestro cerebro así como podemos controlar otros aspectos de nuestro cuerpo. De hecho, las investigaciones publicadas por la Asociación de la Ciencia Psicológica en su revista *Psychological Science* [Ciencia Psicológica] descubrieron que percibir la mente y el cuerpo como totalmente distintos marca una diferencia real en cómo vivimos nuestra vida.[24] "Entre más personas perciben su mente y su cuerpo como entidades distintas, es menos probable que realicen comportamientos que protejan su cuerpo. El cuerpo es visto finalmente como un vaso desechable que ayuda a la mente a interactuar con el mundo físico".[25]

Lo mismo sucede con nuestras emociones. Con frecuencia cuando sentimos una emoción como la ira, pensamos que la emoción nos controla. De hecho, hay veces que hablamos de las emociones como si *fueran* nosotros (por ejemplo, decimos cosas como: "Estoy enojado"). Por lo tanto, nos consideramos a nosotros mismos como siendo víctimas de las emociones.

El primer paso para dejar ir emociones o pensamientos tóxicos es reconocer que están separados de nosotros. Dicho en palabras sencillas, usted no es sus pensamientos o sus emociones. Más bien, los pensamientos y los sentimientos tóxicos son cosas fuera de usted, como los aviones en el cielo, que usted puede permitirles aterrizar en la pista de su corazón y su mente o rechazarlos y verlos alejarse volando.

Este tipo de control laborioso sobre los pensamientos y los sentimientos tóxicos es más fácil durante momentos de ayuno. Durante el ayuno el cerebro desacelera, haciendo que sea más fácil para nosotros ejercer supervisión sobre nuestros pensamientos. Pero las funciones del cerebro también se agudizan, están más bajo control y más bajo nuestra disposición en momentos de ayuno. Esto ha emergido en distintos estudios. A un grupo de estudiantes de la Universidad de Chicago se les pidió que vivieran durante toda una semana sin alimentos al mismo tiempo de seguir con su rutina regular: "Su agudeza mental fue tanto mayor durante ese periodo que su progreso en su trabajo escolar fue citado como extraordinario. Varias repeticiones de este experimento, siempre con los mismos resultados, probó que esto no era una excepción".[26] Durante un ayuno puede canalizar esta agudeza mental para vigilar los pensamientos tóxicos cuando se levanten y dejarlos ir sin tomarlos.

Ejercer supervisión sobre sus pensamientos no significa solo apretar los dientes y decir: "No voy a tener este pensamiento negativo". Una persona puede repetir: "No siento estrés" todo el día, pero eso no va a hacer que sea cierto. Lo que necesitamos hacer es reemplazar activamente los pensamientos tóxicos con la verdad. Esto tiene que ver con dirigirnos a las mentiras que están detrás de los pensamientos tóxicos.

La mentira principal es que podamos sobrevivir separados de Dios. Considere que cuando nos preocupamos acerca del futuro, cuando rumiamos el pasado, cuando tratamos de abarcar muchas cosas materiales para nosotros mismos o cuando perseguimos los placeres de la vida, estamos haciendo exactamente lo que hicieron Adán y Eva cuando se escondieron de Dios: estamos actuando como si estuviéramos separados de la Fuente de vida. En contraste, cuando nos enfocamos en todo lo que es "honesto, todo lo justo, todo lo puro, todo lo amable [...] digno de alabanza" (Filipenses 4:8), nos estamos conectando con nuestro Creador y empezando a iniciar el viaje hacia la salud y la plenitud.

## CIENCIA CEREBRAL: CÓMO
## VOLVER A CABLEAR SU CEREBRO

Los pensamientos negativos pueden no parecer la gran cosa, pero si participamos en pensamientos tóxicos el suficiente tiempo, de hecho va a cambiar cómo nos vemos a nosotros mismos, nuestros seres queridos y el mundo a nuestro alrededor. Como lo explica el psicólogo y autor, Rick Hanson:

> Momento a momento, los flujos de pensamientos y sentimientos, sensaciones y deseos, así como los procesos conscientes e inconscientes, esculpen nuestro sistema nervioso como agua que talla surcos, y con el tiempo hondonadas, en una ladera. Su cerebro está cambiando continuamente su estructura. La única pregunta es: ¿es para bien o para mal? [...] La atención es una combinación entre un reflector y una aspiradora: ilumina lo que está allí y luego lo absorbe a su cerebro; y a su ser interior.[27]

La solución es simple: comience a prestar atención a lo que le está prestando atención. Aunque esto es simple, también es increíblemente difícil. La mayoría de nosotros nos hemos acostumbrado tanto a seguir los impulsos de nuestro cerebro tóxico que ni siquiera nos damos cuenta que lo seguimos haciendo. Los periodos de ayuno son el tiempo perfecto para comenzar a cuidar nuestros hábitos mentales tóxicos y comenzar a formar nuevos.

A medida que dé un paso atrás de la necesidad de constantemente satisfacer las exigencias de su cuerpo por medio de comer a lo largo del día, usted tiene la oportunidad de también dar un paso atrás de constantemente suplir las exigencias de su cerebro. A medida que discipline su cuerpo, encontrará que es más fácil comenzar a disciplinar su mente y sus emociones.

A medida que los pensamientos se levantan en su cerebro, pregúntese: "¿Si permito que ese pensamiento aparezca en mi cerebro, me va a ayudar con mi bienestar? ¿Esto me va a acercar más a mi Creador? ¿Este pensamiento me va a ayudar a crecer en gratitud, compasión, perdón y amor?". Si la respuesta es no, entonces deje ir el pensamiento. A medida que deje ir pensamientos poco saludables, algunas veces los pensamientos se irán, pero otras veces van a quedarse por allí. Si los pensamientos no deseados se quedan por allí, está bien. Lo importante es que usted no va a alentar los pensamientos poco saludables.

En su artículo "The Most Important 10 Minutes of Your Life" [Los 10 minutos más importantes de su vida] Robin Phillips afirma: "En su libro *Busca en tu interior*, Chade-Meng Tan tiene una ilustración que me parece bastante útil. Compara los pensamientos no deseados con monstruos. Si su casa termina siendo gobernada por monstruos, usted tiene tres opciones.

O puede alimentar los monstruos, que en tal caso se van a quedar por allí. O puede combatir a los monstruos, en tal caso quizá termine apaleado y derrotado con el resultado de que los monstruos se vuelvan más fuertes. O puede hacer su mejor esfuerzo por ignorar a los monstruos. Si decide ignorar a los monstruos, quizá se vayan, quizá no, pero incluso si se quedan, usted habrá aprendido a tratarlos con el desprecio que se merecen y habrán perdido su control sobre usted".[28] Practique esto el suficiente tiempo y de hecho habrá reconectado los circuitos neuronales de su cerebro.

La ciencia apoya la perspectiva a la que lo estoy instando. La neurocientífica, Dra. Caroline Leaf, ha participado en ayudar a varias víctimas de lesión cerebral traumática para recuperarse. Ha sido capaz de aplicar estos mismos principios para ayudar a la gente cuyos pensamientos habían sido dominados por patrones de pensamiento estresante. Sus descubrimientos nos pueden beneficiar a todos. En su libro *Switch on Your Brain* [Conecte su cerebro], la Dra. Leaf comparte lo que ha aprendido:

> Quedé maravillada por la manera en que mis pacientes, usando las técnicas terapéuticas que estaba desarrollando en mis investigaciones, desmintieron la imagen negativa convencional que la ciencia presentaba del cerebro en esa época. Estos resultados confirmaron que el cerebro, lejos de quedar fijo en la toxicidad, puede cambiar incluso en las situaciones neurológicas más desafiantes.
>
> Quedé en asombro por lo que cada paciente mostraba en términos de lo que usted puede hacer cuando se dedica a ello. Cada nuevo estudio científico en esta dirección confirmó lo que yo ya sabía intuitivamente que era cierto: no somos víctimas de nuestra biología o de nuestras circunstancias. Como reaccionemos a los eventos y circunstancias de la vida puede tener un impacto enorme en nuestra salud mental e incluso física.
>
> A medida que pensamos, cambiamos la naturaleza física de nuestro cerebro. Al dirigir conscientemente nuestros pensamientos, podemos desconectar los patrones tóxicos de pensamiento y reemplazarlos con pensamientos saludables. Las nuevas redes de pensamiento crecen. Incrementamos nuestra inteligencia y traemos sanidad a nuestro cerebro, mente y cuerpo.[29]

Más adelante en el mismo libro, la Dra. Leaf explica cómo luce en la práctica cambiar las conexiones de los patrones de pensamiento tóxico:

> Investigaciones que datan desde la década de 1970 muestran que capturar nuestros pensamientos en una manera disciplinada

en lugar de permitir que corran campantes caóticamente puede generar cambios impresionantes en la manera de cómo nos sentimos y pensamos. Este cambio es evidenciado en las funciones cognitivas emocionales, así como en el nivel neuronal [...]

Cuando uno observa sus pensamientos de manera objetiva con la visión de capturar pensamientos rebeldes, usted en efecto dirige su atención a detener el impacto negativo y cablea nuevos circuitos en su cerebro [...]

Cuando usted toma la decisión consciente de enfocar y dirigir su atención correctamente, cambia la materia física; su cerebro y su cuerpo cambian en una manera saludable. Atrapar sus pensamientos a propósito puede controlar el procesamiento sensorial del cerebro, el cableado del cerebro, los neurotransmisores, la expresión genética y la actividad celular en una dirección positiva o negativa [...] No atrapar esos pensamientos llevará a una espiral potencial hacia la confusión y niveles distintos de desaliento mental.[30]

## DOMINE EL ALMA: DEJE IR LAS EMOCIONES TÓXICAS

Era el principio del verano, pero ya hacía calor por la estación. Había pasado la primera parte de la mañana sentado en mi terraza con vista al Lago Coeur d'Alene, orando por el retiro de bienestar que venía. Reflexioné en cuántas personas vienen a nuestros retiros a desintoxicar su cuerpo por medio de un ayuno con jugos. Cuando se van cinco días después, muchos también han experimentado la bendición transformadora de ser capaces de desintoxicar su corazón y su alma de las emociones tóxicas.

Uno de los momentos destacados de nuestros retiros es cuando tengo la oportunidad de explicar la variabilidad del ritmo cardiaco. Durante momentos de estrés y emociones negativas el ritmo cardiaco es desordenado; un estado que los cardiólogos llaman *incoherencia*. Durante estos momentos el patrón de las señales neuronales que viajan del corazón al cerebro es desordenada, llevando a una disminución de las funciones cognitivas más altas (atención, percepción, memoria, inteligencia emocional, habilidades para resolver problemas y demás).[31] Esta disminución en la cognición adecuada deja a la gente sin los recursos internos para tratar con el estrés, lo cual a su vez refuerza las emociones negativas subyacentes al patrón de latido desordenado del corazón. Esta es la condición de pelear o huir en la que mucha gente pasa toda su vida sin darse cuenta siquiera.

En contraste, cuando nuestra vida emocional se caracteriza por sentimientos de gratitud, compasión, amor, aprecio y paz, el ritmo del corazón existe en un estado de *coherencia*. Este no es un estado de relajación, sino un estado de bienestar que con frecuencia sentimos cuando estamos en la presencia de alguien que nos irradia paz, compasión y calidez interna. Tener un ritmo cardiaco coherente inicia una red positiva de reciprocidades en la mente y en el cuerpo, dando como resultado una mejor condición mental, emocional y física.

## El ritmo cardiaco importa

"A la mayoría de nosotros se nos ha enseñado en la escuela que el corazón está constantemente respondiendo a 'órdenes' enviadas por el cerebro en la forma de señales neutrales. ¡No obstante, no es comúnmente conocido que el corazón de hecho le envía más señales al cerebro de las que el cerebro le envía al corazón! Además, estas señales cardiacas tienen un efecto significativo en el funcionamiento cerebral, e influencian el procesamiento emocional así como facultades cognitivas más altas como la atención, la percepción, la memoria y la resolución de problemas. En otras palabras, el corazón no solo le responde al cerebro, sino que el cerebro le responde continuamente al corazón [ ... ]

"Durante el estrés y las emociones negativas, cuando el patrón del ritmo cardiaco es errático y desordenado, el patrón correspondiente de señales neuronales que viajan del corazón al cerebro inhiben las funciones cognitivas más altas. Esto limita nuestra capacidad de pensar claramente, recordar, aprender, razonar y tomar decisiones eficaces (esto ayuda a explicar por qué con frecuencia actuamos impulsivamente con poca sabiduría cuando estamos bajo estrés). La información que entra del corazón al cerebro durante emociones estresantes o negativas también tiene un efecto profundo en los procesos emocionales del cerebro; de hecho sirve para reforzar la experiencia emocional del estrés.

"En contraste, entre más ordenado y estable sea el patrón de lo que el corazón envía al cerebro durante estados emocionales positivos tiene el efecto opuesto: facilita la función cognitiva y refuerza sentimientos positivos y la estabilidad emocional. Esto significa que aprender a generar una mayor coherencia en el ritmo cardiaco, por medio de sostener emociones positivas, no solo beneficia al cuerpo entero, sino también afecta profundamente cómo percibimos, pensamos, nos sentimos y nos desempeñamos [ ... ]

"Las investigaciones también han mostrado que el corazón es un componente clave del sistema emocional. Los científicos ahora entienden que el corazón no solo responde a la emoción, sino que las señales generadas por su actividad rítmica de hecho desempeñan una parte importante en determinar la calidad de nuestra experiencia emocional momento a momento".[32]

Esa mañana mientras estaba sentado en mi terraza, estaba pensando en cómo presentar mejor algunas de las nuevas investigaciones de los neurocardiólogos sobre el vínculo entre las emociones y la salud cardiaca. Me estaba preparando para entrar y ver si Cherie necesitaba algo cuando llamaron a la puerta.

*¿Quién podría ser?*, pensé. Luego recordé que un hombre, al que llamaré Jim, había hecho una cita para venir a verme. Quería hablar acerca del emWave, un dispositivo extremadamente sofisticado que los investigadores de HeartMath desarrollaron para monitorear el ritmo cardiaco. Mientras que el equipo que utilizan los médicos suele decirle cuántos latidos tiene a lo largo de un periodo (p. ej., sesenta y cinco latidos por minuto), así como la presión sanguínea, el emWave mide el ritmo del corazón. A través de un complejo proceso de "biofeedback" el dispositivo puede medir segundo a segundo si el corazón de una persona se encuentra en un estado de coherencia (variabilidad del ritmo cardiaco) o si el latido es desordenado e incoherente. Cada vez más personas están usando el emWave a lo largo del día para monitorear sus ritmos cardiacos para saber cuándo necesitan aplicar técnicas como el pensamiento que aprecia, respiración profunda y ayunar de emociones tóxicas.

Tan pronto dejé que Jim entrara a la casa, fue directo al grano.

—¿Me puedes contar más acerca del emWave? —me preguntó.

—Sí —respondí—. Lo voy a sacar en el momento oportuno. Pero primero me gustaría saber un poco de ti y la razón por la que estás interesado en esto.

Comenzó a explicar un poco de su situación. Resultó que estaba capoteando una serie de crisis personales y profesionales, el estrés de ello había estado afectando su salud, incluyendo la habilidad de pensar apropiadamente. No entró en muchos detalles, pero era claro que el estrés de su situación lo había dejado atrapado en un ciclo de emociones y pensamientos tóxicos. Su enfoque había cambiado de vivir a simplemente sobrevivir.

Jim no quería hablar mucho acerca de sus problemas, sino ir al grano de la razón por la que había venido.

—¿Qué técnicas puedo aplicar para tener un corazón saludable y no sentirme estresado todo el tiempo? —me preguntó.

Lo conecté al emWave para medir su variabilidad de ritmo cardiaco. No era de sorprenderse que las lecturas de "biofeedback" mostraban que su ritmo cardiaco no estaba en un estado de coherencia. Alenté a Jim a respirar profundamente, a visualizar su respiración entrando y saliendo de su corazón y a reflexionar en algunas cosas que él apreciaba. De pronto la luz del emWave cambió a verde, mostrando que su variabilidad de ritmo cardiaco había entrado en un estado de coherencia.

Preocupado de que pudiera ser solo una coincidencia, dijo que iba a tener un pensamiento negativo para ver si cambiaban las lecturas de "bio-feedback". Antes de que siquiera tuviera tiempo de tener un pensamiento negativo, la luz cambió a rojo, mostrando que había perdido la coherencia. Estaba asombrado. Solo anticiparse a tener un pensamiento negativo es suficiente para generar una respuesta de este en su cuerpo (para más información sobre el emWave consulte el "Apéndice de recursos").

Después de unos minutos le pedí que apagará el dispositivo. Lo miré profundamente y luego le dije:

—Sabes, podría pasar todo el día entrenándote en las técnicas para lograr una variabilidad de ritmo cardiaco. Y eso es importante. Vamos a hablar más acerca de ello. Pero lo que es más importante es que abordemos la causa raíz de tu estrés. No quiero simplemente enmascarar el problema. Con el fin de que tengas un corazón saludable, un cerebro saludable y un cuerpo saludable, necesitamos llegar al fondo de por qué sientes estrés con tanta facilidad.

—Entonces, ¿cuál es la causa de mi estrés? —me preguntó.

—Déjame simplemente decir —le respondí—, que tengo buenas y malas noticias para ti.

—Escuchemos las buenas noticias primero —contestó entusiasmado.

—Las buenas noticias son que hay un Dios. Las malas noticias son que no eres tú.

Seguí adelante explicándole que el estrés y la ansiedad que estaban dominando su vida provenían de sus intentos de ser Dios. Lo que Él estaba descubriendo era que él no era muy bueno tratando de ser Dios.

—Yo no estoy tratando de ser Dios —respondió a la defensiva—. ¿De qué estás hablando?

—Cuando tratamos de ser Dios —le expliqué—, nuestra supervivencia depende de nosotros mismos. Pero cuando dejamos ir la intención de tratar de ser Dios, dejamos de pensar que todo depende de nosotros. Podemos dejar ir. Eso es lo que significa ayunar de las emociones y de los pensamientos tóxicos.

Continué explicándole que cuando tratamos de ser nuestro propio dios, hay tres cosas que suceden, todas las cuales generan estrés. Una es que tratamos de controlar a los demás. La segunda, es que queremos la alabanza de los demás. Tercero, buscamos juzgar a otras personas. Un gran porcentaje de nuestro estrés proviene de estas tres áreas.

Me gustaría explicar cada una de estas tres áreas que compartí con Jim esa mañana, una a la vez.

## Tratar de ser Dios: el control

Dios está en control de todo. Cuando tratamos de controlar a las personas y las situaciones de nuestra vida—esto es, cuando tratamos de hacer el trabajo de Dios—descubrimos que no somos muy buenos haciéndolo. De alguna manera, la gente se rehúsa a permitir que la controlemos, incluso cuando estamos tratando de influenciarla para su propio bien o para el bien de otras personas. La gente falla en ver y corregir problemas que nos parecen obvios y que hemos tratado de señalarles. Incluso las personas que están bajo nuestra autoridad y sobre quienes tenemos la responsabilidad de ejercer control limitado sobre ellas con frecuencia se rehúsan a seguir nuestras indicaciones.

Probablemente, usted no se considere un maniático del control. Pocas personas se consideran así. Pero hágase las siguientes preguntas:[33]

+ **¿Le molesta cuando usted no está en control?** Cuando intentamos estar en control de cosas más allá de nuestro poder de influencia se produce ansiedad, estrés y preocupación.[34]
+ **¿Lo molesta que las cosas no salgan como usted quiere?** Cuando las cosas no salen como usted quiere y se siente atormentado por ello, pregúntese si es porque usted piensa que Dios no está haciendo las cosas en la manera correcta en su vida.[35]
+ **¿Le pesa pedir ayuda?** No querer pedir ayuda podría provenir de orgullo en sus propias habilidades para manejar las situaciones de su vida. ¿Trata de ser independiente y autosuficiente?[36]
+ **¿Trata de cambiar a la gente?** Quizá tenga un estándar establecido de cómo la gente debería de ser, actuar y pensar. ¿Trata que la gente se amolde a su estándar?

Cuando descubrimos que no somos capaces de controlar a la gente muy bien que digamos, hay dos maneras en las que podemos responder. Una es estresarnos y luchar en contra de nuestra falta de control. Esta lucha puede tomar la forma de intentar nueva maneras de ejercer control y manipular a la gente. Puede tomar la forma de enojo. O puede tomar la forma de la preocupación y la ansiedad cuando no podemos dejar de pensar en el problema. La otra alternativa es no luchar para nada, sino dejar de tratar de controlar. Podemos regocijarnos en el hecho de que no tenemos la carga de estar en control de todas las cosas. Podemos dejar que Dios ejerza su omnipotencia en la manera en la que Él sepa que es mejor.

## Tratar de ser Dios: buscar alabanza

Todo el honor y la alabanza le pertenecen a Dios. Él es el que lo creó, no usted mismo. Cuando buscamos recibir honor y alabanza para nosotros mismos; esto es, cuando tratamos de ser Dios, descubrimos que no funciona muy bien. Algo siempre parece suceder que nos derriba de nuestro propio pedestal. Quizá cometamos un error en público. Probablemente alguien chismee sobre nosotros o nos acuse falsamente. O quizá la gente simplemente no aprecie todas las buenas cualidades que pensamos que tenemos.

Hágase las siguientes preguntas:

+ **¿Busca la aprobación o el agradecimiento de otros?** Cuando buscamos la aprobación o la alabanza de otros, estamos buscando la alabanza debida a Dios.[37] [*Ibíd.*, 12]
+ **¿Se impacienta cuando las personas no hacen las cosas bien?** La impaciencia con los demás muestra que usted los ha juzgado y que no están viviendo a la altura de sus estándares.[38]
+ **¿Trata de mantener feliz a la gente?** Trabajar para mantener feliz a la gente es una forma de control. No podemos ser jamás la fuente de felicidad de otra persona.[39]

Cuando descubrimos que la gente no nos alaba, nuevamente se nos presenta una alternativa. Podemos luchar en contra de esto y estresarnos. O podemos reconocer que Dios merece la alabanza.

## Tratar de ser Dios: ejecutar juicio

Solo hay uno que es verdaderamente capaz de ser juez, y ese es Dios. Cuando juzgamos a otros, estamos diciendo que sabemos mejor que Dios la manera en la que las personas deberían actuar, cómo deberían tratarnos, como deberían hacer las cosas y cómo deberían responder a la vida. Hágase la siguiente pregunta:

+ **¿Me impaciento o me irrito cuando las personas no hacen las cosas bien?** La impaciencia indica que usted tiene un estándar que las demás personas están violando.[40]
+ **¿Trata de cambiar a la gente?** Esto indica que usted tiene un estándar para las personas conforme al que quiere que ellos vivan.

Cuando tratamos de ser nuestro propio Dios, nuestra supervivencia depende de cuidarnos nosotros mismos. Nuestra mente se vuelve hipervigilante hacia las amenazas percibidas, desaires o injusticias, lo cual da por resultado estrés. Comenzamos a pensar cosas como:

+ ¿Qué estará pensando esa persona de mí en este momento? (quiero ser alabado)

+ ¿Cómo puedo influenciar a otras personas en esta situación o manipular la situación para obtener lo que quiero? (quiero controlar)
+ ¿Cómo puedo establecer que yo tengo la razón y que él o ella está mal? (quiero juzgar)

Todos estos patrones de pensamiento tóxico surgen de tomar la carga de nuestra propia supervivencia, una carga que Dios nunca tuvo el propósito que lleváramos. En contraste, cuando aprendemos a dejar ir, podemos reemplazar los pensamientos tóxicos con la mente de Cristo.

La sección que sigue le brindará una guía paso a paso sobre este proceso de dejar ir.

## EL AYUNO EMOCIONAL Y MENTAL DE VEINTIÚN DÍAS

A medida que usted ayune de diferentes alimentos y bebidas, tiene la maravillosa oportunidad de también ayunar de emociones y pensamientos que asfixian el alma. Tenemos un jueguito que hemos desarrollado con Annie Mae, nuestra schnauzer de ocho años. En sí, es un juego con un propósito. Si hay pájaros en el marco de la ventana picoteando en la ventana del frente y haciendo un desastre en el marco, o si hay pavos silvestres en la entrada haciendo lo mismo, le decimos: "¡Atrapa a los malos!". Annie Mae corre a la puerta principal y ladra, haciendo que salgan huyendo. ¡Si solo pudiéramos ladrarle a "los malos" de nuestras almas para que salieran huyendo! Pero para nosotros se requiere un poco más de trabajo.

En la siguiente sección abordamos seis áreas principales de emociones tóxicas y brindamos ejercicios para que las deje ir. Lo animamos fuertemente a que trabaje con las seis áreas y que haga los ejercicios relacionados, incluso si no piensa estar teniendo problemas en un área dada. Si se aproxima a estos ejercicios con apertura, se sorprenderá de lo que descubrirá de usted mismo.

Dentro de cada una de las categorías principales de emociones negativas, hemos incluido numerosas subcategorías. Por ejemplo, quizá usted no exprese enojo no santo con frecuencia (hay una ira santa), pero podría impacientarse o irritarse con facilidad, lo cual son subcategorías del enojo. Probablemente, al parecer, no tenga un problema con la lujuria, pero podría batallar con la envidia. Acérquese a este ayuno emocional con una mente y un corazón abiertos.

Antes de comenzar, hágase las siguientes preguntas. Y si le es útil, saque una hoja de papel y escriba una respuesta para cada una:

+ ¿Cuáles son las áreas principales de toxicidad mental y emocional (emociones y pensamientos negativos) para mí?

+ ¿Qué efecto están teniendo los pensamientos y las emociones negativas en mi salud y bienestar?
+ ¿Cómo serían mi vida y mis relaciones si fuera liberado de las emociones y pensamientos tóxicos?
+ ¿Creo que puedo dejar ir estas emociones y pensamientos tóxicos? ¿Por qué? ¿Por qué no?

Le sugiero abordar dos categorías de emociones a la semana en su ayuno de desintoxicación emocional de veintiún días.

## Semana 1: Enojo y apatía

Usted quizá no piense tener un problema con el enojo. No obstante, el enojo está en la raíz de toda una familia de emociones tóxicas como la irritación o la frustración. Algunas de las subemociones que surgen de la raíz del enojo incluyen:

> Sentirse agresivo, molesto, con ganas de discutir, desafiante, exigente, disgustado, frustrado, furioso, con odio, impaciente, irritado, celoso, airado, cruel, indignado, resentido, con ganas de cobrarse una ofensa, rencoroso, hosco, vengativo, feroz y violento.

A lo largo de esta semana lea la lista anterior algunas veces y encierre en un círculo las emociones que se le apliquen. Esta es su semana para ayunar de estas emociones. Reconozca que está ayunando del enojo, incluso si su asunto particular se relaciona con una de las subcategorías. Si está malhumorado, impaciente o molesto, la raíz sigue siendo el enojo y necesita abordarse.

Es fácil engañarnos a nosotros mismos. Podemos decir: "Solo estaba ligeramente irritado, pero no estaba enojado". Pero tenemos la oportunidad de reconocer la raíz de la emoción para poder dejarla ir.

También esta semana invierta tiempo en hacer un poco de introspección con respecto a la emoción de la apatía. La apatía no es una emoción de la que acostumbremos hablar mucho en nuestra cultura, pero se encuentra en la raíz de varias otras emociones que pueden asfixiar nuestra alma. Estas son algunas emociones y patrones de pensamiento relacionados con la apatía:

> Sentirse aburrido, descuidado, derrotado, deprimido, desanimado, desilusionado, drenado, fútil, sin esperanza, indefenso, insensible, abrumado, impotente, resignado, agotado, retraído e indigno.

Encierre en un círculo las subcategorías que se le apliquen. Al identificar las subcategorías que se le apliquen, estará en la posición de dejar ir las emociones primarias. Por ejemplo, si usted reconoce que se siente derrotado o sin esperanza, esto lo alertará a que necesita dejar ir la raíz de la apatía. Al poner su enfoque en la emoción primaria, usted puede abordar las subemociones eficazmente.

Esta semana el enfoque de su ayuno emocional es el enojo y la apatía. Estas son las emociones en las que trabajará para dejarlas ir. Vea la sección más adelante sobre el "proceso de dejar ir" para más sobre cómo hacer esto.

## Semana 2: Temor y duelo

Usted quizá no piense tener un problema con ya sea el temor o el duelo. Sin embargo, aprendimos en la semana 1 que hay muchas emociones raíz que generan una familia entera de subsentimientos. Es lo mismo con el temor y el duelo. Algunas de las subemociones que brotan del temor incluyen preocupación e inseguridad.

> *Se siente ansioso, aprehensivo, precavido, cobarde, con duda, presiente algo, inhibido, inseguro, nervioso, apanicado, espantado, tembloroso, atrapado y preocupado.*

En una manera similar el duelo se encuentra en la raíz de varios sentimientos tóxicos, incluyendo emociones como rechazo y angustia.

> *Se siente abandonado, que sufrió abuso, acusado, angustiado, avergonzado, traicionado, engañado, importunado, indefenso, herido, ignorado, dejado fuera, malentendido, descuidado, rechazado, triste y desairado.*

Durante esta semana pase sus días enfocándose en el temor y el duelo y sus subcategorías. Encierre en un círculo las subcategorías que se le apliquen y hágase las preguntas cruciales de la sección "Dejar ir" que viene más adelante.

Recuerde que dije antes que no hay respuestas correctas o equivocadas a estas preguntas, siempre y cuando esté siendo sincero. Esto es especialmente cierto al tratar con el duelo. Si usted ha sufrido una pérdida o trauma severo—por ejemplo, si ha perdido a un ser querido, experimentó un divorcio o una tragedia—es saludable permitirse experimentar el proceso de duelo. Quizá usted diga: "Sí, puedo dejar ir esto, pero todavía no estoy listo". Quizá lo pueda dejar ir por etapas. Nuevamente, eso está bien. Pero con el tiempo usted llegará a un punto en el que pueda decir: "Ahora estoy listo para dejarlo ir *completamente* y seguir adelante con mi vida".

## Semana 3: Lujuria y orgullo

Aunque la lujuria y el orgullo son cosas con las que la mayoría de los seres humanos batallan, también son dos áreas en las que es menos probable que admitan que están teniendo dificultades. De nuevo, es útil revisar las subcategorías:

> Lujuria: *Esta es la emoción que grita: "¡Yo quiero!". Las emociones que engendra incluyen sentirse expectante, con antojo, exigente, con deseo, malicioso, impulsado, envidioso, frustrado, ambicioso, manipulador, obsesivo, despiadado, egoísta y malvado.*

> Orgullo: *Las subcategorías del orgullo incluyen emociones como sentirse distante, arrogante, presumido, astuto, despectivo, genial, que critica, que juzga, justo, rígido, satisfecho consigo mismo, egoísta, esnob, malcriado, superior, inclemente y vano.*

Esta semana pase un tiempo revisando estas subemociones y encierre en un círculo aquellas que esté experimentando. Todas las subcategorías señalan a las emociones principales de orgullo y lujuria. Nuevamente, respaldan la emoción básica. Por ejemplo, si se siente impulsado a gratificar sus deseos, como encontrar alegría y consuelo por medio de comer dulces, obtener emoción por comprar muchas cosas o bien alimentar su ego con un logro, quizá no piense que esto es tan malo como la lujuria; no obstante, es importante reconocer que la emoción raíz es, en realidad, lujuria.

## El proceso de dejar ir (también llamado el Método de Sedona)

A medida que deje ir las emociones tóxicas, trabaje con los pasos siguientes. También use estos pasos para dejar ir los pensamientos tóxicos. Cada vez que un pensamiento entre a su mente que sea de crítica, de juicio, hiriente o que le robe la paz, déjelo ir. Este es el proceso:[41]

### Enfoque

Identifique el problema o conjunto de problemas en su vida que lleven a ciertos sentimientos. Encuentre la emoción básica que se encuentre en la raíz de lo que está sintiendo. Por ejemplo, la emoción básica detrás del rencor es el enojo, mientras que la emoción básica detrás de la envidia es lujuria. Estas son emociones tóxicas que usted se haría un gran servicio al dejarlas ir.

### Sienta

Identifique cómo se siente. Con frecuencia tenemos miedo de admitir cómo nos estamos sintiendo realmente, con el resultado de que suprimimos nuestras emociones. No obstante, incluso cuando suprimimos las emociones tóxicas, siguen allí, afectando nuestra salud espiritual y física.

En su revelador libro *Los sentimientos que se entierran con vida, nunca mueren*, Karol Truman dice:

*Incorrecta o no, esa percepción [sentimiento o emoción] se ha almacenado en nuestras células—en nuestro ADN—cubriendo el recuerdo [...] ha sido llevado con nosotros a lo largo de nuestros años, con frecuencia generando un enorme dolor físico, emocional o mental en algún área de nuestra vida. Nuestra mente tuvo que llegar a cierta conclusión por el malestar (dolor) que sentimos en el momento en que ocurrió el incidente. Como consecuencia, la información que estaba disponible en nuestro subconsciente por las experiencias previas como nuestra referencia, determinaron la creencia que establecimos, fuera correcta o incorrecta.*[42]

Una emoción almacenada en el pasado puede ser disparada por eventos actuales. Por eso es que Cherie dijo que cuando el dolor emocional del ataque del ladrón se conectó con todo el dolor de su pasado lo sentía como un tsunami emocional. Tuvo que llegar a las emociones básicas para dejarlo ir todo.

Ahora, vaya a la semana en la que se encuentra en su programa de desintoxicación emocional de veintiún días para identificar los dos sentimientos principales que surjan en esa semana. Por ejemplo, si está en la semana 1 identifique todos los sentimientos que estén asociados con el enojo y la apatía. Cuando sea apropiado—con emociones tales como el enojo, el temor o el duelo—permítale a su cuerpo experimentar la fuerza plena de la emoción. Posiblemente va a llorar o a sacudirse. Eso está bien.

### Pregúntese: "¿Puedo dejarla ir?".

Un aspecto clave de la madurez emocional es ser capaz de distinguir entre nuestras emociones y nuestro verdadero ser. Una de las maneras en las que podemos hacer esto es haciéndonos la pregunta sencilla: "¿Podría dejar ir este sentimiento?". Probablemente responderá que sí, posiblemente no, quizá un día. Es importante caer en cuenta de que no hay respuestas equivocadas; solo sea sincero.

### Pregúntese: "¿Quiero dejarla ir?".

Quizá haya reconocido que *podría* dejar ir una emoción tóxica, pero todavía no está listo para, de hecho, dejarla ir. Por ejemplo, si está sintiendo un profundo duelo por una pérdida, o un sentimiento de enojo o furia por una ofensa cometida en su contra o de un ser querido, y probablemente no esté listo para dejar ir el sentimiento, está bien. Para que este ejercicio funcione, usted tiene que ser honesto consigo mismo. Nuevamente, responda honestamente, sea sí, no o quizá.

### ¿Cuándo?

Podría ser ahora, mañana, el siguiente mes o nunca. Cual sea su respuesta, está bien. Solo siga repitiendo este ejercicio hasta el momento en que su respuesta sea: "Ahora estoy listo para ser liberado de este sentimiento tóxico".

### Déjelo ir

A medida que usted continúe este proceso, habrá un momento en el que pueda responder cada una de las preguntas en una manera que genere una liberación. A medida que usted libere sus emociones, quizá sienta una onda de alivio a lo largo de su cuerpo. Puede romper en un llanto incontrolable o incluso quizá en carcajadas. O puede simplemente experimentar una calidez en su corazón o un sentimiento tranquilo en su alma y la libertad de ya no estar atado por la emoción tóxica. Sin importar la manera en que su cuerpo reaccione, está bien.

Para muchas personas, este proceso de dejar ir es un asunto de una sola vez, y la emoción tóxica nunca vuelve. Otros tienen que repetir el proceso de dejar ir regularmente, algunas veces todos los días. Lo más importante es no darse por vencido. Se requiere un largo periodo para ser liberado plenamente de la emoción tóxica, sea paciente con usted mismo. Siga dejando ir.

En resumen, cada vez que experimente los sentimientos tóxicos de la semana en la que se encuentre: 1) identifique el sentimiento, 2) permítase sentir el sentimiento, y 3) hágase las siguientes preguntas:

+ ¿Puedo dejarlo ir?
+ ¿Quiero dejarlo ir?
+ ¿Cuándo?

Continúe con este proceso hasta que experimente la liberación.

## Disfrute la libertad

¡Felicidades! Llegó al final de su ayuno mental y emocional de veintiún días. Tómese un momento para reflexionar en las últimas tres semanas. Si usted es el tipo de persona que disfruta llevar diarios, escriba algunas de las respuestas a las preguntas siguientes:

+ ¿Cómo se sintió antes de iniciar el ayuno emocional y mental?
+ ¿Cómo se siente ahora que terminó?
+ ¿Qué aprendió acerca de usted mismo en el proceso?
+ ¿Cuál fue la lección más importante que aprendió durante este tiempo?

+ ¿En qué forma esto marcará una diferencia a medida que avanza en su vida ordinaria?

A medida que la vida normal continúe, esté preparado para experimentar algunos reveses. Se va a encontrar deslizándose de vuelta a sus viejos patrones tóxicos de pensar y sentir, no se desanime. Recuerde que la sanidad interior, no es un proceso de una sola vez, sino una travesía continua. Nuevamente, para algunas personas, el proceso de dejar ir es experimentado en un evento dramático de una sola vez, pero con mayor frecuencia es algo que se tiene que seguir haciendo todos los días.

A medida que usted experimente las diferentes subemociones asociadas con el enojo, la apatía, el temor, el duelo, la lujuria o el orgullo, simplemente recurra a Dios y déjelas ir. Si tiene que hacer esto cincuenta veces al día, está bien. Siga dejando ir.

Siempre tendremos emociones y pensamientos que no dan vida y que tratarán de infiltrarse en nuestra alma. Manténgase en el trabajo de dejar ir. Esté al tanto de lo que piensa y siente, así como está al tanto de lo que come y bebe. Lo principal es permanecer abierto a escuchar su corazón, que es donde Dios nos habla. Disfrute la libertad que solamente dejar ir puede traer.

# APÉNDICE DE RECURSOS

## BOLETÍN

Suscríbase al boletín de Cherie, *Juicy Tips Newsletter*. Obtenga una receta gratuita y 10% de descuento en su primer pedido por suscribirse; además reciba recetas y consejos saludables dos veces a la semanas de la nutricionista más confiable de Estados Unidos. Vaya a www.juiceladyinfo.com.

## SITIOS WEB DE CHERIE

Para información sobre hacer jugos y adelgazar:

* www.juiceladyinfo.com
* www.juiceladycherie.com
* www.cheriecalbom.com

## PROGRAMAS DE CHERIE

### Los retiros de limpieza con jugos y alimentos crudos y de salud y bienestar de La Dama de los Jugos

¡Lo invito a que nos acompañe durante una semana que puede cambiar su vida! Nuestros retiros ofrecen alimentos crudos orgánicos de alta cocina con un ayuno de jugos de tres días a media semana. Presentamos clases interesantes e informativas en un hermoso y pacífico escenario donde usted podrá experimentar sanidad y restauración del cuerpo y del alma.

Para más información y fechas de los retiros, visite: www.juiceladyinfo.com.

### La desintoxicación de azúcar de treinta días

Este curso electrónico de cuatro semanas con una lección cada semana lo ayudará a abrazar su propio estilo de vida saludable, libre de azúcar, que puede seguir durante toda la vida. Aprenda cómo vencer su gusto por los dulces. Aprenda a hacer postres saludables que no echen a perder su azúcar sanguínea. También obtendrá asesoría privada por Facebook y una teleconferencia cada semana con Cherie.

Para más información, vaya a http://www.juiceladycherie.com/Juice/healthy -and-fit-for-life o llame al 866-843-8935.

## El desafío de desintoxicación de treinta días de La Dama de los Jugos

Este es un curso electrónico de cuatro semanas diseñado para ayudar a su cuerpo a deshacerse de las toxinas, contaminantes, residuos y metales pesados que se pueden acumular en articulaciones, órganos, tejidos, células, el sistema linfático y el torrente sanguíneo. Puede energizar todo su cuerpo. Recibirá una lección electrónica cada semana, asesoría gratuita por Facebook con Cherie y una teleconferencia cada semana durante la cual puede hacer preguntas.

Para más información, vaya a http://www.juiceladycherie.com/Juice/30 -day-detox o llame al 866-843-8935.

## Ayuno con jugos de cinco días

Este es un ayuno con jugos de cinco días con una lección que se puede descargar cada día, asesoría privada por Facebook y una teleconferencia con Cherie. Para más información o para registrarse, vaya a: www .juiceladyinfo.com.

## Asesoría de nutrición

Para programar una consulta de nutrición con el equipo de La Dama de los Jugos, visite: http://www.juiceladycherie.com/Juice/nutritional -counseling o llame al 866-843-8935.

## Para invitar a Cherie Calbom a hablar

Para programar que Cherie Calbom le hable a su organización, llame al 866-843-8935.

## Otros libros de Cherie y John Calbom

Estos libros se pueden pedir en los sitios web arriba mencionados; o bien llamando al 866-843-8935 en los Estados Unidos.

* Cherie Calbom, *Los remedios para la diabetes de La Dama de los Jugos* (Casa Creación)
* Cherie Calbom, *Sugar Knockout* [La Dama de los Jugos le da un nocaut al azúcar] (Siloam)
* Cherie Calbom y Abby Fammartino, *La dieta contra la inflamación de La Dama de los Jugos* (Casa Creación)
* Cherie Calbom, *El gran libro de jugos y batidos verdes* (Casa Creación)
* Cherie Calbom, *The Juice Lady's Remedies for Asthma and Allergies* [Los remedios para el asma y las alergias de La Dama de los Jugos] (Siloam)

+ Cherie Calbom, *The Juice Lady's Remedies for Stress and Adrenal Fatigue* [Los remedios para el estrés y la fatiga suprarrenal de La Dama de los Jugos] (Siloam)
+ Cherie Calbom, *La dieta para perder peso de fin de semana de La Dama de los Jugos* (Casa Creación)
+ Cherie Calbom, *The Juice Lady's Living Foods Revolution* [La revolución de alimentos vivos de La Dama de los Jugos] (Siloam)
+ Cherie Calbom, *La dieta turbo de La Dama de los Jugos* (Casa Creación)
+ Cherie Calbom, *The Juice Lady's Guide to Juicing for Health* [La guía de La Dama de los Jugos para recuperar su salud con jugos] (Avery)
+ Cherie Calbom and John Calbom, *Juicing, Fasting, and Detoxing for Life* [Llénese de vida con jugos, ayunando y desintoxicándose] (Wellness Central)
+ Cherie Calbom, *The Wrinkle Cleanse* [Límpiese de las arrugas] (Avery)
+ Cherie Calbom y John Calbom, *The Coconut Diet* [La dieta de coco] (Wellness Central)
+ Cherie Calbom, John Calbom y Michael Mahaffey, *The Complete Cancer Cleanse* [La limpieza completa del cáncer] (Thomas Nelson)
+ Cherie Calbom, *The Ultimate Smoothie Book* [El libro definitivo de batidos] (Wellness Central)

## Extractores de jugos

Para encontrar información acerca de los mejores extractores de jugos recomendados por Cherie llame al 866-843-8935 o visite www.juicelady info.com.

## Deshidratadores

Para encontrar información acerca de los mejores deshidratadores recomendados por Cherie llame al 866-843-8935 o visite www.juicelady info.com.

## Verduras en polvo y suplementos

Para comprar u obtener información sobre Garden's Best Superfood Powder [Mejor Superalimento del Huerto en Polvo], Wheatgrass Juice Powder [Jugo de Pasto de Trigo en Polvo] y Bone Broth Powder [Caldo de Hueso en Polvo], vaya a www.juiceladyinfo.com o llame al 866-843-8935.

Estos polvos son ideales cuando viaja mientras está ayunando. Puede mezclarlos en su jugo y añadir beneficios nutricionales o usarlos cuando no puede hacer jugo.

## Kits de limpieza interna

El kit completo y exhaustivo de limpieza interna contiene dieciocho artículos para un programa de limpieza de veintiún días. Usted recibirá un Kit de Limpieza de Colón gratuito, junto con El Rejuvenecedor de Hígado y Vesícula, El Restaurador de Bacterias Amigables, El Limpiador de Parásitos, El Rejuvenecedor de Pulmón, El Rejuvenecedor de Riñón y Vejiga, El Rejuvenecedor de Sangre y Piel y El Rejuvenecedor de la Linfa. Visite uno de los sitios web mencionados arriba para más información.

Usted puede pedir los productos de limpieza y obtener un 10% de descuento llamando al 866-843-8935.

## Berry Breeze

Mantenga sus frutas y verduras más frescas, más tiempo, y su refrigerador con un fresco aroma también. Puede ayudarlo a ahorrar hasta $2,200 dólares al año en frutas y verduras perdidas. Visite www.juiceladycherie.com.

## emWave2

El emWave2 es un dispositivo de "biofeedback" cardiaco que brinda "realimentación del ritmo cardiaco y entrenamiento en tiempo real para ayudarlo a cambiar a un estado emocional positivo en un instante. Siendo un dispositivo de mano, lo puede usar en cualquier momento. Luego, conéctelo a su computadora para nuevas sesiones, juegos y acceso a HeartCloud".[1] Lo ayudará a transformar su respuesta al estrés y rápidamente recuperar el equilibrio de su mente, su cuerpo y sus emociones. Podrá pensar más claramente, ser más intuitivo y tomar mejores decisiones. Y mejorará su salud, resistencia y bienestar.

## Productos de limpieza

Para más información sobre los kits de limpieza y el Digestive Stimulator [Estimulador Digestivo] o ColonMax, visite www.juiceladyinfo.com.

## Kit de limpieza de colon

Incluye el Toxin Absorber [Absorbente de Toxinas]—fibra y arcilla de bentonita—y el suplemento herbal Digestive Stimulator [Estimulador Digestivo].

## Kit de limpieza de parásitos

Contiene hierbas para ayudarlo a deshacerse de los parásitos.

Para saber más acerca de los kits de limpieza visite www.juicelady info.com.

# ∩OTA∫

### CꞦPÍTULO 1. LO∫ BENEFICIO∫ DEL ꞦYUNO

1. *Los Angeles Times*; "The Fasting Diet..." [La dieta del ayuno]; *Chicago Tribune*; 7 de febrero de 2009; consultado el 2 de septiembre de 2016; http://articles.chicagotribune.com/2009-02-07/news/0902060398_1_fasting-calorie-american-dietetic-association.

2. "History of Fasting" [La historia del ayuno]; All About Fasting [Todo acerca del ayuno]; consultado el 2 de septiembre de 2016; http://www.allabout fasting.com/history-of-fasting.html.

3. Jason Fung; "Fasting—A History Part 1" [El ayuno: la historia parte 1]; Intensive Dietary Management [Administración dietética intensiva]; consultado el 2 de septiembre de 2016; https://intensivedietarymanagement.com/fasting-a-history-part-i/.

4. *Ibíd.*

5. *Ibíd.*

6. "History of Fasting" [Historia del ayuno].

7. *Ibíd.*

8. Fung; "Fasting—A History Part 1" [El ayuno: la historia parte 1].

9. Emma Young; "Deprive Yourself: The Real Benefits of Fasting" [Prívese a usted mismo: los beneficios reales del ayuno]; *New Scientist* [El nuevo científico]; 14 de noviembre de 2012; consultado el 2 de septiembre de 2016; https://www.newscientist.com/article/mg21628912-400-deprive-yourself-the-real-benefits-of-fasting/.

10. Anahad O'Connor; "Fasting Diets Are Gaining Acceptance" [Las dietas de ayuno están ganando aceptación]; *Well* (blog) [Bien]; *New York Times*; 7 de marzo de 2016; consultado el 2 de septiembre de 2016; http://well.blogs.nytimes.com/2016/03/07/intermittent-fasting-diets-are-gaining-acceptance/?_r=1.

11. *Ibíd.*

12. *Ibíd.*

13. Carol Torgan; "Health Effects of a Diet That Mimics Fasting" [Los efectos de salud de una dieta que simula el ayuno]; National Institutes of Health [Institutos Nacionales de Salud]; 13 de julio de 2015; consultado el 2 de septiembre de 2016; https://www.nih.gov/news-events/nih-research-matters/health-effects-diet-mimics-fasting.

14. *Ibíd.*

15. *Ibíd.*

16. *Merriam-Webster Online;* s.v. "fast"; consultado el 2 de septiembre de 2016; http://www.merriam-webster.com/dictionary/fasting.

17. Jennifer Eivaz; "Fasting Can Be a Game Changer for This" [El ayuno puede cambiarlas reglas del juego]; *Charisma News;* 17 de abril de 2016; consultado el 2 de septiembre de 2016; http://www.charismanews.com /opinion/56543-fasting-can-be-a-game-changer-for-this.

18. "Water Fasting" [El ayuno de agua]; All About Fasting [Todo acerca del ayuno]; consultado el 2 de septiembre de 2016; http://www.allaboutfasting .com/water-fasting.html.

19. Linda Carney; "Using Diet to Cut Off Blood Supply to Tumors" [Cómo usar la dieta para suprimir la irrigación de sangre a los tumores]; DrCarney.com; 6 de junio de 2014; consultado el 2 de septiembre de 2016; http://www.drcarney.com/blog/entry/using-diet-to-cut-off-blood-supply -to-tumors.

20. Peter Seewald; ed.; *Wisdom From the Monastery: A Program of Spiritual Healing [Sabiduría del monasterio: un programa de sanidad espiritual];* Old Saybrook; CT: Konecky & Konecky; 2004; pág. 30.

21. Emma Young; "Fasting May Protect Against Disease; Some Say It May Even Be Good for the Brain" [El ayuno puede protegerlo contra enferme-dades: algunos dicen que puede ser bueno para el cerebro]; *Washington Post;* 31 de diciembre de 2012; consultado el 2 de septiembre 2016; https:// www.washingtonpost.com/national/health-science/fasting-may-protect -against-disease-some-say-it-may-even-be-good-for-the-brain/2012/12 /24/6e521ee8-3588-11e2-bb9b-288a310849ee_story.html.

22. *Ibíd.*

23. *Ibíd.*

24. Herbert Shelton; "How Diseases Are Cured" [Como se curan las enferme-dades]; DrBass.com; consultado el 2 de septiembre de 2016; http://www .drbass.com/disease-cure.html.

25. Alan Goldhamer; "The Benefits of Fasting" [Los beneficios del ayuno]; T. Colin Campbell Center for Nutritional Studies; 1 de noviembre de 1997; consultado el 2 de septiembre de 2016; http://nutritionstudies.org /benefits-fasting/.

26. Seewald; ed.; *Wisdom From the Monastery* [Sabiduría del monasterio]; pág. 31.

27. J. Kjeldsen-Kragh et al.; "Controlled Trial of Fasting and One-Year Vege-tarian Diet in Rheumatoid Arthritis" [Prueba de ayuno controlada y un año de dieta vegetariana en la artritis reumatoide]; *Lancet* 338; 12 de oc-tubre de 1991; págs. 899 a 902; H. Muller; F. W. de Toledo y K. L. Resch;

"Fasting Followed by Vegetarian Diet in Patients With Rheumatoid Arthritis: A Systematic Review" [Ayuno seguido de una dieta vegetariana en pacientes con artritis reumatoide: una revisión sistemática]; *Scandinavian Journal of Rheumatology* [Revista Escandinava de Reumatología] 30; no. 1; 2001; págs. 1 a 10; J. Palmblad; I. Hafström; y B. Ringertz; "Antirheumatic Effects of Fasting" [Los efectos antireumáticos del ayuno] *Rheumatic Diseases Clinics of North America* [Clínicas Estadounidenses de Enfermedades Reumáticas]17; no. 2; mayo de 1991; págs. 351 a 362.

28. David Jockers; "Intermittent Fasting SuperCharges Your Brain" [Los ayunos intermitentes supercargan su cerebro]; Primal Docs; consultado el 2 de septiembre de 2016; http://primaldocs.com/members-blog/intermittent-fasting-supercharges-your-brain/.

29. *Ibíd.*

30. *Ibíd.*

31. *Ibíd.*

32. Seewald; ed.; *Wisdom From the Monastery* [Sabiduría del monasterio]; pág. 18.

33. Allan Cott; *Fasting: The Ultimate Diet* [Ayuno: la dieta máxima]; n.p.: Hastings House; 1996; como se citó en "Using Fasting for Weight Loss" [Cómo usar el ayuno para perder peso]; All About Fasting [Todo acerca del ayuno]; consultado el 2 de septiembre de 2016; http://www.allaboutfasting.com/fasting-for-weight-loss.html.

34. G. Vistoli et al.; "Advanced Glycoxidation and Lipoxidation End Products (AGEs and ALEs): An Overview of Their Mechanisms of Formation" [Productos finales de la glicación avanzada y de la lipoxidación (AGEs y ALEs): generalidades de sus mecanismos de formación]; *Free Radical Research* [Investigación de radicales libres] 47; suplemento 1; agosto de 2013; págs. 3 a 27.

35. Alison Goldin et al.; "Advanced Glycation End Products" [Productos finales de la glicación avanzada] *Circulation* [Circulación] 114; ejemplar 6; 8 de agosto de 2006.

36. University of Southern California; "Diet That Mimics Fasting Appears to Slow Aging" [La dieta que simula el ayuno parece retardar el envejecimiento]; *Science Daily* [Ciencia Cotidiana]; 18 de junio de 2015; consultado el 2 de septiembre de 2016; https://www.sciencedaily.com/releases/2015/06/150618134408.htm.

37. *Ibíd.*

38. *Ibíd.*

39. Rafael De Cabo et al.; "The Search for Anti-Aging Interventions: From Elixirs to Fasting Regimens" [La búsqueda de intervenciones

antienvejecimiento: desde tónicos hasta los regímenes de ayuno]; *Cell* [Célula] 157; no. 7; 19 de junio de 2014; págs.1515 a 1526.

40. Carolyn H. Dickerson; "The Benefits of Juicing to Reverse Aging Naturally" [Los beneficios de los jugos para revertir el envejecimeinto de manera natural]; LookGreat-LoseWeight-SaveMoney.com; consultado el 2 de septiembre de 2016; http://www.lookgreat-loseweight-savemoney.com /benefits-of-juicing.html.

41. Hans Diehl; "The Story of Ann Wigmore" [La historia de Ann Wigmore]; EnCognitive.com; consultado el 2 de septiembre de 2016; http://www .encognitive.com/node/4200.

42. Fung; "Fasting—A History Part 1" [El ayuno: la historia parte 1]

43. Jockers; "Intermittent Fasting SuperCharges Your Brain" [Los ayunos intermitentes supercargan su cerebro].

44. National Institute on Aging; "Can We Prevent Aging?" [¿Podemos prevenir el envejecimiento?]; febrero de 2012; actualizado el 29 de julio de 2016; consultado el 2 de septiembre de 2016; https://www.nia.nih.gov /health/publication/can-we-prevent-aging.

45. Stephanie Bair; "Intermittent Fasting: Try This at Home for Brain Health" [El ayuno intermitente: inténtelo en casa para la salud cerebral]; *Law and Biosciences Blog [Blog de Derecho y Biociencia]*; 9 de enero de 2015; consultado el 2 de septiembre de 2016; https://law.stanford. edu/2015/01/09/lawandbiosciences-2015-01-09-intermittent-fasting-try -this-at-home-for-brain-health/.

46. Arjun Walia; "Neuroscientist Shows What Fasting Does to Your Brain and Why Big Pharma Won't Study It" [Los neurocientíficos demuestran lo que el ayuno le hace al cerebro y por qué los grandes laboratorios no lo estudian]; Collective-Evolution.com; 11 de diciembre de 2015; consultado el 2 de septiembre de 2016; http://www.collective-evolution.com/2015 /12/11/neuroscientist-shows-what-fasting-does-to-your-brain-why-big -pharma-wont-study-it/).

47. *Ibíd.*

48. *Ibíd.*

49. Suzanne Wu; "Fasting Triggers Stem Cell Regeneration of Damaged Old Immune System" [El ayuno dispara la regeneración de células dañadas del viejo sistema inmunológico dañado]; *USC News*; 5 de junio de 2014; consultado el 2 de septiembre de 2016; https://news.usc.edu/63669/fasting -triggers-stem-cell-regeneration-of-damaged-old-immune-system/.

50. Walia; "Neuroscientist Shows What Fasting Does to Your Brain and Why Big Pharma Won't Study It" [Los neurocientíficos demuestran lo que el ayuno le hace al cerebro y por qué los grandes laboratorios no lo estudian].

CAPÍTULO 2. LAS DIFERENTES DIETAS DE AYUNO

1. Michael F. Picco; "Digestion: How Long Does It Take?" [La digestión: ¿cuánto tiempo tarda?]; Mayo Clinic [Clínica Mayo]; consultado el 6 de septiembre de 2016; http://www.mayoclinic.org/digestive-system /expert-answers/faq-20058340.

2. L. Bondolfi et al.; "Impact of Age and Caloric Restriction on Neurogenesis in the Dentate Gyrus of C57BL/6 Mice" [El impacto del envejeciumiento y la restricción calórica en la neurogénesis en el giro dentado de los ratones C57BL/6] *Neurobiology of Aging [Neurobiología del envejecimiento]* 25; no. 3; marzo de 2004; págs. 333 a 340; como se referenció en "11 Ways to Grow New Brain Cells and Stimulate Neurogenesis" [11 maneras de generar nuevas células cerebrales y estimular la neurogénesis]; *Mental Health Daily* (blog) [Diario de salud mental]; consultado el 6 de septiembre de 2016; http://mentalhealthdaily.com/2013/03/05/11-ways-to-grow-new -brain-cells-and-stimulate-neurogenesis/.

3. Environmental Working Group; "Body Burden: The Pollution in Newborns" [Carga corporal: la contaminación en los recién nacidos]; 14 de julio de 2005; consultado el 6 de septiembre de 2016; http://www.ewg.org /research/body-burden-pollution-newborns.

4. Cynthia Foster; "The Healing Power of Juicing" [El poder curativo de los jugos] consultado el 6 de septiembre de 2016; http://www.drfosters essentials.com/store/juicing.php.

5. Food Babe; "Don't Fall Victim to These Tricky Food Labels" [No sea víctima de estas etiquetas engañosas de los alimentos]; 10 de noviembre de 2013; consultado el 6 de septiembre de 2016; http://foodbabe.com/2013 /11/10/juice-labels/.

6. *Easton's Bible Dictionary*; s.v. "pulse;" consultado el 6 de septiembre de 2016; http://www.biblestudytools.com/dictionary/pulse/.

7. United States Department of Agriculture; "All About the Fruit Group" [Todo acerca de las frutas]; actualizado el 26 de julio de 2016; consultado el 6 de septiembre de 2016; http://www.choosemyplate.gov/fruit#sthash .6hZKKsOf.dpuf.

8. United States Department of Agriculture; "All About the Vegetable Group" [Todo acerca de las verduras]; actualizado el 26 de julio de 2016; consultado el 6 de septiembre de 2016; http://www.choosemyplate.gov /vegetables#sthash.OjPiXtxp.dpuf.

9. United States Department of Agriculture; "All About the Grains Group" [Todo acerca de los granos]; actualizado el 26 de julio de 2016; consultado el 6 de septiembre de 2016; http://www.choosemyplate.gov/grains#sthash .TLDDyAYz.dpuf.

10. United States Department of Agriculture; "All About the Protein Foods Group" [Todo acerca de las proteínas]; actualizado el 29 de julio de 2016; consultado el 6 de septiembre de 2016; https://www.choosemyplate.gov /protein-foods.
11. Josh Axe; "Bone Broth Benefits for Digestion; Arthritis; and Cellulite" [Los beneficios del caldo para la digestión, artritis y celulitis]; DrAxe.com; consultado el 6 de septiembre de 2016; http://draxe.com/the-healing -power-of-bone-broth-for-digestion-arthritis-and-cellulite/.
12. Ibíd.
13. Conversación con el autor vía correo electrónico; 15 de junio de 2016.
14. O'Connor; "Fasting Diets Are Gaining Acceptance" [Las dietas de ayuno están ganando aceptación]
15. Stephanie Bair; "Intermittent Fasting: Try This at Home for Brain Health" [El ayuno intermitente: inténtelo en casa para la salud cerebral]; Law and Biosciences Blog [Blog de Derecho y Biociencia]; 9 de enero de 2015; consultado el 6 de septiembre de 2016; https://law.stanford.edu /2015/01/09/lawandbiosciences-2015-01-09-intermittent-fasting-try-this -at-home-for-brain-health/.
16. José Antonio; "Intermittent Eating" [Comer intermitentemente]; 31 de marzo de 2016; International Society of Sports Nutrition [Sociedad Internacional de Nutrición Deportiva]; consultado el 6 de septiembre de 2016; http://www.theissnscoop.com/intermittent-eating/.
17. Michael Mosley y Mimi Spencer; La dieta FastDiet; Atria Español; 2013; pág. 37 de la versión en inglés.
18. O'Connor; "Fasting Diets Are Gaining Acceptance" [Las dietas de ayuno están ganando aceptación].
19. Ibíd.

### Capítulo 3. El agua y el ayuno

1. Foster; "The Healing Power of Juicing" [El poder curativo de los jugos].
2. Ibíd.
3. "Water Fasting" [El ayuno de agua]; All About Fasting [Todo acerca del ayuno].
4. Ibíd.
5. F. Batmanghelidj; Los muchos clamores de su cuerpo por el agua; Global Health Solutions, Inc.; 2006; pág. 99 de la versión en inglés.
6. Melina Jampolis; "Expert Q&A: Can Drinking Lots of Water Help You Lose Weight?" [Preguntas y respuestas del experto: ¿beber grandes cantidades de agua ayuda a perder peso?]; CNN.com; 10 de abril de 2009; consultado el 6 de septiembre de 2016; http://www.cnn.com/2009/HEALTH /expert.q.a/04/10/water.losing.weight.jampolis/index.html.

7.  M. Boschmann et al.; "Water-Induced Thermogenesis" [Termogénesis inducida por el agua]; *Journal of Clinical Endocrinology and Metabolism [Revista de Endocrinología Clínica y Metabolismo]* 88; no. 12; diciembre de 2003; págs. 6015 a 6019.

8.  Melina Jampolis, "Expert Q & A: Can Drinking Lots of Water Help You Lose Weight?," [Preguntas y repuestas del experto: ¿beber grandes cantidades de agua ayuda a perder peso?]; CNN.com; 10 de abril de 2009; consultado el 6 de septiembre de 2016; http://www.cnn.com/2009 /HEALTH/expert.q.a/04/10/water.losing.weight.jampolis/index.html.

9.  "Activity: Water and Electrostatic Forces" [Actividad: el agua y las fuerzas electrostáticas]; Exploring Our Fluid Earth; consultado el 6 de septiembre de 2016; https://manoa.hawaii.edu/exploringourfluidearth/chemical /properties-water/types-covalent-bonds-polar-and-nonpolar/activity-water -and-electrostatic-forces; Jonathan Eisen; "Fact Sheet: DNA-RNA-Protein" [Hoja de datos: la proteína ADN-ARN]; Microbiology of the Built Environment Network; consultado el 6 de septiembre de 2016; http://microbe .net/simple-guides/fact-sheet-dna-rna-protein/.

10. Joseph Mercola; "Bottled Water Poisons Your Body One Swallow at a Time" [El agua embotellada envenena su cuerpo un trago a la vez]; Mercola.com; 15 de enero de 2011; consultado el 6 de septiembre de 2016; http://articles.mercola.com/sites/articles/archive/2011/01/15/dangers-of -drinking-water-from-a-plastic-bottle.aspx; Joseph Mercola; "Villages in India Show the U.S. Just How Dangerous Fluoride in Our Water Is…" [Aldeas en la India demuestran qué tan peligroso es el fluoruro en el agua]; Mercola.com; 20 de julio de 2010; consultado el 6 de septiembre de 2016; http://articles.mercola.com/sites/articles/archive/2010/07/20/indian -children-blinded-crippled-by-fluoride-in-water.aspx.

11. Wendi Parrish; "Sun Charged Water: Sun Power" [Agua cargada por el sol: energía solar]; NaturalFeetFootzonology.com; consultado el 6 de septiembre de 2016; http://www.naturalfeetfootzonology.com/suns-power .html; Nancy Hearn; "Sunlight Nutrition: the Biological Benefits of Sunlight to Human Health" [Nutrición solar: los beneficios biológicos de la luz solar en la salud humana]; Water Benefits Health; consultado el 6 de septiembre de 2016; http://www.waterbenefitshealth.com/sunlight -nutrition.html.

12. Joseph Mercola y Rachael Droege; "Nuts About Coconuts: Everything You Need to Know About This Supreme Health Food" [Locos por el coco: todo lo que usted necesita saber acerca de este alimento supremo]; Mercola. com; 10 de marzo de 2004; consultado el 7 de septiembre de 2016; http:// articles.mercola.com/sites/articles/archive/2004/03/10/coconuts.aspx.

13. Guy Fagherazzi et al.; "Consumption of Artificially and Sugar-Sweetened Beverages and Incident Type 2 Diabetes in the Etude Epidémiologique auprés des femmes de la Mutuelle Générale de l'Education Nationale– European Prospective Investigation Into Cancer and Nutrition Cohort" [El consumo de bebidas endulcoradas artificialmente y con azúcar y y la incidencia de diabetes tipo 2 en el Etude Epidémiologique auprés des femmes de la Mutuelle Générale de l'Education Nationale: investigación prospectiva europea sobre el cáncer y la complicidad de la nutrición]; *American Journal of Clinical Nutrition* [Revista médica de nutrición clínica estadounidense] 97; no. 3; marzo de 2013; págs. 517 a 523.

14. Mark Hyman; "How Diet Soda Makes You Fat (and Other Food and Diet Industry Secrets)" [Cómo es que los refrescos bajos en calorías lo hacen engordar (y otros secretos de la industria alimenticia)]; *Huffington Post*; 7 de mayo de 2013; consultado el 7 de septiembre de 2016; http:// www.huffingtonpost.com/dr-mark-hyman/diet-soda-health_b_2698494 .html.

15. "Homeostasis: Kidneys and Water Balance" [Homeóstasis: los riñones y el balance del agua]; Association of the British Pharmaceutical Industry [Asociación de la industria farmacéutica británica]; consultado el 7 de septiembre de 2016; http://www.abpischools.org.uk/page/modules /homeostasis_kidneys/kidneys6.cfm.

## CAPÍTULO 4. NECESITA DESINTOXICARSE

1. Sara Goodman; "Tests Find More Than 200 Chemicals in Newborn Umbilical Cord Blood" [Prueba encuentra más de 200 químicos en la sangre del cordón umbilical de los recién nacidos]; *Scientific American [Científico Norteamericano]*; 2 de diciembre de 2009; consultado el 7 de septiembre de 2016; http://www.scientificamerican.com/article/newborn-babies -chemicals-exposure-bpa.

2. Children's Environmental Health Center; "Children and Toxic Chemicals" [Los niños y los químicos tóxicos]; Mount Sinai Hospital; consultado el 7 de septiembre de 2016; http://www.mountsinai.org/patient-care/service -areas/children/areas-of-care/childrens-environmental-health-center /childrens-disease-and-the-environment/children-and-toxic-chemicals.

3. Victoria Colliver; "Toxics Found in Pregnant U.S. Women in UCSF Study" [Tóxicos encontrados en mujeres estadounidenses embarazadas en un estudio realizado por UCSF]; *SF Gate*;14 de enero de 2011; consultado el 7 de septiembre de 2016; http://www.sfgate.com/health/article/Toxics -found-in-pregnant-U-S-women-in-UCSF-study-2478903.php.

4. Dr. Charles; *The Toxin Avoidance Handbook [Manual de evasión de toxinas]*; Perfect Origins; e-book; copyright © 2012; consultado el 7 de septiembre de 2016; http://www.perfectorigins.com/Toxin_Avoidance.pdf.

5.  Jeffrey Norris; "Chemicals in Environment Deserve Study for Possible Role in Fat Gain; Says Byers Award Recipient" [Los químicos en el ambiente merecen ser estudiados por posible papel en la ganancia de peso, dice el ganador del premio Byers]; University of California–San Francisco; News Center; 15 de diciembre de 2010; consultado el 7 de septiembre de 2016; https://www.ucsf.edu/news/2010/12/6017/obesity-pesticides -pollutants-toxins-and-drugs-linked-studies-c-elegans.

6.  *Ibíd.*

7.  *Ibíd.*

8.  Joseph Mercola; "Nine Health Risks That Aren't Worth Taking" [Nueve riesgos a la salud que no vale la pena tomar]; Mercola.com; 18 de junio de 2012; consultado el 7 de septiembre de 2016; http://articles.mercola.com /sites/articles/archive/2012/06/18/nine-health-risks-habits.aspx.

### CAPÍTULO 5. EL AYUNO PARA DESINTOXICARSE

1.  David Williams; "Detox Naturally With Cilantro and Clay" [Desintoxíquese naturalmente con cilantro y arcilla]; DrDavidWilliams.com; 5 de agosto de 2015; consultado el 12 de septiembre de 2016; http://www .drdavidwilliams.com/cilantro-clay-for-detoxification/.

2.  *Ibíd.*

3.  *Ibíd.*

### CAPÍTULO 6. PREGUNTAS FRECUENTES SOBRE EL AYUNO

1.  Judy Siegel-Itzkovich; "Doctors: Fasting During All but Last Weeks of Pregnancy Increases Risks" [Doctores: ayunar durante todas excepto las últimas semanas del embarazo incrementa los riesgos]; *Jerusalem Post*; 11 de septiembre de 2013; consultado el 13 de septiembre de 2016; http:// www.jpost.com/Health-and-Science/Doctors-Fasting-during-all-but-last -weeks-of-pregnancy-increases-risks-325894.

2.  "Fasting in Pregnancy" [Ayunar durante el embarazo]; BabyCentre; revisado en julio de 2013; consultado el 13 de septiembre de 2016; http:// www.babycentre.co.uk/a1028954/fasting-in-pregnancy.

3.  Chhandita Chakravarty; "Five Useful Tips to Make Fasting Easier While Breastfeeding" [Cinco consejos útiles para hacer el ayuno más fácil cuando se está amamantando]; Mom Junction; 13 de junio de 2016; consultado el 13 de septiembre de 2016; http://www.momjunction.com/articles/tips -to-make-fasting-easier-while-breastfeeding_00119775.

4.  Joseph Mercola; "Should You Eat Before Exercise?" [¿Se debe comer ante de hacer ejercicio?]; Mercola.com; 13 de septiembre de 2013; consultado el 13 de septiembre de 2016; http://fitness.mercola.com/sites/fitness/archive /2013/09/13/eating-before-exercise.aspx.

5.  *Ibíd.*

6. Kelly Turner; "Is It Healthy to Exercise While Fasting?" [¿Es sano hacer ejercicio mientras se ayuna?]; Fitday.com; consultado el 13 de septiembre de 2016; http://www.fitday.com/fitness-articles/fitness/exercises/is-it -healthy-to-exercise-while-fasting.html.

7. Renu Gandhi y Suzanne M. Snedeker; "Consumer Concerns About Pesticides in Food" [Preocupación de los consumidores por los pesticidas en los alimentos]; Fact Sheet [Hoja de datos] #24; Cornell University Program on Breast Cancer and Environmental Risk Factors in New York State [Programa contra el cáncer de mama de Cornell University y los factores ambientales de riesgo en el estado de Nueva York]; Cornell University; marzo de 1999; consultado el 13 de septiembre de 2016; https:// ecommons.cornell.edu/bitstream/handle/1813/14534/fs24.consumer.pdf.

8. L. Horrigan; R. S. Lawrence; y P. Walker; "How Sustainable Agriculture Can Address the Environmental and Human Health Harms of Industrial Agriculture" [Cómo la agricultura sostenible puede abordar los daños de la industria de la agricultura contra la salud humana y ambiental]; *Environmental Health Perspectives [Perspectivas de salud ambiental]* 110; no. 5; mayo de 2002; como ser referenció en "Pesticides" [Pesticidas]; Grace Communications Foundation; consultado el 13 de septiembre de 2016; http://www.sustainabletable.org/263/pesticides.

9. A. Ascherio et al.; "Pesticide Exposure and Risk for Parkinson's Disease" [Exposición a pesticidas y el riesgo de la enfermedad de Parkinson]; *Annals of Neurology [Anales de neurología]* 60; no. 2; agosto de 2006; págs. 197 a 203.

10. L. A. McCauley et al.; "Studying Health Outcomes in Farmworker Populations Exposed to Pesticides" [Estudiando las consecuencias de salud de la población de trabajadores agrícolas expuestos a los pesticidas]; *Environmental Health Perspectives [Perspectivas de salud ambiental]* 114; no. 6; junio de 2006; págs. 953 a 960.

11. Maya Shetreat-Klein; *The Dirt Cure: Growing Healthy Kids With Food Straight From Soil [La cura de la tierra: cómo cultivar niños saludables con alimentos directamente de la tierra]*; Nueva York; Simon and Schuster; 2016; pág. 172.

12. Environmental Working Group; "Executive Summary: EWG's 2016 Shopper's Guide to Pesticides in Produce" [Resumen ejecutivo: la guía del comprador EWG's 2016 de los productos agrícolas con pesticidas]; consultado el 13 de septiembre de 2016; https://www.ewg.org/foodnews/summary .php.

13. Tara Parker-Pope; "Five Easy Ways to Go Organic" [Cinco maneras sencillas de ser orgánico]; *Well [Bien]* (blog); *New York Times*; 22 de octubre de

2007; consultado el 13 de septiembre de 2016; http://well.blogs
.nytimes.com/2007/10/22/five-easy-ways-to-go-organic/.

14. "Shopper's Guide to Pesticides in Produce" [Guía del comprador de productos agrícolas con pesticidas]; Environmental Working Group; consultado el 13 de septiembre de 2016; https://tripinsurancestore.com/4
/EWG_pesticide.pdf.

15. "Dirty Dozen" [La docena sucia]; EWG's 2016 Shopper's Guide to Pesticides in Produce [La guía del comprador EWG's 2016 de los productos agrícolas con pesticidas]; consultado el 13 de septiembre de 2016; https://
www.ewg.org/foodnews/dirty_dozen_list.php.

16. "Clean Fifteen" [Las Quince Limpias]; EWG's 2016 Shopper's Guide to Pesticides in Produce [La guía del comprador EWG's 2016 de los productos agrícolas con pesticidas]; consultado el 13 de septiembre de 2016;
https://www.ewg.org/foodnews/clean_fifteen_list.php.

17. *Ibíd.*

18. Foster; "The Healing Power of Juicing" [El poder curativo de los jugos].

19. *Ibíd.*

#### Capítulo 7. El programa de alimentación y las recetas rápidas y sencillas para ayunar con jugos

1. Joseph Mercola; "Benefits of Beets" [Los beneficios de las remolachas]; Mercola.com; 25 de enero de 2014; consultado el 13 de septiembre de 2016; http://articles.mercola.com/sites/articles/archive/2014/01/25
/beets-health-benefits.aspx.

2. "Cabbage: What's New and Beneficial About Cabbage" [Repollo: lo nuevo y benéfico sobre el repollo]; The World's Healthiest Foods [Los alimentos más saludables del mundo]; consultado el 13 de septiembre de 2016;
http://www.whfoods.com/genpage.php?tname=foodspice&dbid=19.

3. Juliann Schaeffer; "Color Me Healthy—Eating for a Rainbow of Benefits" [Coloréame saludablemente: cómo comer para un arcoíris de beneficios]; *Today's Dietitian* [*El dietista de hoy*]; noviembre de 2008; pág. 34.

4. "What Is Spinach Good For?" [¿Para qué sirve la espinaca?]; Mercola.com; consultado el 13 de septiembre de 2016; http://foodfacts.mercola.com
/spinach.html.

5. "Basil" [Albahaca]; The World's Healthiest Foods [Los alimentos más saludables del mundo]; consultado el 13 de septiembre de 2016; http://www
.whfoods.com/genpage.php?tname=foodspice&dbid=85.

6. "Health Benefits of Carrots" [Los beneficios a la salud de la zanahoria]; Organic Facts; consultado el 13 de septiembre de 2016; https://www.organic
facts.net/health-benefits/vegetable/carrots.html.

7. C. D. Black et al.; "Ginger (*Zingiber officinale*) Reduces Muscle Pain Caused by Eccentric Exercise" [El jenjibre (*Zingiber officinale*) reduce

el dolor muscular causado por el ejercicio excéntrico]; *Journal of Pain* [Revista del dolor] 11; no. 9; septiembre de 2010; págs. 894 a 903.

8. Bhrat B Aggarwal; Young-Joon Surh; Shishir Shishodia; eds.; *The Molecular Targets and Therapeutic Uses of Curcumin in Health and Disease* [El objetivo molecular y los usos terapéuticos de la curcumina en la salud y las enfermedades]; Nueva York; Springer Science+Business Media; LLC; 2007; pág. 360.

9. Judy Siegel; "Garlic Prevents Obesity" [El ajo previene la obesidad]; *Jerusalem Post*; 30 de octubre de 2001; pág. 5.

10. Cherie Calbom; *Los remedios para la diabetes de La Dama de los Jugos*; Casa Creación; 2016; pág. 27 de la versión en inglés.

11. R. Alizadeh-Navaei; "Investigation of the Effect of Ginger on the Lipid Levels: A Double-Blind Controlled Clinical Trial" [Investigaciones sobre el efecto del jengibre en los niveles de lípidos: Una prueba clínica controlada con el método de doble ciego]; *Saudi Medical Journal* 29; no. 9; septiembre de 2008; págs. 1280 a 1284.

12. Nafiseh Khandouzi et al.; "The Effects of Ginger on Fasting Blood Sugar; Hemoglobin A1c; Apolipoprotein B; Apolipoprotein A-1 and Malondialdehyde in Type 2 Diabetic Patients" [Los efectos del jengibre en la sangre en el ayuno de azúcar; hemoglobina A1c, Apolipoproteína B, Apolipoproteína A-1 y malondialdehído en pacientes de diabetes tipo 2]; *Iranian Journal of Pharmaceutical Research* [Revista iraní de investigación farmacéutica] 14; no. 1; invierno de 2015; págs. 131 a 140.

13. Editors of Rodale Wellness; "Ten Foods That Can Lower Your Blood Sugar Naturally" [Diez alimentos que pueden reducir el azúcar en sangre naturalmente]; *Prevention* [Prevención]; 14 de octubre de 2015; consultado el 13 de septiembre de 2016; http://www.prevention.com/food/foods -lower-blood-sugar.

14. R. D. Altman y K. C. Marcussen; "Effects of a Ginger Extract on Knee Pain in Patients With Osteoarthritis" [Los efectos del extracto de jengibre en el dolor de rodilla en pacientes con artrosis]; *Arthritis and Rheumatism* [Artritis y reumatismo] 44; no. 11; noviembre de 2001; págs. 2531 a 2538.

15. "Cumin Seeds" [Semillas de comino]; The World's Healthiest Foods [Los alimentos más saludables del mundo]; consultado el 13 de septiembre de 2016; http://www.whfoods.com/genpage.php?tname=foodspice&dbid=91.

16. "Health Benefits of Zucchini" [Los beneficios a la salud de la calabaza italiana]; Organic Facts [Hechos orgánicos]; consultado el 11 de junio de 2016; https://www.organicfacts.net/health-benefits/vegetable/health -benefits-of-zucchini.html.

CAPÍTULO 8. EL PROGRAMA DE ALIMENTACIÓN DEL AYUNO DE DANIEL

1. Adaptado de Cherie Calbom; *La Dieta contra la inflamación de La Dama de los Jugos*; Casa creación; 2015; pág. 78 de la versión en inglés.
2. *Ibíd.*; pág. 146.
3. "What Is Arugula Good For?" [¿Para qué sirve la rúcula?]; Mercola.com; consultado el 13 de septiembre de 2016; http://foodfacts.mercola.com /arugula.html.
4. *Ibíd.*
5. *Ibíd.*
6. "Squash; Summer" [Calabaza; verano]; The World's Healthiest Foods [Los alimentos más saludables del mundo]; consultado el 13 de septiembre de 2016; http://www.whfoods.com/genpage.php?tname=foodspice&dbid=62.
7. Adaptado de Cherie Calbom; *La Dieta contra la inflamación de La Dama de los Jugos*; pág. 117.
8. *Ibíd.*; 120 a 121.
9. "Tarragon (*Artemisia dracunculus*)" [Estragón]; HerbWisdom.com; consultado el 13 de septiembre de 2016; http://www.herbwisdom.com/herb -tarragon.html.
10. Cherie Calbom; "Broccoli to the Rescue!" [Brócoli al rescate]; consultado el 13 de septiembre de 2016; http://www.juiceladycherie.com/Juice /broccoli-to-the-rescue/.
11. "What Is Rhubarb Good For?" [¿Para qué sirve el ruibarbo?]; Mercola.com; consultado el 13 de septiembre de 2016; http://foodfacts.mercola.com /rhubarb.html.
12. "Eggplant" [La berenjena]; The World's Healthiest Foods [Los alimentos más saludables del mundo]; consultado el 13 de septiembre de 2016; http://www.whfoods.com/genpage.php?dbid=22&tname=foodspice.
13. Chris Obenschain; "Six Surprising Health Benefits of Pumpkins" [Seis beneficios de salud sorpresivos de la calabaza]; CNN.com; 21 de octubre de 2014; consultado el 13 de septiembre de 2016; http://www.cnn.com /2014/10/21/health/health-benefits-of-pumpkin/.
14. Adaptado de Calbom; *La Dieta contra la inflamación de La Dama de los Jugos*; pág. 109 de la versión en inglés.
15. "Garbanzo Beans (Chickpeas)" [Garbanzo]; The World's Healthiest Foods [Los alimentos más saludables del mundo]; consultado el 13 de septiembre de 2016; http://www.whfoods.com/genpage.php?tname=foodspice& dbid=58.
16. Adaptado de Cherie Calbom; *The Juice Lady's Living Foods Revolution* [*La revolución de alimentos vivos de La Dama de los Jugos*]; Lake Mary, FL; Siloam; 2011; pág. 217.

17. Adaptado de Cherie Calbom; *La dieta turbo de La Dama de los Jugos*; Casa Creación; 2015; pág. 195 de la versión en inglés.

18. *Ibíd.*; pág. 196 de la versión en inglés.

19. Adaptado de Cherie Calbom; *The Juice Lady's Sugar Knockout* [*La Dama de los Jugos le da un nocaut al azúcar*]; Lake Mary, FL; Siloam; 2016; pág. 187.

## Capítulo 9. La espiritualidad de ayunar

1. Marci Alborghetti; "Finding Rest: Keep It Holy; Saturday April 16"; [Cómo encontrar descanso: santifíquelo, sábado 16 de abril]; en *Daily Guideposts 2016: A Spirit-Lifting Devotional* [*Guideposts Diario 2016: un devocional para elevar su espíritu*]; Grand Rapids, MI; Zondervan; 2015; pág. 117.

2. Abraham Joshua Heschel; *The Sabbath* [*El sabbat*]; Nueva York; Farrar, Straus and Giroux; 1951; 2005; pág. 15.

3. David Brooks; "Why Is Clinton Disliked?" [¿Por qué desagrada Clinton?]; *New York Times*; 24 de mayo de 2016; consultado el 14 de septiembre de 2016; http://www.nytimes.com/2016/05/24/opinion/why-is-clinton -disliked.html.

4. Seewald; ed.; *Wisdom From the Monastery* [*Sabiduría del monasterio*]; págs. 123 a 124.

5. *Merriam-Webster Online*; s.v. "driven;" consultado el 14 de septiembre de 2016; http://www.merriam-webster.com/dictionary/driven.

6. David Fontes; *In the Eyes of Your Creator: Truly Valuing Yourself and Others* [*A los ojos del Creador: cómo valorarse verdaderamente a usted mismo y a otros*]; Chesterton, IN; Ancient Faith Publishing; 2014; pág. 33.

7. Para una buena discusión sobre las implicaciones actuales de la salvación consulte N. T. Wright; *Surprised by Hope* [*Sorprendido por la gracia*]; Nueva York; HarperCollins; 2008.

8. Bernhard Müller; "Fasting in the Monastery" [Ayunando en el monasterio] en Seewald; ed.; *Wisdom From the Monastery* [*Sabiduría del monasterio*]; pág. 29.

9. Richard Foster; *Celebration of Discipline* [*Celebración de la disciplina*]; *Nueva York*; HarperCollins; 1998; pág. 55.

10. Susan Gregory; "The Daniel Fast"; [El ayuno de Daniel]; consultado el 14 de septiembre de 2016; http://daniel-fast.com/dont-settle-less-miss-best/.

11. John Piper; *A Hunger for God: Desiring God Through Fasting and Prayer* [Hambre de Dios: cómo anhelar a Dios a través del ayuno y la oración]; Wheaton, IL; Crossway Books; 1997; pág. 14.

12. James A. Kleist; trans.; *The Didache* [*El Didaché*]; Ancient Christian Writers Series [Serie de escritores cristianos antiguos]; vol. 6; Nueva York; Paulist Press; 1948; pág. 19.

13. Joan Brueggemann Rufe; como está citado en Kent D. Berghuis; *Christian Fasting: A Theological Approach* [El ayuno cristiano: un acercamiento teológico]; Dallas; Biblical Studies Press; 2007; pág. 77.

14. Clemente de Alejandría; como está citado Philip Schaff; *History of the Christian Church* [Historia de la Iglesia cristiana]; vol. 1: *From the Birth of Christ to the Reign of Constantine, AD 1–311* [Desde el nacimiento de Cristo hasta el reinado de Constantino, 1 a 311 d. C.]; Nueva York; Charles Scribner and Company; 1870; pág. 169.

15. Para más información sobre la persecución de los cristianos y porqué eran percibidos como una amenaza consulte: Robin Phillips; *Saints and Scoundrels: From King Herod to Solzhenitsyn* [Santos y canallas: desde el rey Herodes hasta Solzhenitsyn]; Moscow, ID; Canon Press; 2011; Capítulo 2.

16. *Ante-Nicene Fathers* [Padres antinicenos]; vol. 3; Allan Menzies; ed. *Latin Christianity: Its Founder; Tertullian* [Criatianismo latino: su fundador; Tertuliano]; chapter L; Christian Classics Ethereal Library; consultado el 14 de septiembre de 2016; http://www.ccel.org/ccel/schaff/anf03.iv.iii.l.html.

17. St. John Chrysostom; como está citado en Herbert Musurillo; "The Problem of Ascetical Fasting in the Greek Patristic Writers" [El problema del ayuno ascético en los escritores griegos de la patrística]; *Traditio* 12; 1956; pág. 59.

18. Herbert M. Shelton; *The Science and Fine Art of Fasting* [La ciencia y bello arte del ayuno]; Chicago; Natural Hygiene Press; 1978; pág. 137.

19. Cornelius Plantinga Jr.; como está citado en: Piper; *A Hunger for God* [Hambre de Dios]; pág. 210.

20. Müller; "Fasting in the Monastery" [Ayunando en el monasterio] en Seewald; ed.; *Wisdom From the Monastery* [Sabiduría del monasterio]; pág. 16 a 17.

21. Para conocer la historia de cómo se propagaron las disciplinas monásticas a las parroquias consulte: George E. Demacopoulos; *Five Models of Spiritual Direction in the Early Church* [Cinco modelos de dirección espiritual de la primera Iglesia]; Notre Dame, IN; University of Notre Dame Press; 2006.

22. Seewald; ed.; *Wisdom From the Monastery* [Sabiduría del monasterio]; pág. 54.

23. Ron Lagerquist; "Ron Lagerquist's Fasting Testimony" [El testimonio del ayuno de Ron Lagerquist]; FreedomYou.com; consultado el 14 de septiembre de 2016; http://www.freedomyou.com/ron_lagerquists_fasting_testimony_freedomyou.aspx.

24. *Ibíd.*

25. *Ibíd.*

26. Seewald; ed.; *Wisdom From the Monastery* [Sabiduría del monasterio]; pág. 59.

27. Otto Buchinger; como está citado en Seewald; ed.; *Wisdom From the Monastery* [Sabiduría del monasterio]; pág. 75.

28. Foster; *Celebration of Discipline* [Celebración de la disciplina]; pág.55.

29. Isaac de Siria; como está citado en Richard Smoley; *Inner Christianity: A Guide to the Esoteric Tradition* [Cristiandad interior: una guía de las tradiciones esotéricas]; Boston, Shambhala; 2002; pág. 62.

30. Müller; "Fasting in the Monastery" [Ayunando en el monasterio]; en Seewald; ed.; *Wisdom From the Monastery* [Sabiduría del monasterio]; pág. 62.

31. *Ibíd.*

32. Padre Alexander Elchaninov; *The Diary of a Russian Priest* [El diario de un sacerdote ruso]; Yonkers, NY; St. Vladimirs Seminary Press; 1997; como está citado en Madre Mary y Obispo Kallistos Ware; "The Meaning of the Great Fast: The True Nature of Fasting" [El significado del gran ayuno: la verdadera naturaleza del ayuno]; Greek Orthodox Archdiocese of America [Arquidiócesis Ortodoxa Griega de los Estados Unidos]; consultado el 14 de septiembre de 2016; http://www.goarch.org/ourfaith/ourfaith9199.

33. Foster; *Celebration of Discipline* [Celebración de la disciplina]; págs. 58 a 59.

34. Orthodox Church in America [La iglesia ortodoxa estadounidense]; "Lives of All Saints Commemorated on February 28" [La vida de todos los santos conmemorados el 28 de febrero]; 28 de febrero de 2012; consultado el 14 de septiembre de 2016; https://oca.org/saints/all-lives/2012/02/28.

35. Philip Schaff and Henry Wace; eds.; *A Select Library of Nicene and Post-Nicene Fathers of the Christian Church* [Una biblioteca selecta de los padres nicenos y postnicenos de la Iglesia cristiana]; vol. 8; *St. Basil; Letters and Select Work* [San Basilio; cartas y obras selectas]; Nueva York; The Christian Literature Company; 1895; pág. lxi.

36. St. Chrysostom; *The Homilies on the Statutes* [Las homilías sobre los estatutos]; Homily III [Homilía III]; en *St. Chrysostom: On the Priesthood; Ascetic Treatises* [Sn. Crisóstomo: sobre el sacerdocio, tratados ascéticos]; *Select Homilies and Letters* [Homilías selectas y cartas]; *Homilies on the Statutes* [Homilías sobre los estatutos]; Christian Classics Ethereal Library; consultado el 14 de septiembre de 2016; http://www.ccel.org/ccel/schaff/npnf109.xix.v.html.

37. Madre Mary y el Obispo Ware; "The Meaning of the Great Fast: The True Nature of Fasting" [El significado del gran ayuno: la verdadera naturaleza del ayuno].

CAPÍTULO 10. AYUNE DE EMOCIONES Y PENSAMIENTOS TÓXICOS

1. Etty Hillesum; *Etty Hillesum*; *Nueva York*; Henry Holt and Company; 1996; págs. 144 a 145.

2. Rebecca Ondov; "Saturday; April 23" [Sábado 23 de abril]; en *Daily Guideposts 2016* [Guideposts Diario 2016]; pág.124.

3. Barbara Hoberman Levine; *Your Body Believes Every Word You Say: The Language of Body/Mind Connection* [Su cuerpo cree cada palabra que usted dice: el lenguaje del cuerpo y su conexión con la mente]; Fairfield, CT; WordsWork Press; 2000; descripción del libro de Barnes&Noble; consultado el 14 de septiembre de 2016; http://www.barnesandnoble .com/w/your-body-believes-every-word-you-say-barbara-hoberman-levine /1114299897.

4. Buryl Payne; como está citado en Levine; *Your Body Believes Every Word You Say* [Su cuerpo cree cada palabra que usted dice].

5. Stephan Rechtschaffen; prefacio a *The Heartmath Solution* [La solución de las matemáticas cardiacas] por Doc Childre y Howard Martin; Nueva York; HarperCollins; 2000; pág. ix.

6. Cherie Calbom y John Calbom; *The Complete Cancer Cleanse: A Proven Program to Detoxify and Renew Body; Mind; and Spirit* [La limpieza completa de cáncer: un programa probado para desintoxicar y renovar su cuerpo, su mente y su espíritu]; Nashville; Thomas Nelson; 2006; pág. 227.

7. Caroline Leaf; "You Are What You Think: 75–98% of Mental and Physical Illnesses Come From Our Thought Life!" [Usted es lo que piensa: 75 a 98% de las enfermedades mentales y físicas provienen de nuestros pensamientos]; DrLeaf.com; 30 de noviembre de 2011; consultado el 14 de septiembre de 2016; http://drleaf.com/blog/you-are-what-you-think-75-98 -of-mental-and-physical-illnesses-come-from-our-thought-life/.

8. Caroline Leaf; "C-Reactive Protein and How Our Bodies React to Toxic Thought" [La proteína C-reactiva y cómo nuestro cuerpo reacciona ante pensamientos tóxicos]; DrLeaf.com; 1 de junio de 2015; consultado el 14 de septiembre de 2016; http://drleaf.com/blog/c-reactive-protein-and-how -our-bodies-react-to-toxic-thought/.

9. Para más información sobre como nuestros pensamientos afectan el DNA consulte Bret Stetka; "Changing Our DNA Through Mind Control?" [¿Puede cambiar su ADN a través del control de su mente?]; *Scientific American* [Científico Estadounidense]; 16 de diciembre de 2014; consultado el 14 de septiembre de 2016; http://www.scientificamerican.com /article/changing-our-dna-through-mind-control/; y HeartMath Institute; "You Can Change Your DNA" [Usted puede cambiar su ADN]; 14 de julio de 2011; consultado el 14 de septiembre de 2016; https://www.heartmath .org/articles-of-the-heart/personal-development/you-can-change-your-dna/.

10. Caroline Leaf; "Thoughts Have a Viral Effect on Your Mind" [Sus pensamientos tienen un efecto viral en su mente]; DrLeaf.com; 27 de junio de 2011; consultado el 14 de septiembre de 2016; http://drleaf.com/blog /thoughts-have-a-viral-effect-on-your-mind/.

11. Caroline Leaf; *Switch On Your Brain: The Key to Peak Happiness; Thinking; and Health* [Conecte su cerebro: la clave para maximizar la felicidad, sus pensamientos y su salud]; Grand Rapids, MI; Baker Books; 2013; pág. 188.

12. Cherie Calbom con John Calbom; *Juicing; Fasting and Detoxing for Life: Unleash the Healing Power of Fresh Juices and Cleansing Diets* [Llénese de vida con jugos, ayunando y desintoxicándose: desate el poder sanador de los jugos frescos y las dietas limpiadoras]; Nueva York; Hachette Book Group; 2008; págs. 237 a 238.

13. Robin Phillips; "How Peace of Mind Is a Skill That Can Be Developed With Practice" [Cómo la paz mental es una habilidad que puede ser desarrollada con la práctica]; Taylor Study Methods; 14 de mayo de 2016; consultado el 15 de septiembre de 2016; http://www.taylorstudymethod.com /blog/how-to-develop-peace-of-mind/.

14. *Ibíd.*

15. *Ibíd.*

16. *Ibíd.*

17. *Ibíd.*

18. *Ibíd.*

19. *Ibíd.*

20. *Ibíd.*

21. Para un excelente panorama de la ciencia de neuroplasticidad consulte Norman Doidge; *The Brain That Changes Itself: Stories of Personal Triumph From the Frontiers of Brain Science* [El cerebro que se cambia a sí mismo: historias de triunfo personal desde las fronteras de la ciencia cerebral]; Nueva York; Penguin; 2007; y Norman Doidge; *The Brain's Way of Healing: Remarkable Discoveries and Recoveries From the Frontiers of Neuroplasticity* [La manera en la que el cerebro sana: descubrimientos y recuperaciones destacadas desde las fronteras de la neuroplasticidad]; Nueva York; Penguin; 2015.

22. Glen Reid y Rollin McCraty; "Local and Non-Local Effects of Coherent Heart Frequencies on Confrontational Changes of DNA" [Efectos locales y no-locales de las frecuencias cardiacas coherentes en los cambios antagónicos del ADN]; Institute of HeartMath; 1 de enero de 2001; consultado el 15 de septiembre de 2016; https://appreciativeinquiry.case.edu/practice /organizationDetail.cfm?coid=852&sector=21.

23. Richard H. Popkin; ed.; *The Philosophy of the Sixteenth and Seventeenth Centuries* [La filosofía de los siglos dieciséis y diecisiete]; Nueva York; The Free Press; 1966; pág. 14.

24. Matthias Forstmann; Pascal Burgmer; y Thomas Mussweiler; "The Mind Is Willing; but the Flesh Is Weak: The Effects of Mind-Body Dualism on Health Behavior" [La mente está dispuesta, pero la carne es débil: los efectos de la dualidad mente-cuerpo en el comportamiento de la salud]; *Psychological Science* [Ciencia Psicológica] 23; no. 10; octubre de 2012; págs. 1239 a 1245.

25. Association for Psychological Science; "Mind vs. Body? Dualist Beliefs Linked With Less Concern for Healthy Behaviors" [¿La mente contra el cuerpo? Creencias dualistas ligadas a tener menos preocupación por tener conductas saludables]; 24 de julio de 2012; consultado el 15 de septiembre de 2016; http://www.psychologicalscience.org/index.php/news/releases /mind-versus-body-dualist-beliefs-linked-with-less-concern-for-healthy -behaviors.html.

26. Shelton; *The Science and Fine Art of Fasting* [*La ciencia y bello el arte del ayuno*]; pág.137.

27. Rick Hanson; "Pay Attention" [Ponga atención]; consultado el 15 de septiembre de 2016; http://www.rickhanson.net/pay-attention/.

28. Chade-Meng Tan; *Search Inside Yourself: The Unexpected Path to Achieving Success; Happiness (and World Peace)* [Busque dentro de usted: El sendero inesperado hacia alcanzar el éxito, la felicidad (y la paz mundial)]; Nueva York; HarperOne; 2014; como está referenciado en Robin Phillips; "The Most Important 10 Minutes of Your Life" [Los 10 minutos más importantes de su vida]; *UNpragmatic Thoughts* [Pensamientos nopragmáticos] (blog); *Salvo*; 7 de julio de 2016; consultado el 15 de septiembre de 2016; http://www.salvomag.com/unpragmatic-thoughts/?p=2621.

29. Leaf; *Switch On Your Brain* [*Conecte su cerebro*]; pág. 20.

30. *Ibíd.*; págs. 72 a 73.

31. "The Heart-Brain Connection," HeartMath, consultado el 3 de noviembre de 2016, https://www.heartmath.org/programs/emwave-self-regulation -technology-theoretical-basis/.

32. "The Science Behind the emWave and Inner Balance Technologies" [La ciencia detrás del emWave y el balance de las tecnologías internas]; HeartMath; consultado el 15 de septiembre de 2016; http://www.heartmath .com/science-behind-emwave/. Usado con permiso otorgado en el sitio web.

33. Estas preguntas y las citas que las acompañan provienen de libro de trabajo 1 en The Seven Areas of Life Training (SALT) series [Las siete áreas de entrenamiento para la vida] publicado por Victorious Christian Living International.

34. Seven Areas of Life Training (SALT) [Las siete áreas de entrenamiento para la vida]; vol. 1; Goodyear, AZ; VCL International; 2006; pág. 10.

35. *Ibíd.*

36. *Ibíd.*

37. *Ibíd.*; pág. 12.

38. *Ibíd.*; pág. 11.

39. *Ibíd.*; pág. 13.

40. *Ibíd.*; págs. 11 a 12.

41. Hale Dwoskin; *The Sedona Method Course Workbook: Your Key to Lasting Happiness; Success; Peace and Emotional Well-Being* [El libro de trabajo del curso El Método de Sedona: la clave para la felicidad duradera, éxito, paz y bienestar emocional]; Sedona, AZ; Sedona Training Associates; 2000.

42. Karol K. Truman; *Feelings Buried Alive Never Die* [Los sentimientos sepultados vivos nunca mueren]; St George, UT; Olympus Distributing; 2003; pág. 122.

### Apéndice de recursos

1. "5 Tips to Be Your Own Heart Hero" [5 consejos para ser su propio héroe del corazón]; HeartMath; consultado el 15 de septiembre de 2016; http://www.heartmath.com/blog/articles/5-tips-to-be-your-own-heart-hero/.

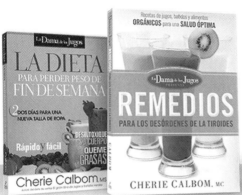
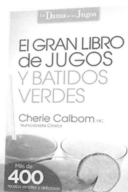
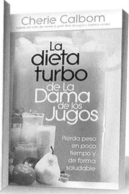
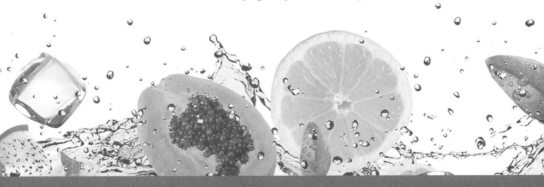
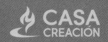 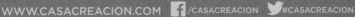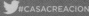